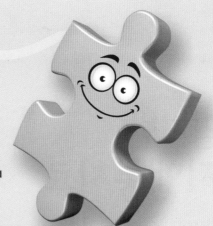

성폭력 피해 아동 치유를 위한

게임기반
인지행동치료

옮긴이 배승민, 장형윤, 홍민하

GAME-BASED
COGNITIVE-BEHAVIORAL
THERAPY
for Child Sexual Abuse

CRAIG I. SPRINGER
JUSTIN R. MISURELL

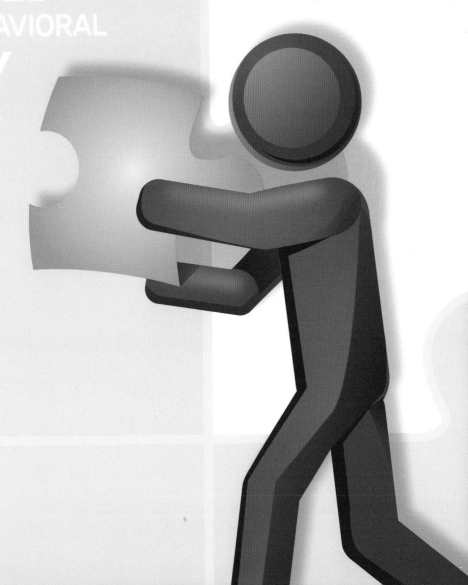

군자출판사

성폭력 피해 아동 치유를 위한

게임기반
인지행동치료

Game-Based Cognitive-Behavioral **Therapy** for *Child Sexual Abuse*:
An Innovative Treatment Approach 1st Edition

첫째판 1쇄 인쇄 | 2017년 9월 11일
첫째판 1쇄 발행 | 2017년 9월 25일

지 은 이 Craig I. Springer PhD, Justin Misurell PhD
역   자 배승민, 장형윤, 홍민하
발 행 인 장주연
출 판 기 획 조은희
편집디자인 김영선
표지디자인 김재욱
일 러 스 트 군자일러스트
발 행 처 군자출판사(주)
          등록 제 4-139호(1991. 6. 24)
          본사 (10881) **파주출판단지** 경기도 파주시 회동길 338(서패동 474-1)
          Tel. (031) 943-1888   Fax. (031) 955-9545
          www.koonja.co.kr

The original English language work:
Game-Base Cognitive-Behavioral Therapy for Child Sexual Abuse
1e 9780826123367
by Craig I. Springer PhD, Justin Misurell PhD
has been published by:
Springer Publishing Company
New York, NY, USA
Copyright ⓒ 2014. All rights reserved.

ISBN 979-11-5955-222-9
정가 25,000원

목차

■■ ■ ■■ **파트 V: 치료 활동지**

들어가며

성폭력과 복합 외상을 겪는 아이들이 증가하고 있습니다. 매해, 약 5백만명의 아동이 어떤 형태로든 외상성 경험을 하고 2백만명 이상이 신체적 또는 성적 학대를 겪는다고 추정됩니다(Belluck, 2012). 미국내 외상을 겪은 아동 중 많게는 50%까지도 외상후스트레스장애(Posttraumatic Stress Disorder, PTSD)를 겪는 것으로 추정되며, 우리가 치료하는 아동 중 약 1/3이 PTSD의 진단기준에 해당합니다.[1] 우리가 보는 많은 내원 아동이 가족 간의 신뢰 부족, 어른들에 대한 불신, 무가치감, 우울, 위축, 고립감, 불안, 분노, 반항, 과민함 등의 다양한 증상들을 보입니다. 그들은 수면 부족, 악몽으로 고통받고 잠자러 가기를 거부하고, 자존감과 좌절에 대해 견디는 힘이 낮고 학습 문제, 발달지연, 부족한 사회성 기술, 자기조절의 어려움을 겪습니다. 위축되고 해리 증상을 보이는 아이들이 있는 반면 또 일부는 반사회적이거나 과도한 성적 행동으로 사회에 대한 분노를 드러냅니다. 아동의 안정감과 안전감이 끊어지고 감정적 토대가 취약해집니다. 성폭력의 트라우마는 종종 복합적이어서, 장기적이고 만성적인 감정의 손상을 일으킵니다. 스스로 자신을 안심시키고 자기조절을 할 수 있고 타인과 연결될 수 있는 아이의 주요 능력이 산산이 부서집니다.

우리와 함께 작업했던 아이들 중 많은 수가, 가장 감정적으로 안전하고 보호받는 환경에 있다고 할지라도 자신의 트라우마 경험을 말하지 못하거나 말하려하지 않았습니다. 어떤 아이들은 자신이나 가족, 또는 아끼는 애완동물에게 벌을 주거나 신체적 해를 입히겠다는 경고나 협박을 받아왔고, 이런 경험에 대해 얘기하려하면 겁에 질렸습니다. 또다른 아이들은 취약하고 상처받기 쉬운 방어기제를 위협하는 트라우마 경험의 끔찍한 장면들을 품고 있기도 했습니다. 그들은 경험을 털어놓을 경우, 감정의 홍수로 인해 자신이나 그들이 사랑하는 사람들을 감정적으로 전멸시킬 것 같아 두려운 나머지 "램프의 요정"을 풀어놓지 못합니다. 또 그들은 이런 강력한 감정들이 한번 터져나오면, 다시 돌아가지 못하고 대혼란을 계속 일으킬 것 같아 두려워하기도 합니다. 놀이치료와 놀이를 기반으로 한 개입은 아이들이 비언어적인 방법으로 공포에 대한 표현을 할 수 있도록 돕고 치료를 즐겁게 만들어 저항

---

[1] 국내 9개 해바라기센터에 내방한 성폭력 피해 아동청소년 대상 연구에 의하면, 24.0%의 피해자가 외상후스트레스장애를 진단할 수 있는 수준이었으며, 전체 피해자의 76%가 외상후스트레스장애 외에도 정서장애, 불안장애, 수면장애, 적응장애 등 1개 이상의 정신의학적 진단을 받았다(한국여성인권진흥원 성폭력방지본부 (2013) 성폭력피해 아동, 청소년 및 지적장애인 임상심리결과분석).

감을 줄여줍니다. 놀이치료는 발달학적인 배경으로부터, 단단한 철학적, 이론적 토대에서 발전되어 왔습니다(Bratton, Ray, Rhine, & Jones, 2005; Drewes, 2009; Reddy, Files-Hall, & Schaefer, 2005; Russ & Niec, 2011). 놀이란 아이들에게는 공기만큼이나 자연스러운 것이지요. 놀이는 본질적으로 동기가 부여되고 그 자체로써 중요한 것이며, 인종적, 언어적, 문화적인 차이를 초월하고 긍정적인 정서와 연관되어 있습니다(Drews, 2006, 2009; Lidz, 2002; Tharinger, Christopher, & Matson, 2011). 놀이는 아이들에게 어른과의 관계를 맺고 충동을 조절하는데 있어 필수적인 원인과 결과에 대한 생각을 발전시키고 스트레스를 받는 경험을 소화하게 해주며 사회적 기술을 배우게 해주는 가장 발달 면에서 적절하고 강력한 매개체일 것입니다(Chaloner, 2001).

아이에게 있어 귀기울여주고 이해해주며 받아들여준다는 느낌을 주는 치료자의 존재는(Gil, 1991; Schaefer & Drewes, 2010), 아이가 그 공간에서 놀이의 치유적 힘을 사용할 수 있도록 해줍니다(Russ, Fiorelli, & Spannagel, 2011; Schaefer, 1993; Schaefer & Drewes, 2010). 치료로써의 놀이의 활용과 치료 내부의 놀이는 치료자가 아이와 효율적인 관계를 맺도록 돕고, 교정적인 정서 경험을 만들어 주며, 특히 언어로 자기 표현이 어려운 아이, 치료에 저항을 보이는 아이 또는 자신의 감정이나 어려움을 표현하는데 어려운 아이에게 문제를 해결하고 새로운 경험들을 바탕으로, 생각들과 기술들을 배워가며 자신들의 힘과 그의 조절감을 느끼게 해줍니다. 치료로써의 놀이와 치료 중의 놀이는 아동과 그 가족에게 치유가 일어나게 해줍니다. 놀이 기반 치료를 통해서 우리는 아이들에게 나타난 문제를 고치는데 필요한 시간, 장소와 치료적 접근을 제공하고, 다양한 다차원의 정신적 질환들에 치유적 변화를 만들어 낼 수 있습니다(Drews, Bratton, & Schaefer, 2012).

성폭력의 외상은 종종 다층적이고 복잡하며 하나의 현상에도 여러 요인들이 관여합니다. 따라서 다면적인 규범과 통합적인 치료적 접근이 필요합니다(Drews, Bratton, & Schaefer, 2012). 성폭력 외상을 다루는데 통합적인 접근은 매우 중요합니다. Gil(2006)은 "증거들은 외상성 기억들은 뇌의 우반구에 박혀있다는 점을 시사하므로, 우반구의 활성을 높이거나 우반구를 대상으로 한 치료적 개입이 필요할 수 있겠다. 뇌의 우반구는 상징성 언어, 창의성과 놀이를 사용하는 비언어적 전략에 가장 수용적이다."(68쪽)라고 했습니다. 따라서 치료 중의 쾌활하고 즐거운 활동들이 치유적인 외상에 대한 이야기를 창조해낼 뿐 아니라 외상을 입고 학대받은 아동의 치유를 돕는데 효과적입니다(Drewes & Cavett, 2012; Gil, 2006; Perry, 2009; van der Kolk, 2005).

그 기원에서부터 인지행동치료는, 아이들의 감정조절능력을 키우고 대처기술을 가르치고 인지적인 왜곡을 교정하고 심리교육을 제공하고 학대받은 아이들이 외상성 사건들에 대해 통합적인 서술을 하도록 도와 조각난 기억들을 체계화하도록 하기 위해(Meichenbaum, 2010) 놀이를 매개체로 포함켰습니다(Knell, 1993). 인지행동치료는 또한 부모 자녀 관계를 개선시키기 위한 도구로써도 놀이를 활용해 왔습니다(Meichenbaum, 2009).

구조화된 인지행동 치료에서 놀이기법을 사용하는 것은, 치료 참여에 거부적인 아이들에게 매우 유용할 수 있습니다. 치료환경이 즐겁고, 쾌활한 치료자가 놀이기법을 사용할 때 성폭력의 경험과 느낌을 다루는 강렬한 감정이 실린 작업의 불편감을 덜어주어 치료적 반응을 끌어낼 수 있습니다.

인지행동치료에 놀이 기법들을 혼합시켜(Drewes, 2009), 인지행동치료의 이론적 토대에는 영향없이 놀이기법들을 혼합시켜 치료가 진행될 수 있습니다(Drewes, 2009). 아동성폭력 치료에서 "아동은 어른과 매우 다르게 치료에 반응하며, 놀이가 아동을 치료 과정에 동참시킬 뿐 아니라 부모의 참여에도 결정적인 재료인 것이 분명"해지고 있습니다(Briggs, Runyon, & Deblinger, 2011, 169쪽). 어렵고 강한 감정이 실린 외상 재료들은 놀이를 기반으로 한 기법을 적용할 때 마치 '효소'(Goodyear-Brown, 2009)처럼 매우 고통스러운 외상적 기억과의 연결을 녹여 불편감은 줄이고 아동 안의 조절감과 자신감을 올려 더욱 쉽게 소화가 가능해질 수 있습니다. 이렇게 되면 새로운 짝짓기(pairing)가 일어나며 이것은 기본적으로 "웃음, 즐거운 경쟁, 자부심과 용기 및 자신감의 느낌"과 연결됩니다(Bridggs, Runyon, & Deblinger, 2011, p.174; Deblinger & Heflin, 1996). 또 연구를 통해 밝혀진 성폭력 피해에 가장 효과가 좋은 치료적 접근은, 그들의 부모를 아이들의 기술을 가르치고 연습시키는데 한 부분으로 활용하는 것입니다.

인지행동치료와 놀이기반기법은 아동의 자연적인 학습 스타일과 삶의 경험을 활용한 발달학적이고 문화적인 다각도의 접근법을 통해 성폭력 치료의 각 부분을 진행시키고 이해하게 할 뿐 아니라, 아동들의 호기심을 끌고 주의력을 유지시키는 데 도움이 됩니다. 이런 치료 부분의 즐거운 측면 없이는, 아이들은 치료적인 활동을 형식적이고 학구적인 과제로 보고 흥미를 잃거나 참여하기를 거부하게 될 수 있습니다.

우리는 성폭력 피해 아동과의 치료적 작업에 필요한 도구를 원합니다. 하지만 어디에서 인정받고, 통합적이고도 쓰기 즐거운 인지행동치료와 놀이기반치료적 접근법을 쓰도록 도와줄 책을 찾을 수 있겠습니까? 어떻게 우리가 외상을 입은 초등, 중학생과의 치료적 작업을 도울 기법을 찾을 수 있을까요?

기쁘게도 Craig Springer와 Justin Misurell은 바로 우리에게 '성폭력 피해 아동의 치유를 위한 게임 기반 인지행동치료'라는 도구 세트를 주었습니다. 이 철저하고, 매우 상세한 강점을 기반으로 한 책은 단계별로 구성되어 있어, 외상을 입은 내담자와의 작업을 체계적으로 할 수 있게 해줍니다. 이들은 성폭력 피해의 치료를 재미있고 참여하게 하고 협조적이며 경험적으로 만들어 줍니다.

파트 II는 치료자를 위한 실제적인 사안(치료자의 역량, 평가와 치료 계획, 참여와 동기)을 다룹니다. 다음 파트는 게임 기반 인지행동치료의 심장부로써, 보호자의 그룹치료 뿐 아니라 개인, 2인의 또는 집단 접근법을 다루고 있습니다. 파트 IV는 치료 재료로, 성폭력 피해를 다루기 위한 모든 부분들, 라포의 형성, 사적인 공간, 경계의 형성부터 마음교육, 학대 기억의 처리, 안전 기술까지 다룹니다. 통합적인 사례들이 제시되면서 게임 기반 인지행동 치료의 진행과 논의된 재료들의 적용을 실제적으로 보여줍니다.

Springer와 Misurell은 자문과 문화적 완성도, 지식과 경험, 다각도의 고려점을 다루는데 특히 시간을 들여 사려깊은 태도를 갖고 있습니다. 이 훌륭한 책은 각 섹션이 아동성폭력과 치료에 대한 많은 연구와 설명을 위한 자료들로 풍부하게 구성되어 있습니다. 이것은 성폭력 피해를 입은 초등학생, 학령기 아이들과의 작업에 대한 진정 완벽한 요약서라 하겠습니다.

Springer와 Misurell은 이 상세하고 통합적인 책에서 모든 것을 다루고 있습니다. 이 책의 백미는 특별 부록, 각 활동 및 게임에 필요한 모든 세부 항목의 개요서와 자료입니다. 치료자는 게임 기반 인지행동 치료적 접근법으로 이 구조화된 치료적 개임을 당장 적용하는데 있어 자신감과 준비된 느낌을 가질 수 있습니다.

아동성폭력과 외상을 입은 아동의 놀이치료자로써 30년 여의 풍부한 경력을 쌓은 나 역시 이 책을 다 읽고 나서 더욱더 스스로가 진정 깊이있고 검증받았으며 인정받았다는 것을 깨달을 수 있었습니다. 나의 치료적 작업은 이제 개인, 아동 집단, 보호자 집단을 위한 창의적이고 적용하기 쉬운 구조화된 치료적 게임 기반 기법에 대한 풍부한 요약서로 인해 더욱 더 확장될 것입니다.

그러므로 독자분들, 편히 앉아 즐기세요. 이 책은 당신이 가진 전문 서적들 중 아주 활용도가 높은 책이 될 것입니다!

Athena A. Drewes, PsyD

Registerd Play Therapist-Supervisor

Director of Clinical Training and APA-Accredited Internship

Astor Services for Children and Families

Rhinebeck, New York

머리말

게임 기반 인지행동치료는 근거 중심의 인지행동치료와 구조화된 놀이치료를 포괄하는 통합적 치료 모델입니다. 게임 기반 인지행동치료는 아동의 어려움과 질환에 이미 경험적으로 효과가 있었던 치료 원칙들을 더욱 향상시킨 것입니다. 게임 기반 인지행동치료는 재미있고 상호적인 기법들을 통해 강점을 강화하고, 내담자가 더 잘 참여하고 즐거울 수 있도록 합니다. 또한 초심자와 숙련된 정신건강 치료자들이 모두 사용할 수 있도록 다양한 구체적인 치료 전략 목록을 주어, 치료가 접근가능하고 실용적이고 간단히 이루어질 수 있도록 합니다. 이러한 기법들에는 구조화된 치료적 게임, 역할극, 그리고 행동 기대와 보상 시스템으로 이루어진 회기들이 포함됩니다. 더 나아가 게임 기반 인지행동치료는 치료자가 전략적으로 자신을 공개하고, 내담자와 게임과 활동을 통해 직접적으로 참여할 수 있도록 함으로써 치료적 관계를 향상시키고 협력을 증가시킬 수 있는 장을 제공합니다.

구조화된 치료적 게임은 즐겁고 재미있고, 기술들을 배우고 연습할 수 있는 기회를 다양하게 제공하는 지시적이고 규칙을 따르는 치료적 활동들입니다. 또한 게임은 방어를 낮추고, 언어 뿐 아니라 비언어적 의사소통을 가능하게 하고, 관계가 형성될 수 있도록 조성하는 등 놀이의 보편적인 방식을 통해 경험적인 배움을 극대화시킵니다. 역할극 역시 치료실을 실제 삶의 연습장으로 전환함으로써 다른 상황에서도 배운 것을 일반화할 수 있도록 촉진합니다. 게임과 복잡하게 짜여진 보상시스템 등이 기술된 회기 구조는 내담자의 흥미와 동기의 향상을 돕습니다. 더 나아가 치료자는 적극적인 참여와 공유로 진정성과 개방성을 표현해서, 내담자가 자신을 믿고 편안하게 느낄 수 있도록 합니다.

경험적 연구들에 의하면 게임 기반 인지행동치료는 성폭력을 경험한 아동의 행동 문제와 외상 관련 증상을 줄이고, 강점을 호전시키는 데 효과적입니다. 게임 기반 인지행동치료는 아동학대 피해자를 대상으로 개발되었으나, 진단과 무관하게 아동과 가족들이 종종 맞닥뜨리는 다양한 문제들을 다룰 수 있는 치료적 전략과 게임들로 이루어져있습니다. 모델의 기초는 사회적, 정서적 기술 습득에 집중하고 있으며, 이 기술에는 정서 표현, 분노 조절, 이완, 그리고 대처 전략들이 포함되어 있습니다. 이러한 기술들은 아동이 갖고 있는 문제와 상관없이 모든 아이들에게 중요하며, 주의집중력결핍

과다행동장애 (ADHD), 사회성 기술 부족, 불안, 그리고 우울 등 여러 가지 아동기 문제와 어려움의 치료 결과를 향상시키는데 사용될 수 있습니다. 그러나 게임 기반 인지행동치료로 다른 임상 환자군을 더 포괄적으로 대하기 위해서는 추가적인 작업이 필요합니다.

이 책은 게임 기반 인지행동치료를 아동성폭력을 경험한 아동과 가족들에게 제공하는 근거와 이론적 배경, 그리고 지침을 제공합니다. 더 구체적으로, 이 책에 포함된 커리큘럼은 초등학생와 중학생 연령의 아동과 그들의 비가해 보호자와의 작업에 집중합니다. 1장부터 5장에서는 모델의 배경과 구조적 특징을 설명하고, 실무 관련 문제들을 리뷰합니다. 6장에서 8장에서는 여러 치료 방법들(개인치료와 아동-보호자 합동치료, 그리고 아동과 비가해 보호자 집단치료)을 서술하고, 게임 기반 인지행동치료가 실질적으로 내담자의 문제 해결에 사용되는 사례들을 보여줍니다. 9장에서 17장은 커리큘럼에 대한 내용으로, 게임 기반 인지행동치료 치료 요소의 자세한 설명과 모든 치료적 게임 및 활동에 대한 단계별 지침이 담겨있습니다. 책 마지막 부분의 "치료 재료"에는 치료적 게임과 설명된 활동들을 하는 데 필요한 종이와 소품(예: 게임 카드와 보드)이 있습니다. 이러한 준비물들은 인터넷에서도 다운받을 수 있습니다. www.springerpub.com/game-based-cbt-for-child-sexual-abuse-supplemental-materials 전문가들은 두 가지 방법으로 본 책을 활용할 수 있습니다: (1) 이 책은 아동성폭력 피해자에게 게임 기반 인지행동치료를 포괄적으로 시행하기 위한 치료 매뉴얼로 사용할 수 있고, (2) 게임과 활동을 조금씩 선택하여 다른 치료적 접근(예: 정신역동학적, 내담자 중심, 인지행동치료 등)의 맥락에서 사용할 수도 있습니다.

감사의 글

이 책은 저자들이 커피와 함께 8년 이상 협업한 결과입니다. 우리는 카페인에 대해 이루 말할 수 없이 큰 고마움을 느끼지만, 이 책이 나올 수 있도록 해준 많은 사람들에 대해서 우리가 느끼는 고마움과는 비교할 수 없습니다. 우리에게 게임 기반 인지행동치료의 개발과 적용에 필요한 자료를 제공해주고 지도를 해준 Newark Beth Israel Medical Center의 Metropolitan Regional Diagnostic and Treatment Center의 동료들 Lina Acosta,Christine Baker, Doris Chodorcoff, Peg Foster, Marsha McMillan, Caridad Moreno, Donna Pinacavage, Shameika Pugsley, Aileen Torres, Alison Strasser Winston에게 감사를 표합니다. 또한 수 년 동안 노력과 공헌을 한 많은 대학원생들에게도 감사를 표합니다. 특히, 게임 기반 인지행동치료에 관한 논문에 기여를 한 대학원생인 Giselle Colorado, Attara Hiller, Amy Kranzler, Lindsay Liotta, Desiree Romaguera을 언급하고자 합니다.

게임 기반 인지행동치료 접근의 발전에 기여한 연방 책정액을 따는데 도움을 준 Keri Logoosso-Misurell과 고인이 된 의원 Donald Payne에게도 감사를 표합니다. 덧붙여, Office of Juvenile Justice and Delinquency Prevention (OJJDP)를 통해 연방 자금 지원 기금을 수혜받고 집행할 수 있도록 도움을 준 오클라호마 대학의 Health Sciences Center 에 있는 Barbara Bonner, Jane Silvosky, Jimmy Widdifield와 Childdren's Aid and Family Sevices (CAFS)의 Jackie Lowe, Rose Zeltser, Marsha Fisher, Emory Cabrera, Blair Finkelstein에게도 감사드립니다. 아동 성폭력 사례들과 관련된 법적 절차에 관한 귀중한 식견을 제시해준 Essex 주 검사실의 Mark Ali 와 Gina Iosimm에게도 감사를 표합니다. 또 Essex 주의 가족들에게 헌신한 뉴저지 Division of Child Protection and Permanency (DCP&P)의 David Sims, Tracy Mays, Mary Branek에게 고마움을 전합니다.

이 분야의 동료, 전문가들이 이 프로젝트를 격려하고 지지해 주었습니다. 우리는 특히 다음 분들에게 감사를 전합니다: Brett Biller, James Campbell, Yoav Cohen, Anthony D'Urso, Ronald Field, Rozaline Goldman, Liana Lowenstein, Fawn McNeil-Haber, Debra Nelson-Gardell, Max Shmidheiser. 여러 가지 치료적 게임과 활동에 관한 전문적인 식견을 보여준 Sarah Springer에게 특

별히 감사드립니다. 출판과정을 도와준 Dean McKay 와 이 책의 서문을 작성해주고 작업을 지지해준 Athena Drewes에게 진심으로 감사드립니다. 몇몇 전문 단체는 지난 몇 년간 게임 기반 인지행동 치료의 유용성을 강조하는 것을 도왔습니다. 우리는 특히 National Association of Social Workers 뉴저지 지부의 Kendra Hayes 와 APSAC (American Professional Society on the Abuse of Children) 과 위스콘신-매디슨 대학의 James Campbell에게 감사드립니다. 또한 Dion Barnes, Kaayla Belnavis, Carly Bosacker, Charisse Carrion, Martha Darius, Karena Ferrer, Romelia Freydel, Safiyyah Islam Horne, Hugo Jimensez, Amanda Addolorato Macdonald, Marsha McMillan, Neha Mistry, Christina Ortiz, Elizabeth Paterno, Donna Pincavage, Kimberly Roberts, Diana Roopchannnd, Stacy Royal, Shamira Scott, Diane Sequeira, Diane Snyder, Janine Straccamore, Eric Sturm, Mario Suarrez, Nick Tellez, Monica Weiner, Zoe Wydroug, Karen Zambrano를 포함하여 커리큘럼을 위해 자발적으로 사진 촬영에 협조해준 많은 동료들에게도 감사드립니다.

이 책이라는 결실을 맺게 해준 Sheri W. Sussman 과 Springer Publishing Company 팀의 노고, 헌신, 참여, 개별적인 관심에 감사드립니다. 가장 중요한, 게임 기반 인지행동 치료 프로그램에 참여한 모든 아이들과 가족들에게 감사드립니다. 당신들의 용기와 강인함이 우리 작업에 영감을 주었습니다.

역자의 말

시작은 한 신문지에 조그맣게 실렸던 제 기사였습니다. 수년간 해바라기아동센터에 소장 및 치료자로 있으면서 일반인의 생각과 달리 얼마나 많은 아이들이 아동성폭력에 노출되며, 또 치유가 가능한 외상임에도 불구하고 다들 쉬쉬하다보니 치유가 더욱 어려워지는 상황에 대해 고민이 많은지에 대한 짧은 글이었는데, 이 글을 본 군자출판사의 사장님이 물어물어 직접 연락을 취해오셨습니다. 음지에서 고통받는 아이들을 위해 당신이 무언가 할 수 있을 게 없을지, 아이들을 도울 수 있는 책을 쓴다면 발벗고 다 도와주시겠다는 열정적인 말씀에 오히려 제가 많이 배우고 그 열의에 감탄했던 기억이 어제같습니다. 병원 진료, 센터 업무와 학교 강의를 동시에 하고 있는 제 형편상, 책을 쓰기 시작한다면 시간이 너무 오래 걸릴 것 같아 해외에 이미 출간되어 있는 좋은 책을 번역해보는 것으로 의견을 드리고 여기까지 달려오게 되었습니다. 제가 시작할 때는 국내 몇 군데 없던 해바라기센터가 점점 늘어나 이번 책을 같이 번역하게 된 동료 소아청소년정신과 전문의들이 새로운 해바라기센터의 주역으로 든든히 함께하고 있습니다. 막막한 어두운 터널 속에서 혼자 아이를 데리고 탈출구를 찾아가는 듯 막막하던 때가 까마득할 지경입니다. 그러나 제가 해바라기센터의 소장으로 시작했던 2009년에 비하면 많은 여건이 좋아졌지만, 그래도 힘든 아이들과 가족들의 치유에 고군분투하고있을 치료자들에게 이 책이 큰 도움이 될 것이라 의심하지 않습니다. 이 책이 더 많은 아이들에게 도움이 되는 한 시작이 되길 역자의 한 사람으로써 진심으로 바랍니다.

배 승 민

가천대길병원 교수/ 인천해바라기센터(아동) 치료자

역자의 말

성폭력 피해아동을 면담하고 치료하면서 맞춤형 치료 프로그램에 대한 아쉬움이 있었습니다. 외상경험에 대한 인지행동 치료프로그램은 많습니다. 그러나 성폭력의 특수성을 반영하면서 아동들이 쉽게 이해하고 접근할 수 있는 프로그램이 필요했습니다. 때마침 배승민 교수님이 함께 책을 번역해보지 않겠냐며 Springer의 「Game-based Cognitive Behavioral Therapy for Child Sexual Abuse」라는 책 한 권을 건네주셨습니다. 저는 이 책을 읽으면서, 과학적 근거 기반과 실용성을 모두 갖춘 책이라는 생각이 들었습니다. 이에 기쁜 마음에 배교수님, 홍민하 교수님과 함께 번역작업에 착수하였습니다.

성폭력 피해아동의 경우, 일반 외상환자와는 다른 점이 여럿 있습니다. 성폭력이라는 사건 자체가 자연재해나 여타 범죄와는 부정적 인지의 발생 및 2차 피해의 양상이 매우 다릅니다. 또한 아동은 성인처럼 언어로 이루어진 인지행동치료를 진행하기 어려울 때가 많습니다. 그런 특수성을 고려하여 개발된 치료기법이 본 책에서 소개하는 프로그램이라고 생각합니다.

모쪼록 이 책이 일선 현장에서 성폭력 피해아동을 지원하는 여러 선생님들께 도움이 되었으면 하는 바램입니다.

장 형 윤
아주대 교수/경기남부해바라기센터 (거점) 부소장

역자의 말

경기북서부 해바라기센터에서 성폭력 피해자들을 만난 지 일 년이 조금 지났을 무렵, 여러 가지 고민들로 마음이 답답해지던 차에 이 책을 만났습니다. 말로 풀어가는 치료만으로는 벽에 부딪치기 십상이었고, 피해자 개개인의 특성에 따라 기존 프로그램을 적용하는 데에 애로사항이 많았는데 이 책을 보면서 가뭄에 단비를 만난 느낌이었습니다.

각 장마다 근거와 소개가 매우 구체적으로 기술이 되어 있고, 피해자가 참여하는데 심리적 부담감이 적고, 치료자가 적용을 하는 데에 있어 손쉽게 변형이 가능하다는 것도 큰 장점입니다.

무더위가 시작할 즈음 시작한 번역이 해가 바뀌어 마무리가 되어 갑니다. 긴 시간 기다려주신 출판사 측에 진심으로 감사드립니다.

성폭력 피해자와 가족들, 그리고 일선 현장에서 일하시는 모든 분들에게 이 책이 작은 도움이라도 되었으면 하는 바람입니다.

홍 민 하

서남대 교수/ 경기북서부해바라기센터 소장

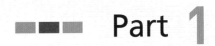 **Part 1**

소개

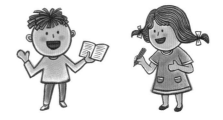

1

아동성폭력: 개요

1장은 아동성폭력의 정의, 발생률, 가해자의 특성, 피해의 단기적/장기적 영향, 그리고 위험 및 예방 인자를 포함한 아동성폭력의 전반을 소개합니다.

아동성폭력의 정의

아동성폭력의 법적 정의는 미국의 경우 주마다 다르나, 아동성폭력은 스스로 동의할 수 없거나, 동의하지 않는 성적 행동에 참여시키는 것으로 가장 흔하게 정의됩니다(Berliner, 2011). 국내의 정의도 이와 유사합니다.[1] 이는 애무, 손가락이나 성기에 의한 질, 항문, 구강 삽입, 아이들의 몸을 영상이나 사진에 노출시키는 것, 아동을 성인의 성적 행동이나 벗은 몸에 노출시키는 것을 포함하는 광범위한 정의입니다. 아동성폭력은 가해자와 피해자간의 권력의 차이(예를 들어 지식, 힘, 나이, 성숙도, 자원, 또한/또는 행위의 충족도)를 내포하고 있으며, 강요, 조종 또는 힘의 사용이 포함될 수 있습니다.

아동성폭력의 발생률

성폭력을 겪은 개인의 실제 숫자를 확인하는 것은 어려운 일입니다. 이 어려움에는 생존자들의 성폭력 발생에 대한 축소 신고(생존자의 38%만이 사건을 밝힙니다; Broman-Fulks 등, 2007), 사건을 밝힌 후 보호자나 전문가들이 기관에 신고하는 과정의 실패, 성폭력 사건의 성립에 대한 다른 정의들, 사법기관마다의 일정하지 않은 자료 수집 방법(Berliner, 2011)들이 있습니다. 예를 들어 미국의 일부 주에서는 아동 보호 기관들에서는 아동성폭력과 다른 형태의 아동 학대를 기록상에서 구분하지 않습니다(Goodyear-Brown, Fath, & Myers, 2012). 게다가 연구자들은 많은 경우 아동 성폭력 생존자들의 인터뷰를 통해 후향적으로 얻은 자료로 성폭력의 발생률을 연구하게 됩니다. 이 방법은 성폭력 사건이 벌어진 후의 시간경과로 인한 오류가 발생할 수 있습니다. 다른 자원들에서 수집된 자료들도 발생률 측정의

---

1) 역자주. 경기남부해바라기센터(거점) 성폭력 피해자 전담의료기관 의료업무 매뉴얼 2016.

변이에 영향을 줍니다.

몇몇 연구들의 보고에 따르면, 여성 중 20-25%, 남성 중 5-17%에서 18세 이전에 어떤 형태로든 성폭력을 경험한다고 합니다(Cohen, Mannarino, & Deblinger, 2006; U.S. Department of Health and Human Services, 2012). 또다른 연구들은 이보다 적은 수인 여성 중 16.8%, 남성 중 7.9%가 아동기에 성폭력을 겪었다고 보고했습니다(Putman, 2003). 국가적인 전화 설문 연구에서는 평생 아동성폭력 발생률을 대략 9%로 보고했습니다(Finkelhor, Turner, Ormrod, & Hamby, 2009). 매년 미국 정부는 각 주에서 보고된 아동 학대 및 방임 사건을 엮어 발표하는데, 2012년에는 672,600명의 아동이 학대나 방임의 피해자인 것으로 추산되었습니다(미국 보건복지부 자료, 2013). 이 중 약 9.3%(62,936명)는 성폭력의 피해자였으며, 아동 피해자의 78.5%가 14세 이하였습니다. 실제로 미국 내 몇 명이 아동성폭력의 피해를 입었을 지 정확한 숫자는 알 수 없으나, 이 문제가 상당히 많은 수의 아동과 가족들에게 어려움을 주어 사회에 부정적 영향을 주고 있음은 분명합니다.[2]

가해자 특성

아동성폭력 가해자는 가장 흔한 부류가 피해 아동과 안면이 있던 사람입니다. 일반적으로 "위험한 낯선 사람"의 사회적 공포심이 있는 것과는 반대로, 실제에서는 많게는 71%까지의 사례에서 가해자가 사건 전 피해 아동이 알고 있던 사람이었습니다(Finkelhor, Hamme, & Sedlak, 2008; Finkelhor, Ormrod, & Turner, 2009). 가해자에 대한 연구를 보면, 가해자의 상당수가 피해아동과 친숙한 사람으로, 약 16%가 친부 또는 계부이고 그 외에는 기타 지인인 연인, 가족의 친구, 그리고 아동과 만날 수 있는 지역사회 사람들 등이 해당되었습니다(Finkelhor, Ormrod, & Turner, 2009; Hanson 등, 2006). 대다수의 가해는 성인 남성에 의해 저질러지지만, 상당히 많은 수의 가해자가 미성년자(35.6%)인데, 성폭력으로 체포되는 수의 17% 정도가 18세 미만의 미성년자입니다(Finkelhor, Ormrod, & Chaffin, 2009; Kirsch, Fanniff, & Becker, 2011). 여성 가해자 사건들도 있지만 상대적으로 드뭅니다(5%; Finkelhor 등, 2008).

단기적인 영향

아동성폭력은 피해아동마다 각각 다른 수많은 행동, 정서적 어려움을 만들어냅니다. 이런 다양한 반응에는 비적응적인 믿음들과 인지 왜곡, 사회적/ 정서적 기능 손상, 행동 문제들이 포함됩니다. 아동성폭력과 관련된 흔한 증상에는, 내향성 문제, 외향성 행동, 외상 관련 증상들, 성적으로 부적응적인 행동들이 있습니다.

내향적인 어려움이 흔히 아동성폭력 이후의 문제로 간주되지만, 이를 알아차리기는 어렵고 심각성도 간과될 수 있습니다. 이런 내향성 문제에는 불안, 우울, 부정적인 자기 개념, 수면과 식욕 문제, 위축, 수치심과 죄책감, 그리고 두통이나 복통 같은 신체적 증상들이 있습니다(Beriliner, 2011; Bolger & Patterson, 2001; Goodyear-Brown 등, 2012; Kendall-Tackett 등, 1993). 자기 파괴적인 행동과 자해로 이어지는

---

2) 국내 자료: 2015년 1년 동안 전국의 해바라기센터를 내방한 성폭력 피해 아동청소년의 수는 13세 미만 4,792명, 13-18세 5,224명으로 만 명을 상회했습니다(해바라기센터 연감 2015, 여성아동폭력피해 중앙지원단. 2016).

정서적인 스트레스 역시 아동성폭력과 연관되어 있습니다(Goodyear-Brown, 2012). 이런 어려움들은 학대에 대한 부적응적인 믿음, 예를 들어 「그것은 내잘못이다, 나는 더럽고 나쁘고 망가졌다, 아무도 내 말을 믿어주지 않을 것이다. 내 경험은 아무도 이해할 수 없다」라는 것들과 연관될 수 있습니다. 더구나 그들은 수치심과 함께, 가족이나 주변 사람들로부터 오명을 쓰고 외면당할 것이라는 공포를 느끼기도 합니다.

아동성폭력을 겪은 아이들은 학대를 겪지 않은 또래와 비교할 때 외향성 행동의 비율 역시 높아지는 경향이 있습니다. 이 외향성 행동에는 타인에 대한 직접적인 불쾌감의 표시가 해당됩니다. 또 파괴적인 행동, 주의산만, 충동성, 공격성, 분노, 과다행동, 반항, 그리고 학교에서의 문제들이 있습니다(Berlinger, 2011). 이런 행동들은 종종 타인과 자신을 힘들게 합니다. 이 결과로, 그들은 권위적 대상(보호자, 교육자, 법적 집행관)들로 부터 징계성 대응을 받게 되기도 합니다. 게다가 이런 외향적 행동들은 아이들의 대인관계에도 부정적인 영향을 주게 됩니다.

외상과 관련된 증상은 아동성폭력을 겪은 아이들에게서 흔하게 관찰됩니다. 이 증상에는 침습(반복되고, 원치 않음에도 불쑥 떠오르는 침입적인 생각, 관련 반응들, 플래시백, 악몽), 회피(외상 사건과 관련된 것에 대해 바뀐 생각과 감정들), 각성과 반응성(걱정, 과민, 동요), 그리고 성적인 생각들(성적 몰두, 괴로움)이 있습니다. 연구에 따르면 성폭력 피해 아이들 중 1/3까지도 외상후스트레스장애(posttraumatic stress disorder, PTSD)의 진단기준을 충분히 충족하며, 더욱 많은 수에서 최소 일부의 PTSD 증상을 겪습니다(Putnam, 2003; Ruggiero, McLeer, & Dixon, 2000).

성폭력을 겪은 아이들은 또래보다 부적절한 성적행동을 할 가능성이 높아집니다(Goodyear-Brown 등, 2012). 이 행동들은 다양할 수 있는데, 과도하거나 공공장소에서의 자위행동, 관음증적 행동(타인이 옷을 벗는 것을 지켜보는 행동 등), 남들 앞에서 옷을 벗거나 성적인 방식으로 타인을 만지고 어른들의 성적 행동을 흉내내는 것 등이 있습니다. 연구들은 아동성폭력 피해 아동의 약 1/3에서 이런 행동들을 확인했습니다(Friedrich, 1993). 이런 행동들에 대한 가능성 있는 설명은, 아이들이 그들을 학대한 타인으로부터 경계가 침범되는 행동을 그대로 배웠을 수 있다는 것입니다. 이것은 결국 아이들로 하여금 적절한 행동과 부적절한 행동을 구분하기 어렵게 만듭니다. 또한 피해아이들이 성적인 행동을 관심의 표현을 주고받는 방법, 관심을 확보하는 방법으로 이해했을 가능성도 있습니다. 또 성적인 행동이 신체적 자극이 되는 것을 발견하고 아이들 스스로가 이를 강화하게 될 수도 있습니다.

장기적인 영향

연구들에 따르면, 아동기 성폭력은 청소년기와 성인기의 흡연, 물질 중독, 자해, 자살경향성, 학교 문제, 이른 나이의 잦은 성관계, 많은 성적 파트너, 성적 감염질환에 대한 높은 위험성, 높은 10대 임신율, 그리고 불안정한 대인관계 등과 관련이 있습니다(Chartier, Walker, & Naimark, 2007; Hussey, Chang, & Kotch, 2006).

성폭력을 겪은 아이들은 재피해를 경험할 가능성 역시 매우 높습니다(Lalor & McElvaney, 2010). 또한 아동성폭력은 물질 중독, 섭식장애, 불안, 그리고 우울을 포함한 성인기의 장기적인 정신건강의 문제들과도 관련이 있습니다(Brier & Ellior, 2003).

아동성폭력은 성인기의 신체적 건강에도 부정적인 영향을 끼칩니다(Kendall-Tackett, 2012). 부정적인 아동기경험(Adverse Childhood Events, ACEs) 연구는 아동기의 외상성 경험과 성인시기의 건강 문제간의 연관성을 밝힌 획기적인 연구입니다. 부정적인 경험의 분류는 3종류로, 학대, 방임, 그리고 역기능성 가족입니다. ACE 연구에서는 아동기에 부정적인 경험을 한 경우 고혈압과 심장질환, 천식, 그리고 만성 폐쇄성 폐질환을 포함한 다양한 의학적 문제들을 경험할 가능성이 높다는 것을 밝혀냈습니다(Felitti 등, 2001). 또 만성통증, 위장의 불편감, 높은 의료기관 이용률, 수면 문제, 그리고 높은 스트레스 호르몬의 추가적인 문제들도 보고되었습니다(Kendall-Tackett, 2012).

위험인자

아동성폭력 이후에 행동과 정서적 어려움을 발생시킬 인자는 매우 많습니다. 외상사건 이전의 위험인자에는 외상의 경험, 학대 전 심리학적 괴로움 등 기능상의 어려움, 신체/정서/심리학적 이상, 물질 중독 가정폭력의 과거력이 있는 보호자, 가족간 갈등과 역기능이 해당됩니다(Berliner, 2011; U.S. Department of Health and Human Services, 2013). 일반적으로 성기의 삽입 또는 가해자의 폭력이 있는 등의 침습성이 높을수록 증상의 심각성도 높아집니다(Ruggerio 등, 2000). 성폭력 이후의 위험인자는 가족들의 지지 수준과 사건 공개 후 반응의 종류입니다. 연구에 따르면 아동들이 보호적, 지지적인 움직임이 없는 등의 부정적인 반응을 받으면, 행동과 정서적 문제가 발생할 가능성이 높아졌습니다(Bernard-Bonnin, Herbert, Daignault, & Allard-Dansereau, 2008).

보호인자

아동성폭력의 부정적인 영향은 많지만, 아동성폭력의 생존자들 모두에서 증상이 발생하는 것은 아니며, 시간이 지나며 많은 문제들이 자연적으로 호전된다는 것에 우리는 주목해야 합니다(Berliner, 2011). 많은 연구들에서 일관되게, 아동성폭력 피해자의 약 1/3까지도 증상을 보이지 않았습니다(Kendall-Tackett 등, 1993).[3] 이 아이들은 회복탄력성이 있어 치료와 관계없이 행동, 정서적 증상이 발생하지 않았을 수도 있습니다(Saunders, 2012). 아동성폭력 발생 이후 증상의 발생과 유지를 완화시키는 것으로 알려진 몇 가지 보호인자가 있습니다. 여기에는 가족의 지지, 치료에 참여하려는 의지, 역경에 인내하는 선천적인 성향, 즉 회복탄력성이 해당됩니다(Brown 등, 2012). 연구에 따르면 학대 후 지지적인 반응과 가족의 치료 참여가 있는 경우 좋은 예후를 보였습니다(Cohen 등, 2006; Dowell & Ogles, 2010).

---

3) 국내 자료: 국내 9개 해바라기센터에 내방한 성폭력 피해 아동청소년 중 26%가 무증상으로, 정신의학적 진단을 받지 않은 것으로 보고되었습니다(성폭력 피해 아동, 청소년 및 지적장애인 임상심리결과 분석. 한국여성인권진흥원 성폭력 방지본부, 2013).

2

게임 기반 인지행동치료(GB-CBT)

이 장에서는 게임 기반 인지행동치료(game-based cognitive-behavioral therapy) 모델에 대해 상세히 기술하였습니다. 이 치료법의 개발에 큰 영향을 미친 아동 정신치료의 두 가지 흐름, 근거기반진료(Evidence-based practice)와 치료의 참여도를 높이기 위해 인지행동치료와 놀이치료를 통합하고자 한 노력이 소개됩니다. 게임 기반 인지행동치료 모델의 원칙들도 살펴봅니다. 이 원칙에는 기법을 알려주기 위해 자료들을 이용하는 것, 직접적이고 구조적인 형식의 사용, 놀이 활동들을 통해 참여도를 높이기, 경험적 학습의 촉진, 강점의 강화, 보호자의 참여를 강조하는 것입니다. 이 장은 역할 놀이와 치료적 게임 등 게임 기반 인지행동치료의 기술적 요소에 대해 알리고, 마지막으로 이 기술들을 치료를 위해 어떻게 사용할 것인지 설명할 것입니다.

아동 성폭력에 대한 근거기반진료

미국 심리학회(the American Psychological Association)는 근거기반진료를 "환자의 성향, 문화, 그리고 기호를 고려한 임상적 전문성과 가장 최선의 연구를 통합하는 것"이라고 정의했습니다(APA, 2005). 이 분야의 발전을 위해 정신건강 전문가들이 근거기반진료의 중요성이 강조되는 다양한 영역의 임상 인구집단을 치료하고 있습니다. 아이들을 위한 근거기반진료는 다양한 상황(외래, 병원, 학교, 집)에서 다양한 집단(주의력결핍과잉행동장애, 외상, 불안, 파괴적 행동 등, Christopherson & Mortweet, 2002)을 대상으로 발달되고 사용되어왔습니다. 근거기반진료를 보급하는 것은 아동성폭력 영역에서 일하는 전문가 조직에서도 마찬가지로 진행되어 왔습니다. 그 예로, 국립 소아외상스트레스네트워크(the National Child Traumatic Stress Network, NTCTSN)는 아동성폭력과 연관된 행동과 정서적 증상의 치료법과 세부 프로그램 중 경험적이고 유망한 것들의 목록을 만들었습니다. 여기에 더해 치료의 성공에 기여하는 필수 요소들을 확인하고 이 목록을 좀 더 정비하여, 최선의 치료 기준 가이드라인으로 간주되었습니다. 비슷한 예로, 약물남용과 정신건강서비스 기관(Substance Abuse and Mental Health Services Administration, SAMHSA)과 미국 국립정신건강협회(National Institutes of Mental Health, NIMH)를 포함한 기관들도 경험적으로 잘 알려진 치료법들의 발전과 전파에 초점을 두어왔습니다.

그렇다면 근거기반진료가 왜 중요하며, 성폭력 피해 아이들과 그 가족들을 대하는 전문가들이 왜 이를 염두에 두어야할까요? 제한된 금액과 임상 자원, 관리기관이 요구하는 더 많은 일과 책임성, 더욱 실용적인 소비자가 존재하는 최근의 정신건강 관리 추세에서 치료자들이 제공하는 치료가 효과적이어야함은 무엇보다 중요하기 때문입니다. 근거기반진료는 임상 결과의 개선, 비용 대비 효과, 임상 자원의 간소화를 돕습니다. 더구나 근거기반진료는 아동성폭력 치료 영역이 좀 더 균일하고 책임성 있는 방향으로 가도록 해주었습니다. 또 근거기반진료의 도입은 질 관리를 촉진시켜 이용자의 만족감을 더 높여주었습니다.

근거기반진료의 적용

요즘의 가정들은 흔히 과다한 방과 후 과정(운동, 클럽, 과외)이 있고 오랜 시간 일해야 하는 직업이 있기에, 그들에게 어느 활동을 우선시할지의 선택은 어려운 것이 될 수 있습니다. 불안을 유발하는 노출(exposure) 작업이 있는 외상 치료의 불편함과 도전성 때문에 가족들이 치료를 시작하지 않으려할 수도 있고, 이미 치료를 시작했어도 치료 유지에 부정적인 영향을 미칠 수도 있습니다. 이런 도전들을 뛰어넘고 치료가 다른 활동들보다 우선시되려면, 치료가 피해자에게 도움이 되고 접근성이 있고 최대한의 참여를 이끌어내야 합니다. 더욱이 많은 가족들에게 시간은 한정되어있고 치료 중단율역시 높기 때문에, 치료는 시간 효율성이 최대한 높아야 합니다.

아동기의 병이나 문제를 해결하는데 효과적인 증거를 보인 예술, 음악, 놀이, 드라마 같은 창의적인 개입들을 통합하여, 더욱 호소력있고 매력적인 치료를 위해 전문가들이 노력해왔습니다(Reddy, 2012; Reddy, Files-Hall, & Schaefer, 2005; Russ & Niec, 2011). 최근 치료자들은 아동기 외상 치료에 전통적인 인지행동 치료와 놀이치료적 기법들을 통합하는 것의 가치를 구체적으로 말합니다(Boyd-Webb, 2007; Cavett, 2010; Drewes, 2009; Drewes & Cavett, 2012; Lowenstein, 2008; Steele & Malchiodi, 2008). 놀이는 참여도를 높이면서 방어를 줄이고 아동에게 언어적으로나 비언어적으로나 편안하고 적절한 방식으로 의사소통을 할 수 있게 해줍니다(Knell & Dasari, 2009). 인지행동치료는 구조와 방향을 제공하며 현재에 초점을 맞추고 증상을 줄이는데 필요한 기술과 기타 기술들을 발달시킵니다(Drewes, 2009). 놀이치료와 인지행동치료의 통합은 두 개의 치료법을 보완해서 양쪽의 장점이 섞여 매우 효과적이고 잘 연구된 치료 모델을 만들었습니다.

게임 기반 인지행동치료: 아동성폭력 피해 치료를 위한 증거와 혁신의 교차점

게임 기반 인지행동치료는 증거기반진료로 인지행동치료의 구조적, 지시성과 기법 주도적인 면과 놀이치료의 재미와 즐겁고 참여적인 요소를 결합시킨 통합치료법입니다. 게임 기반 인지행동치료는 많은 지도원리로 만들어졌습니다(Springer & Misurell, 2010; Springer & Misurell, 2012; Springer & Misurell, in press). 실행과 치료 전략을 알려줄 자료의 사용, 지시적이고 구조적인 틀 운영, 치료 참여도의 강조, 경험적 학습, 강점의 강화, 그리고 비가해 보호자 참여의 증가가 그 원리입니다(Misurell & Springer 2013).

자료기반

게임 기반 인지행동치료는 연구자료를 기반으로, 아동기 외상에 대한 확고한 연구들을 바탕으로 인지행동치료 기법이 녹아들어 있습니다. 게임 기반 인지행동치료에서 다루는 주제들은, 아동성폭력의 치료에 대해 가장 잘 연구된 모델인 외상 초점 인지행동치료(Trauma-focused CBT)에 큰 영향을 받았습니다(Cohen, Deblinger, Mannarino, & Steer, 2004; Cohen, Mannarino, & Deblinger, 2006). 연구자들은 외상을 입은 아동과 그 가족들을 돕는데 매우 효과적인 많은 치료와 기술들에 중점을 두고 외상초점 인지행동치료의 효과를 연구했습니다. 그 치료기술은 정서의 조절, 이완 훈련, 인지적 대처, 마음교육, 외상 처리와 안전감의 향상입니다(Cohen 등, 2006). 게임 기반 인지행동치료 기술은 또한 수년간 광범위하게 연구되고 검증된 전통적인 인지행동 기법에도 기반을 두고 있습니다(Nathan & Gorman, 2002). 이 기술들에는 동기를 강화하기 위한 토큰 경제[4], 순응도를 높이기 위한 타임 아웃, 경험적 학습을 촉진하기 위한 역할극, 마음교육이 포함되어 있습니다.

게임 기반 인지행동 치료자들은 내담자의 자료를 임상 치료의 정보로 사용합니다. 자세한 내담자의 요구와 어려움을 알기 위해, 치료 전 내담자들의 표준화된 행동 수치들을 측정합니다. 그리고 이것을 내담자에게 적합성, 치료 목표의 확인, 치료적 결정의 안내에 대해 알려주려고 사용합니다. 여기에 더해 내담자의 피드백, 심리적 고통에 대한 주관적 측정(Subject unit of distress scales, SUDS), 그리고 증상 체크리스트를 치료 전반에 걸쳐 확인하며, 치료적 진행과정에 대한 정보로 씁니다. 이 과정은 게임 기반 인지행동 치료자에게 지속적인 피드백으로써, 내담자와 치료적 계획을 향상시키고 치료 결과에 대한 확인을 할 수 있게 하여 치료 계획과 임상 결정 과정을 더욱 좋게 해줍니다. 행동 측정은 마무리 시점과 다음의 추적관찰 시기에 하여, 추가 과정이 필요할지 여부를 확인합니다. 마지막으로 행동 측정수치, 내담자의 만족감과 문화적 역량 설문지로 게임 기반 인지행동치료의 결과를 평가합니다. 여기에서 확인한 것은 진행 중인 발달상황과 치료 모델 수정을 위한 정보로 사용됩니다.

지시과 구조

게임 기반 인지행동치료는 지시적이고 구조적인 접근법을 씁니다. 치료자는 내담자와 각 회기의 내용과 목표를 정하기 위해 대화합니다. 각 회기는 치료자가 기대하는 행동과 동기 시스템을 다루며 정해진 순서를 따릅니다. 이를 통해 회기 전반에 걸쳐 친숙함과 연속성을 갖춰집니다. 이 회기의 정해진 구조는 행동 목표(지시를 따른다 등)로 시작해서 토큰 경제(모든 목표를 달성할 경우의 상 등), 그날의 주제들에 대한 마음교육, 역할극, 구조화된 치료적 게임 등으로 진행됩니다. 회기는 아동의 행동 평가와 기록, 얻은 것에 대한 재분배로 마무리됩니다. 치료자는 다양한 치료적인 활동(역할극, 구조화된 치료적 게임 등)을 설명하고 지시하여 아이들이 적절하게 완성하도록 돕습니다. 여기에 더해, 치료자는 계획했던 목표를 달성한 것을 교정적인 피드백으로 줍니다. 내담자가 주제에 집중하고 치료 목표를 향해 작업하는 데에는 행동 관리 전략을 씁니다.

---

4) 어떤 행동에 대하여 상을 주거나 벌을 주느냐 뿐만 아니라 이 상벌제도를 적용하는 경우와 적용하지 않는 경우를 정하고 관리하는 수반관계관리의 한 예. 신경정신의학 2판 p.655.

게임 기반 인지행동치료는 각 회기가 특정 주제 영역을 다루는 커리큘럼입니다. 따라서 기술들이 일련의 과정으로 제시되어, 사전에 제시된 개념들로 후기에는 기술 토대를 만듭니다. 예를 들어, 아이들이 대처기술을 경험하고 완성하면, 이를 살펴 본 뒤에 학대 상황 활동에 적용해보게 됩니다.

치료를 즐겁고 참여가능하게 만들기

청소년과 가족을 치료에 참여시키는 것은 종종 도전이 됩니다. 그러나 협력과 건강한 경쟁을 섞어 원하는 행동에 상과 장려책을 주는 게임과 활동은 치료를 흥미있고, 즐겁고 연결되게 해줍니다. 게임 기반 인지행동치료에서의 게임은 발달적인 필요, 기량, 그리고 내담자의 관심사를 따라 만들어지고 쓰입니다. 이것은 서로 이해할 수 있고 촉진적인 학습환경을 만들어줍니다. 또 치료에서 게임은, 치료자가 내담자와 나란히 놀이를 함으로써 강력한 치료적 관계를 만드는데 엔진같은 역할을 합니다. 치료자의 활동 참여는 진솔한 의사소통과 치료를 협동적인 과정으로 만들어 내담자의 참여 동기를 강화해 줍니다. 더구나 많은 활동들이 건전한 경쟁과 팀 작업, 즐거움과 흥미, 질적 경험 요소를 갖고 있습니다.

게임 기반 인지행동치료에 쓰이는 다양한 게임과 활동들은 직접적인 유무형의 보상으로 이어집니다. 이 보상들은 격려, 짜릿함, 긍정적인 피드백을 주기 위한 것입니다. 유형의 보상은 작은 장난감, 스티커, 문구, 또는 자유 놀이시간 등이 해당됩니다. 또 치료자는 칭찬이나 격려 같은 무형의 보상을 사용해서 내담자가 더욱 동기를 갖고 성공과 성취감을 느끼게 돕습니다.

경험적 학습

학습 과정에서 놀이 경험의 중요성은 문헌에서 강조되어 왔습니다(Kolb, Boyatzis, & Mainmelis, 2001). 가장 효과적인 배움은 개인이 학습을 직접 경험을 통해 직접 해보고, 발견하고, 환경과의 상호작용을 함으로써 이루어집니다. 내담자가 정보를 반영하고 의미있게 이해하고 지식을 추가 경험에 적용하는 것은 습득에 중요한 요소입니다. 게임 기반 인지행동치료는 역할극, 게임과 활동, 진행을 통해 경험적 학습을 할 다양한 기회를 줍니다. 역할극은 내담자가 토론부터 연습, 실행, 기술의 시연을 해보게 합니다. 게임과 활동은 내담자가 향후 실제 상황에 밀접한 형태로 다양한 맥락에 필요한 기술을 쓰게 합니다. 내담자가 그 기술들을 썼던 경험에 대해 토론하면서 그 기술들에 대한 이해도를 높이고 그 기술들을 자신의 삶에 의미있고 편안하게 통합할 수 있게 합니다. 이렇게 각각 다른 개입방법을 통해서 내담자는 다양한 감각적 양상으로 기술을 연습하고 의미와 목표가 있고 세세한 교정적인 피드백을 받게 됩니다. 게임 기반 인지행동치료의 경험성 덕분에 치료자는 내담자가 해당기술을 잘 이해하고 효과적으로 쓰는지 즉시 알 수 있습니다. 따라서 치료자가 특정 기술에 대한 추가 개입이 필요한지 여부를 알 수 있습니다. 마지막으로, 이 적극적인 학습적 접근법으로 내담자가 초기 평가때는 안 보였으나 추가로 개입이 필요한 영역(예; 공유의 어려움)이 있는지 치료자가 관찰할 수 있습니다.

강점의 강화

정신보건의 영역은 전통적으로 치료를 원하는 사람의 증상을 없애는 것에 초점을 맞춰왔습니다. 그러나 이런 방법은 강점을 가르치고 강화하는 것의 중요성을 아는 데에는 실패했습니다. 이 개념은 치료를 찾아온 사람의 가치있는 성향과 미덕의 장점을 보는 긍정 심리학 운동에서 강조되었습니다 (Duckworth, Steen, & Seligman, 2005: Seligman, Steen, Park, & Peteron, 2005). 여기서 긍정심리학 책들은 외상 후 생존자들의 외상후 성장에 대한 연구를 소개했습니다. 즉 성폭력 등 외상 사건을 겪은 생존자가 그 후 타인에 대한 공감과 연민이 증가하고 심리적 성숙도가 높아, 삶의 목적과 인간관계에 대한 감사가 커졌던 것입니다(Malchiodi, Steele, Kuban, 2008). 이런 점에서 아동성폭력의 치료는 단지 학대 자체의 어려움과 증상에 공감하는 것을 초월하는, 강점을 기반으로 한 접근법이 매우 중요합니다.

게임 기반 인지행동치료는 기술 습득에 초점을 두고, 성공과 성취에 대한 피드백으로 내담자에게 힘을 실어주는, 강점을 기반으로 한 개입이 진행됩니다(Springer, Misurell, Kranzler, Liotta, & Gillham, 2014). 또한 가족의 강화를 강조하여 보호자를 긴밀하게 참여시킵니다. 훈련을 통해 치료자는 문화적인 가치와 가족의 기호를 고려하는 것을 배웁니다. 또 치료적 틀 안에서 아동을 도울 수 있는 강점을 찾아내게 됩니다. 긍정적 강화는 게임 기반 인지행동치료 체계에서 행동을 수정하는데 쓰이는 가장 주요 기법입니다. 아동들은 게임 중간중간 그들이 잘하고 있는지, 어떤 영역의 개선이 필요한지 일관되게 알려주는 긍정적이고 교정적인 언어적 피드백을 받습니다.

보호자의 참여

아동성폭력의 효과적인 치료에는 보통 비가해 보호자가 참여합니다(Cohen 등, 2006). 주요 내담자가 미성년자일 경우 치료에 대한 성인의 허락과 이동의 동행을 필요로 한다는 점이 성인의 치료와 근본적으로 다릅니다. 즉 그들은 완전히 독립된 존재가 아닙니다. 그런 면에서 치료자는 이동 약속(교통편, 스케줄, 치료비 청구 등)을 잡기 위해서 아동의 보호자와 정기적으로 최소한의 의사소통을 해야 합니다. 치료의 이론적 배경에 따라, 보호자의 참여 정도에 대해 각각 다른 수준일 수는 있지만, 대다수의 치료자는 보호자의 일정 수준의 참여가 필요하다는 점에서는 동의합니다. 전문서적에서는 보호자 참여의 추가적 가치는, 치료 결과를 향상시키는 것이라고 강조합니다. 지지적인 보호자는 성폭력의 해로운 영향에 반할 보호 요소가 됩니다. 반대로 비지지적인 보호자는 내담자의 어려움을 악화시키고 치료 결과에 안좋은 영향을 미칠 수 있습니다(Bernard-Bonnin, Herbert, Daignault, & Allard-Dansereau, 2008; Dowell & Ogles, 2010).

게임 기반 인지행동치료는 비가해 보호자를 밀접하게 치료에 참여시킵니다. 치료 시작 전, 아동과 가족의 필요와 기호에 대해 자세한 정보를 얻고자 평가를 하는데, 이 평가는 상당한 양이 보호자에 의해 진행됩니다. 게임 기반 인지행동치료 개인 모델에서, 보호자는 각 회기에 참여하여 치료자에게 아동의 최근의 정서, 행동적 기능 수준에 대해 알려줍니다. 또 보호자는 회기 중 진행된 게임과 활동들을 살펴보고 기술을 배웁니다. 그리고 보호자는 회기 중 공동 시간에 아이와 치료적 게임을 함께 합니다.

게임 기반 인지행동치료 집단 모델은 아이들이 집단 내에서 어떤 작업을 하고 있는지 비가해 보호자 집단이 배웁니다. 그리고 아이들의 기량을 향상시키고 아이의 치료 과정을 촉진하기 위해 보호자들 역시 게임과 활동들을 함께 합니다. 보호자의 참여는 가족의 강점을 극대화하고 치료적 결과를 향상시켜 줍니다.

게임 기반 인지행동치료의 기술 요소

게임 기반 인지행동치료는 구조화된 회기 형식, 토큰 경제 및 타임 아웃 같은 행동 수정 전략, 마음교육, 역할극, 치료적 게임 같은 몇 가지 기술적인 요소로 구성되어 있습니다. 이 요소들은 게임 기반 인지행동치료 치료자들이 치료를 수행할 틀이 됩니다.

회기 구조

게임 기반 인지행동치료 개인 모델은 문헌상 아동성폭력 치료에서 중요하게 간주된 영역들을 대표하는 9개 모듈로 이루어져 있습니다. 이 모듈은 치료적 관계의 형성, 사적 공간과 경계 설정, 정서 표현 기술, 감정과 경험을 연결짓기, 대처 기술, 마음교육, 학대 기억의 처리, 개인 안전기술, 종결 처리입니다. 개인 회기는 보통 90분 길이로, 공동 회기 전 아동과 보호자의 개별 미팅이 있습니다. 게임은 아동과 보호자에게 개별적으로 제시되고 숙달될 때까지 연습을 합니다. 그 후에 아동과 보호자는 공동 시간에 함께 게임을 합니다. 치료자는 내담자가 일반화 과정을 촉진하도록 밖에서도 게임으로 기술을 연습하도록 격려합니다(Springer, & Misurell, 2012).

집단 모델은 12 회기에 종결 의식이 추가됩니다. 회기는 치료적 관계 형성과 경계 설정, 정서 표현 기술, 감정과 경험을 연결짓기, 대처 기술, 마음교육, 점진적 노출, 개인 안전기술, 종결로 구성되고, 한 회기는 보통 90분입니다. 각 회기를 시작하면서, 집단 치료자는 "목표"라고 설정한 기대 행동을 살펴보고, 아동들이 이 기대와 왜 그것이 중요한지 토론하도록 격려합니다. 그리고 집단 치료자는 그날의 주제에 대한 마음교육을 합니다. 역할극은 주제 기술을 설명하기 위해 사용하고, 아동들에게 경험적 학습과 재연을 위한 기회가 됩니다. 구조화된 치료적 게임은 재연과 학습의 추가적 기회를 주기 위해 활용합니다. 한 회기에는 회기와 아동의 발달학적 연령 수준에 따라 보통 3개에서 5개 정도의 구조화된 치료적 게임을 진행합니다. 게임 후 집단 치료자는 아동들이 주제와 게임, 제시된 다른 치료적 재료들에 대한 그들의 생각과 감정을 나누도록 격려하여 활발한 처리 시간을 만듭니다.

행동 관리 기법들

치료를 시작할 때, 치료자는 동기를 강화하고 참여율을 높이고 문제 행동을 다루기 위해 토큰 경제를 설정합니다. 기대 행동은 아동의 발달학적 연령에 따라 만들고 다듬습니다. 일반적으로 초등 연령의 아동들의 기대 행동은 다음과 같습니다; (1) 지시를 따를 것(예: 치료자와 보호자의 말 듣기), (2) 자신의 몸을 조절하기(예: 손과 발을 제 자리에 두기), (3) 예의바르기(예: 존중하는 말 쓰기, 활동에 참여하기). 중학생에게 요구되는 행동의 예는 다음과 같습니다; (1) 존중하기(예: 예의바른 말 사용, 적절한 음성), (2) 참여하기(예: 토론/게임/기타 활동에 참여하기), (3) 책임감 가지기(예: 실수를 받아들이

기, 숙제를 비롯한 주어진 활동을 완수하기). 이런 기대 행동들을 목표로 설정합니다. 아동은 고정 간격 토큰 경제(fixed interval token economy system)에 따라 이런 목표를 완수할 때마다 보상을 받습니다.

개인/아동-보호자 합동과 집단 형태에서는 간헐적인 토큰 경제 시스템을 활용합니다. 각 회기에서 모범 행동과 열정적인 참여, 통찰력 있는 발언, 게임 성취에 대한 보상으로 아이들은 토큰을 받습니다. 아이들에게 토큰은 그들이 얻어내는 것이며 협상 대상이 아니라고 알려줍니다. 치료자는 기록지에 보상 토큰을 기록하거나 보관함에 물리적인 토큰(예; 포커 칩, 게임 머니)을 두고 이용합니다. 회기를 마칠 때 이를 기록화하고 미리 정해두었던 보상(예: 자유 놀이 시간, 장난감)으로 교환해 줍니다. 이 토큰은 미리 정해놓은 보상체계에 따라 누적해서 교환할 수도 있습니다(예; 자유 놀이 시간, 상 등).

여기에 더해, 추가적인 행동 관리 전략을 사용합니다. 지시는 정확한 이해를 위해 명확하고 간결하게 제공합니다. 장황한 대화나 아이와 규정 협상은 피합니다. 또 행동 지시는 질문형보다는 명령의 형태(예; "네가 앉아주길 바래")로 전달합니다. 질문 형태의 지시는 아동에게 협조를 거부할 기회를 주기 때문입니다(예: "여기 앉아줄래?").

치료자들은 언어적, 비언어적 피드백을 통해 지속적으로 긍정적인 행동을 격려합니다. 나쁜 행동에 대해 주어진 토큰을 다시 가져간다는 위협을 해선 안되며, 대신 "네가 네 신체를 조절하는데 힘들어 보이는구나. 난 네가 오늘의 목표행동으로 별을 가져갔으면 좋겠다." 같은 격려의 말을 합니다. 치료자들은 아이들이 주제에서 벗어나거나 산만해질 경우 주제에 다시 집중하도록 지시해주어야 합니다. 긍정적인 행동화를 위해 치료자들은 선택적인 집중과 적극적인 무시 역시 사용합니다. 여기에는 내담자가 긍정적인 행동에 참여할 때는 주의를 유지하고, 비적응적이거나 파괴적인 행동을 할 때는 그 관심을 거두어가는 형태를 취할 수도 있습니다.

열 식히는 자리(the Cool-Off Corner)는 아동이나 성인의 자기조절력을 촉진하기 위해 사용하는 타임 아웃 기법입니다. 아동에게 자신의 생각과 감정을 잘 살펴보게 하고, 만약 자신이 자제력을 잃었다고 느끼면 열 식히는 자리에 가도록 합니다. 이 자리에는 집중을 방해하는 것과 자극이 최소화된 전략적인 공간(예; 구석, 벽 보는 자리 등)에 의자를 둡니다. 조절력을 되찾으면 원래의 활동으로 돌아오게 합니다. 이 기법의 목표는 아동들이 스스로 열 식히는 자리로 가서 시작하는 것이지만, 스스로 모니터링이 어려운 경우에는 치료자가 아동에게 자리로 가도록 지시하는 것이 필요합니다.

마음교육

치료자는 마음교육시간을 통해서 새 치료 주제를 소개합니다. 내담자에게 정보는 교훈적 지시, 워크시트, 인쇄물 등으로 전달합니다. 예를 들어 분노 조절 전략을 소개하기 전, 치료자는 화가 난다는 것의 의미, 화가 났을 때 자주 보이는 표정과 몸짓 언어, 아이들이 화가 나게 되는 일반적인 다양한 상황 등을 토론합니다. 질문에는 대답해 주고, 내담자들이 어떤 상황에서 그들이 화가 난다고 느끼는지, 이런 상황을 어떻게 보고 있는지 피드백을 하도록 격려합니다.

역할극

역할극은 개별적으로, 아동- 보호자 합동 시간, 그리고 집단 치료에서 지도과 경험적 학습의 기회로 사용됩니다. 어린 아동들의 경우에는 치료자가 역할극을 기술 꽁트로 만들어 새로운 기술 꽁트를 "준비-땅-시작"(Ready-set-showtime)으로 할 수 있습니다. 이 과정에서 아동들은 배우가 됩니다. 모든 아동들과 치료자들이 준비하도록, 모두가 손가락을 위로 들어 "준비-땅-시작"이라고 말하면 꽁트를 시작합니다. 분노 조절의 경우를 예로 들자면, 게임 기반 인지행동 치료자들은 "힘껏 안기(the Bear Hug)"를 분노 조절 기법으로 소개할 수 있습니다. 아동들은 논쟁을 하고 진정의 방법으로 "힘껏 안기"를 해보는 역할극의 대본을 받습니다. 능숙해질 때까지 다양한 역할극을 해볼 수 있습니다.

치료적 게임

게임 기반 인지행동치료는 성폭력 피해 아동들을 돕기 위한 가장 주요 치료적 개입으로 구조화된 치료적 게임들을 사용합니다. 이 게임들은 경험적 학습, 재연, 교정적 피드백을 받을 기회로 특정 기술을 가르치도록 고안된 목표 지향적, 규칙 주도적, 지시적 활동입니다. 또 이 치료적 게임들은 통합적으로 아동이 일상에서 기술을 배우고 사용하도록 하는 오락성 활동입니다. 게임을 이용하는 것은 치료적 과정을 좀더 즐길 수 있게 돕고, 기술을 일반화시킬 수 있는 확률을 높여줍니다. 이 게임들은 특히 성폭력 피해 아동의 치료 시에, 어려운 경험을 다루는 상황에서도 치료자가 위협적이지 않게 보이게 해서 유용한 것으로 보입니다.

이 게임들은 아동이 가정, 학교, 그리고 놀이터에서 중요한 기술들을 배우고 연습하는데 매우 효과적입니다. 이는 즐겁고, 현실 사회의 상황에 참여시켜 동기를 강화해주고, 기술을 활용하며, 일반화시켜줍니다. 게임 기반 인지행동치료에 사용되는 치료적 게임들은 많은 종류의 원칙에 근거합니다. 아동과 보호자들은 그들의 발달 수준에 맞는 게임에 참여하게 됩니다. 게임이 진행되면서 아동과 보호자들은 더 많은 게임 기회를 갖게 되고, 결과적으로 기술이 더 잘 습득됩니다. 치료적 게임들은 팀 발전적인 훈련의 측면에서 협동, 치료적 관계, 인지적 문제 해결력, 그리고 건전한 경쟁을 발전시켜 줍니다. 이 게임들은 사회적 기술과 행동을 직접적으로 강화하면서 내담자와 치료자 간의 긍정적인 상호작용을 키워줍니다. 각 모듈에서 사용되는 게임들은 발달상의 필요성과 아동의 관심사에 따라 선택되고 적용됩니다. 어떤 모듈의 일부 또는 모든 게임들은 아동의 발달 수준과 언어 능력, 진행상황, 임상적 판단에 따라 적용할 수 있습니다. 또 어떤 게임들은 내담자 개인의 필요에 따라 일부 사소한 수정이 필요할 수도 있습니다. 게임에는 언어적 의사소통 뿐 아니라 비언어적 소통도 허용됩니다. 이것은 특히 어린 아동일 경우 의사소통은 비언어적 방식이기 때문에 매우 중요합니다. 치료자들(또한 보호자들)은 회기 중 일상적인 대답만 이뤄지는, 즉 "어떻게 지냈니?"에 대한 대답으로 "좋아요", 그리고 다음에 뭐할지에 대한 질문에는 막연한 "아무거나요"로만 대꾸하는 난감한 십대 내담자들에게 종종 고전하게 됩니다. 이렇게 의사소통의 방어벽에 닿은 순간, 바로 게임이 치료자에게 효과적인 도구입니다.

치료적 게임은 보통 마음교육과 역할극 뒤에 합니다. 이들은 사전 활동에서 제시된 기술들을 더욱 강화하는 방향으로 진행됩니다. 예를 들어, 초등학생 집단에게는 분노 조절 기술을 강화해주기 위해서 치료적인 게임으로 "분노 전달하기(Hand-Off Madness)"을 해볼 수 있습니다. 이 게임에서는 아이들이 플라스틱 숟가락을 들고 지그재그 모양으로 서서, 탁구공을 숟가락에 올린 뒤 집단 끝에서 끝까지 공을 떨어트리지 않고 전달합니다. 만약 공이 떨어지면, 아동들은 잠시 화가 나고 낙담한 것 같이 연기하도록 한다. 그리고 그들이 "힘껏 안기"나 "내 몸으로 공만들기"처럼 배웠던 분노 조절 전략을 사용하도록 합니다. 배운 기술을 촉진하기 위해 놀이를 여러 번 해봅니다.

게임 기반 인지행동치료에 대한 실험적 근거

지금까지 게임 기반 인지행동치료는 아동성폭력을 겪은 아동과 청소년들에게서 그 효과를 평가한 3개의 연구에서 다뤄졌습니다. 첫 번째 연구는 만 5-10세 아동 단일집단을 반복해서 평가한 게임 기반 인지행동 그룹 치료입니다(Misurell, Springer, & Tryon, 2011). 이 연구는 48명의 아동과 그들의 비가해 보호자들을 대상으로 했습니다. 이 연구에서는 게임 기반 인지행동치료가 내향성 증상, 외향성 행동, 부적절한 성적 행동, 그리고 외상 관련 증상들의 영역에서 아동들의 기능이 향상되는데 효과적이라고 보고했습니다. 또 이 아동들은 학대에 대한 지식과 개인의 안전 기술 역시 향상되었습니다.

Misurell과 그 동료들의 후속연구(2011)에서는 더 많은 수의 대상자들에게 치료 종결 당시와 종결 3개월 뒤의 치료적 개선점을 평가했습니다(Springer, Misurell, Hiller, 2012). 치료 종결 당시 91명, 종결 3개월 뒤에는 32명이 평가를 받았습니다. 이 연구에서도 아동의 내향성 증상, 외향성 문제, 부적절한 성적 행동, 외상 관련 증상들, 학대에 대한 지식과 개인의 안전 기술의 호전이 관찰되었습니다. 더구나 치료 종결 당시의 개선점들이 종결 3개월 뒤에도 유지되었습니다.

게임 기반 인지행동치료 개인 모델에 대한 예비연구 역시 단일 집단의 반복 평가로 수행되었습니다(Misurell, Springer, Acosta, Kranzler, & Liotta, 2013). 만 4-17세의 45명의 대상자가 참여하여, 게임 기반 인지행동치료가 증상의 감소와 행동 문제의 개선, 학대와 관련된 지식과 기술의 개선에 효과적이라고 밝혔습니다. 또 참여도와 내담자의 만족, 그리고 인식하는 문화적 만족감 역시 높았습니다. 게다가 치료 후 평가시기의 69명의 대상자와 4개월 뒤의 27명의 대상자를 포함한 3개월 추적관찰 연구도 시행되었는데(Springer, Misurell, Acosta, Liotta, & Hiller, 2014), 이 연구의 결과에서도 역시 앞서의 예비연구 결과와 유사하게 임상적인 개선점이 치료 3개월 뒤에도 유지되었습니다.

게임 기반 인지행동치료에 대한 모든 연구들은, 결과의 임상적 중요성뿐 아니라 통계학적 유의성을 평가했습니다. 연구 결과들에서는 치료를 받은 대다수의 아이들이 의미있는 호전을 보였습니다. 이것은 이 연구들이 특히 아프리카계 미국인과 라틴계 가족들이 많은 도시, 경제적으로 취약한 지역에서 시행되었다는 점에서 특히 더 의미심장한 결과입니다. 연구에 참여한 많은 가정은 성폭력뿐 아니라 이동의 어려움, 보육의 제한, 지역과 가정내 폭력의 노출, 물질 중독 등의 문제들을 겪고 있었습니다.

Part 2

현실적인 고려점

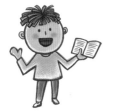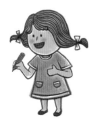

3

치료자의 역량

정부 부서나 전문가 단체에서는 일반적인 정신건강 서비스 제공에 대한 기준과 가이드라인이 있습니다. 이런 기준들은 대체로 치료자가 학술 내용의 수업을 이수하고 지도감독 하에 임상 수련을 받도록 요구합니다. 치료 역량이란 본인이 치료하는 대상 집단에 대한 지식뿐만 아니라 치료를 시행하는 기술과 그 한계에 대해서도 알고 있는 것을 뜻합니다. 아동성폭력 피해 아동과 그 가족을 치료할 때에는 이 치료 역량이 더욱 중요합니다. 왜냐하면 성폭력과 사건의 여파(예: 사법적인 영향)와 관련된 어려움들이 있기 때문입니다. 아동성폭력 피해를 다루는 치료자는 아동발달, 정상 행동, 학대와 관련된 행동, 아동성폭력과 외상의 흔한 증상들, 그리고 기존 치료 모델들을 포함하는 다양한 분야에 대한 지식과 기술을 갖고 있어야 합니다. 더불어 치료자는 적절한 경계를 지을 수 있어야 하고, 대리 외상으로부터 자신을 보호하기 위해 스스로를 돌보는 것에 익숙해야 하며, 자기 자신의 편견과 역전이 관련 사안들을 이해하고, 치료자와 내담자 사이에서 발생 가능한 문화적 차이를 고려할 민감성을 갖고 있어야 합니다. 게임 기반 인지행동치료를 효과적으로 진행하려면 치료자는 인지행동치료와 놀이치료에 대해 잘 알고 익숙해야 합니다. 더 나아가, 게임 기반 인지행동치료 모델, 과정과 기법에 대한 수련, 지도감독, 그리고 자문을 받는 것이 필요합니다. 이 장에서는 게임 기반 인지행동치료를 진행하는데 중요한 치료 역량의 개요를 서술합니다.

지식과 경험

다양한 정신건강 전문가들이 효과적으로 게임 기반 인지행동치료를 할 수 있습니다. 여기에는 심리학자, 사회사업가, 전문 상담가, 부부/가족치료사, 심리학과 사회복지 관련 대학원생, 그리고 그 외 정신건강 서비스를 제공할 자격이 있는 전문가들이 포함됩니다. 치료자는 아동과 가족치료, 아동기 외상, 인지행동치료와 놀이치료의 이론과 근거에 대한 사전지식과 경험이 있어야 합니다. 자격증이 없거나, 자격증은 있으나 관련 지식, 경험이나 수련이 부족한 전문가는 적절한 경험과 자격을 갖춘 자격증이 있는 전문가의 집중 지도감독하에서만 게임 기반 인지행동치료를 시행해야 합니다. 더 나아가, 치료자는 법의학적 인터뷰 방법, 심리사회적 평가, 그리고 치료에 관련하여 APSAC에서 제시한 표준화된 임상 가이드라인과 윤리강령을 잘 숙지하고 있어야 합니다(Myers, 2011).

게임 기반 인지행동치료를 시행하는 치료자는 아동성폭력과 치료에 관한 몇 가지 주제에 대해 알고 있어야 합니다. 치료자는 적절한 치료적 관계를 형성하는 것과 편안하고 개방적인 분위기를 조성하는 것이 중요하다는 것을 알고 있어야 합니다. 어떤 인구 집단에게도 치료를 제공하는 것이 중요하지만, 금기 시 되는 주제 혹은 낙인찍혔다고 느낄 수 있는 아동성폭력 피해 가족을 대할 때는 특히 중요합니다. 게다가 그들의 배신과 분노의 감정을 고려해볼 때 해당 아동과 가족에게 타인을 믿는다는 것이 특히 어려울 것입니다. 치료자는 또한 아동 발달에 대해 알고 있어서, 구체적인 치료 기법, 주제, 행동 기대, 그리고 동기 시스템에 이를 활용할 수 있어야 합니다.

또한 치료자가 성공적으로 치료를 진행하기 위해서는 외상의 역학과 학대 후 나타나는 증상들에 대해 알고 있고 주의를 기울여야 합니다. 더불어 치료자는 아동의 정상 성적 행동과 비정상인 성적 행동을 구별할 수 있어야 합니다. 뿐만 아니라 성폭력은 다양한 아이들에게 영향을 미치기 때문에, 치료자가 다양한 아동기 질환에 대한 기본적인 지식을 갖고 있는 것이 중요합니다. 그러므로 치료자는 성폭력과 직접적으로 관련된 어려움을 다루는 것과 더불어, 기존의 정신적, 행동적 어려움도 다뤄야 합니다. 치료자는 또한 아동과 가족이 효과적으로 치유되고 성장할 수 있도록 강점(예: 대처기술이나 보호적 요인들)을 확인하고 북돋을 수 있어야 합니다. 게임 기반 인지행동치료는 놀이치료와 인지행동치료의 통합이기 때문에, 치료자는 아동기 질환을 치료하기 위해 두 가지 방법을 사용하는 것에 대해 어느 정도 알고 있어야 합니다. 뿐만 아니라, 게임 기반 인지행동치료는 연구 데이터에 기반을 두고 있기 때문에, 우리는 치료자가 욕구를 파악하고, 치료 계획을 세우고, 진행 경과를 평가하기 위해 표준화된 행동 척도들의 사용과 해석에 익숙하기를 권고합니다.

수련과 지도감독

이 책의 저자들은 다양한 교습 방법과 경험에 의한 방법들을 사용하여 게임 기반 인지행동치료에 익숙하지 않은 치료자들을 교육했습니다. 게임 기반 인지행동치료를 처음 접하는 치료자들을 위한 교육에는 성폭력 역동과 발달, 척도의 평가와 시행, 문화적 다양성, 치료 방법들, 법적인 고려사항과 윤리적 고려사항들, 참여시키고 동기를 부여하는 전략들, 그리고 게임 기반 인지행동치료의 이론, 근거, 그리고 기법 등의 주제에 대한 강의가 포함됩니다. 여기에 더해, 수련에는 관련 문헌 검토와 치료 관련 주제에 대해 지속적으로 토의를 하는 것도 포함됩니다.

치료자는 수련 과정을 통해 게임 절차에 대한 지식을 습득하고 게임을 준비하기 위해 무엇이 필요한지를 배우게 됩니다. 더 나아가, 치료자는 내담자의 관심과 필요를 다루기 위해 게임을 선택하고 수정하는 방법도 배우게 됩니다. 이러한 지식은 혼자 게임들에 대해 빈틈없이 읽고 연습하는 것뿐 아니라, 다양한 내담자와 시간에 걸쳐 게임을 해보면서 습득하게 됩니다. 게임 기반 인지행동치료의 초심자인 치료자는 일반적으로 개발 방법 그대로 게임을 진행하지만, 경험이 많은 치료자는 추가적이거나 개인별 치료적 필요를 위해 게임을 수정합니다. 예를 들어, 치료적 신뢰관계 형성 게임은 성폭력 피해 아동과 가해자인 다른 가족 간의 화해 회기를 촉진하기 위해 수정되어 쓰일 수 있습니다. 치료자는 또한 행동 관리 기법을 아이의 행동적, 정서적 필요에 맞춰 일관성 있게 사용할 수 있도록 수련받습니다. 한 예로, 토큰 경제 수련에는 아이의 관심사와 요구에 맞는 인센티브를 선택하는 것의 중요성을 다룹니다. 그래야만 우리가 의도하는 동기를 제공할 수 있기 때문입니다.

지도감독 전략은 경험을 통한 학습을 강조한다는 점에서 게임 기반 인지행동치료 치료와 비슷합니다. 그러므로 지도감독을 받는 치료자는 지도감독 하에 그들이 개인 혹은 집단 치료에서 내담자와 사용하게 될 치료적 게임을 해보고 역할극을 연습해보게 됩니다. 지도감독은 일반적으로 일주일에 한 번씩 진행되지만, 지도감독자는 필요에 따라 자문이 가능해야 합니다. 지도감독 시간에는 임상적 사례 자료, 내담자 증상, 치료 계획을 다루고 회기 계획 개발이 포함됩니다.

지도감독 시간에는 다양한 주제들이 다뤄집니다. 여기에는 신뢰 형성, 치료적 참여, 적절한 경계 설정, 그리고 전략적 자기노출의 사용 등 치료적 관계와 관련된 주제들이 포함됩니다. 역전이 문제도 지속적으로 다뤄지고 처리됩니다. 치료자는 성폭력에 관한 얘기를 들으면서 강한 감정을 느낄 수 있는데 (예: 아이를 제대로 보호하거나 지지하지 못했던 비가해 부모에 대한 분노), 이러한 감정은 지도감독을 통해 확인되고 다뤄지지 않으면 치료적 과정을 방해할 수도 있습니다. 이러한 문제에 대한 적절한 인식과 전략 없이는 아동이나 보호자에게 부적절하거나 상처를 주는 발언으로 이어질 수 있습니다. 이것은 치료적 과정을 지연시키거나 치료의 조기종결을 불러올 수도 있습니다.

치료자가 민감하고 어려울 수 있는 치료적 주제들(예: 성과 성생활, 그리고 성폭력 경험에 대한 논의)을 편하게 이야기할 수 있게 되는 것이 중요합니다. 또한 치료자는 노출치료에 대해 알고 있어야 하고, 아동과 그 가족의 강력한 감정반응을 불러일으킬 수도 있는 노출치료를 편안하게 다루는 것이 중요합니다. 치료자는 치료 과정에 대해 자신감과 편안함을 갖고 있어야 하고, 지도감독 시간 동안 치료적 주제들에 대한 자신의 반응을 의논하고 처리할 수 있어야 합니다. 그렇게 함으로서 대리외상(정신건강 전문가들이 경험하는 외상 반응)을 최소화할 수 있습니다. 특히 아동성폭력을 다루는 정신건강 전문가들이 대리외상을 경험할 위험을 강조한 연구자료를 볼 때, 이는 더욱 중요합니다(van Dernoot Lipsky, 2009).

문화적 역량

성폭력 피해를 입은 아동과 가족의 치료 시작, 참여, 그리고 결과를 향상시키기 위해 문화적 역량과 근거기반치료를 통합하는 것이 중요하다는 것이 문헌에서 다뤄졌습니다(Misurell & Springer, 2013). 문화적 역량이란 자기자신과 다른 사람들의 세계관, 기호, 믿음, 그리고 가치들에 대해 인식을 높이는 현재진행형의 과정입니다. 치료자는 지도감독, 자율적, 성찰, 그리고 가능하다면 스스로 치료를 받음으로써 자기인식을 성장시켜야 합니다. 본인이 치료적 현장에 어떤 역할을 하는지를 아는 것이 중요합니다. 왜냐하면 치료자 본인의 선입견이나 인식이 그들이 내담자에게 접근하고, 그들과 대화하고 상호작용하는 방식에 영향을 끼치기 때문입니다. 치료자는 높은 자기 인식을 통해 타인에 대해 더 이해심이 깊어지고, 더 개방적이 되고, 덜 비판적이 된다고 알려져 있습니다. 문화적 역량을 갖추어서 일하는 것의 또 다른 중요한 부분은 치료자가 내담자의 배경과 역사에 친숙해지는 것입니다. 치료자는 내담자에게 그들의 문화에 대해 정보를 공유해달라고 물어보거나, 다른 방법을 통해 (책을 읽거나 문화적 훈련을 받는 등) 친숙해질 수 있습니다. 내담자의 배경에 대해 앎으로써 치료자는 내담자의 관점, 치료적 선호, 대화방식과 관심사를 이해할 수 있습니다. 더 나아가, 치료자가 내담자의 사회경제적 배경과 인종적 배경을 고려하는 것이 중요합니다. 이를 통해 어떠한 권력과 특혜가 가족에게 영향을 끼치고 있는지를 이해하고 인식할 수 있기 때문입니다.

다학제적 고려

아동성폭력을 다룰 때에는 대부분 다학제적 대응이 필요합니다(아동보호전문기관, 법집행기관 등). 여기서 사건을 성공적으로 해결하기 위해서는 전문가들의 협력이 결정적으로 중요합니다. 그러므로 치료자들은 관련된 다양한 전문가 집단의 목표, 방법과 진행절차를 잘 알고 있는 것이 반드시 필요합니다. 이러한 다학제적 상황에서 일하는 치료자로서, 가해자를 기소하기 위해 수사기관을 돕고 사건을 위태롭게 만들 실수의 가능성을 최소화하는 것은 중요합니다. 수사기관이 활용하는 가이드라인과 절차에 대해서 앎으로써 치료자는 가족들이 법적인 절차와 왜 어떤 사건은 기소되고 어떤 사건은 그렇지 않은지를 이해할 수 있도록 도울 수 있습니다. 또한, 아동보호전문기관 종사자들과 긴밀하게 협력함으로써 아이와 가족의 안전을 확보하고 서비스가 조직적으로 이루어지도록 할 수 있습니다. 학대에 대한 새로운 발언이 있을 때, 치료자는 신고의무자로서 아동보호기관에 즉각 보고하여 그들이 혐의를 수사할 수 있도록 해야 합니다. 또한 가족들은 관련된 여러 전문가들이 많아 그들의 역할이 헷갈리거나 압도될 수 있습니다. 이때 치료자는 증언 후의 과정들에 대한 실질적인 지식을 갖고, 관련된 많은 전문가들의 여러 역할들을 분명히 설명해주고, 이해하고, 구별할 수 있도록 도울 수 있습니다.

게임 기반 인지행동치료를 할 때에는 범죄 기소 결과를 위태롭게 하는 것을 최소화하기 위해 몇 가지 절차적으로 고려해야 할 점들이 있습니다. 이러한 고려에는 다음과 같은 위험들이 포함됩니다. 보상시스템(토큰경제 등)을 사용하는 것은 부정확한 공개를 이끌어낼 수 있고, 학대에 대한 교육(예: 신체부위에 대한 정확한 해부학적 용어를 사용하는 것) 후에는 증언이 연습한 것처럼 들리거나 진실되지 않은 것처럼 들릴 수 있습니다. 또한 집단 치료에서 다른 아이의 피해주장에 노출됨으로서 학대에 대한 공개가 오염되거나 관련 내용이 게임 상황에서 논의되기 때문에 아이들이 이를 진지하게 받아들이지 않을 수도 있습니다. 이러한 염려에 대해, 저자들은 이러한 문제들과 관련된 위험을 최소화하기 위해 몇 가지 절차들을 개발하였습니다. 이러한 절차들 중 하나는 발고 과정 동안에는 보상 시스템의 사용을 유예함으로써 아이가 보상을 받기 위해 부정확한 발언을 하기 위해 노력하지 않도록 하는 것입니다. 또한, 오염을 방지하기 위해 어린 아이들은 집단에서 자신의 학대 경험의 구체적인 내용은 말하지 않도록 합니다. 아이가 증언을 하는 동안 진실되지 않게 보일 수 있다는 염려가 있기는 하지만, 게임 기반 인지행동치료를 통해 아이가 학대에 대해 더 자세한 증언을 하고자 하는 마음이 더 강해질 수도 있습니다. 지지적인 치료 환경에서 자신의 학대를 다뤄 볼 기회를 여러 번 가지면서 아이가 더 편안하게 느낄 수 있습니다.

4

내담자 평가 및 치료 계획

현대의 정책은 경제적으로 감당할 수 있고 신뢰할 수 있고 보여줄 수 있는 결과의 정신건강치료를 해야 한다고 합니다. 그러므로, 치료 결과를 수량화하고 추적하는 것이 점점 더 필요해지고 있습니다. 객관적 자료로 내담자의 요구도를 치료 전, 치료 중, 그리고 치료 후에 평가하는 것은 내담자가 적절하고, 필요하고, 효율적인 치료를 받는 데 매우 중요합니다. 평가는 내담자의 강점과 욕구를 포괄적으로 이해하는 데 대단히 중요합니다. 평가는 내담자의 치료에 결정을 내리고 그 결정을 의사소통할 수 있게 해주는 동시에, 치료 비용을 담당하는 사람에게 효과와 가치를 보여줄 수 있는 강력한 도구입니다. 지속적인 평가가 중요한 이유는, 그것을 통해 어떤 치료목표를 충분히 달성하였고, 어떤 욕구들이 여전히 다루어져야 하는지 구체적인 정보를 주기 때문입니다. 이러한 정보를 토대로 치료적 자원이 효율적으로 쓰이도록 치료 계획을 세울 수 있습니다. 더 나아가, 이를 통해 치료자는 아동과 가족들과 협력하여 그들의 다차원적인 요구를 다루는 체계적인 치료단계들을 만들 수 있습니다.

아동성폭력 피해자 치료에서 내담자 평가가 중요한 이유는, 아동성폭력 피해자의 전형적인 증상이라는 게 없기 때문입니다. 증상의 심각도도 다양하고, 학대 경험 이후 증상이 나타나기까지의 시간도 다릅니다. 또한, 아동성폭력은 비 가해 양육자나 가까운 사람들에게도 영향을 끼치고, 그로 인해 아동 뿐 아니라 아동의 사회적 네트워크 안에 있는 모든 사람이 잠재적 증상을 보일 수 있습니다. 이 장에서는 아동성폭력을 평가하기 위한 반구조화된 인터뷰와 증상, 위험, 회복탄력성, 그리고 보호요인 (개인안전기술에 대한 지식) 등 평가에 자주 쓰이는 평가 도구들에 대해 다룹니다. 치료 방향 및 결과를 추적하기 위한 평가들을 활용하고 통합하는 방법도 안내할 것입니다.

정신사회적 평가

아동성폭력 내담자 평가는 주로 법의학적인 학대 평가로 시작합니다. 여기에는 일반적으로 아동보호전문기관, 수사기관, 그리고 의료인이 제공한 정보와 더불어 사례담당자, 비 가해부모, 그리고 아동 피해자와의 인터뷰가 포함됩니다(Myer, 2011). 관련된 사람들은 성폭력 주장뿐만 아니라 아동의 심리사회적, 의료적, 학업적, 그리고 발달상 과거력에 대한 정보를 제공합니다. 이러한 평가는 아동학대에 대해 수련을 받은 전문가들에 의해 이루어집니다. 아동과의 인터뷰는 발달 상태에 따라, 비유도적 방식으로 이루어져야 합니다. 이러한 정보는 임상인터뷰와 표준화된 행동척도들을 통해 얻은, 아동의 증상과 태도에 대한 정보와 조합되어 추가적인 평가(예: 정신과적 평가나 교육적 평가)나 서비스(예: 치료, 멘토링, 사례관리) 등의 필요 여부에 대한 결정을 내리게 됩니다. 표준화된 행동 척도들은 내담자가 일반 인구와 비교하여 어떤 증상이나 강점을 갖고 있는지 알 수 있게 해줍니다.

치료를 위한 선별검사와 기초 평가

치료 시작 전, 아동과 가족에게 적절한 치료를(예: 개인치료, 집단치료, 가족치료) 확인하기 위해 포괄적인 선별검사가 이루어집니다. 아동과 가족이 적합하다고 평가된 경우, 선별검사로 아동의 욕구와 기능에 대한 기초평가를 할 수 있습니다. 그리고 최종적으로 이 정보를 사용하여 치료 방향을 결정하고 치료 후 평가 결과를 비교할 데이터가 됩니다. 기초 평가에서는 증상과 어려움만 평가해서는 안되며, 강점, 회복탄력성, 그리고 다른 보호 요인들에 대한 평가도 포함되어야 합니다. 포괄적인 선별검사에는 반구조화된 인터뷰와 일련의 표준화된 임상척도들이 포함됩니다. 선별검사를 진행하는 치료자는 표준화된 척도들을 시행하고, 채점하고, 해석하는 것에 대한 수련을 받고 이에 익숙해야 합니다. 일반적으로 임상척도들은 아동과 비가해 부모 모두에게 시행하여 다양한 정보를 얻습니다. 게임 기반 인지행동치료에서는 사용하는 척도의 수와 아이의 발달 연령에 따라 45분에서 90분 가량의 선별검사를 하게 됩니다. 독해력이나 이해력이 부족하거나 집중력 문제가 있는 내담자는 더 많은 시간이 필요할 수 있습니다.

게임 기반 인지행동치료 치료자는 선별검사로 얻은 정보를 통합하여 치료 전 요약본을 만듭니다. 이 요약본은 가족과 조사 결과들을 의논하고 치료계획의 방향을 잡는데 도움이 됩니다. 치료자는 이러한 조사 결과를 가족과 의논할 때에 전문용어 없이, 가족이 접근할 수 있고 이해할 수 있는 방식으로 정보를 설명해서, 가족이 치료 목표와 이유를 이해하고 치료를 잘 받아들이게 해야 합니다. 또한 치료가 어떻게 내담자의 문제를 해결할 수 있을지 설명해주어야 가족이 성공적인 치료 결과에 대한 희망을 갖고, 치료에 더 많이 노력할 수 있습니다. 가족이 게임 기반 인지행동치료 대신에 다른 서비스가 필요하거나, 추가적으로 다른 서비스가 필요한 경우에는 이러한 정보를 의뢰 기관에 전해주어야 합니다. 선별검사를 통해서 치료자는 내담자의 치료에 게임 기반 인지행동치료 모델이 적합한지를 판단할 수 있을 뿐 아니라 내담자가 개인 치료나 집단 치료, 혹은 둘 다 받도록 의뢰해야 할지를 결정할 수 있습니다. 게임 기반 인지행동치료 치료의 적응증과 제외 항목에 대한 정보는 6-8장에서 안내합니다.

평가척도

아동성폭력 사건 후, 아동과 보호자의 필요를 평가하기 위해 흔히 사용되는 여러 표준화된 행동 척도들이 있습니다. 이러한 평가 도구들은 다양한 분야로 분류될 수 있습니다; (1) 전반적인 증상과 행동 기능, (2) 외상 관련 증상, (3) 아동 성행동 문제, (4) 학대에 대한 지식과 개인 안전 기술, (5) 양육 스트레스와 부모자녀 관계, 그리고 (6) 강점과 회복탄력성 요인. 각각의 분야에는 아동과 보호자에게 시행하는 여러 가지의 표준화된 행동척도들이 있습니다. 가능한 범위 내에서 임상 정보를 다양한 사람으로부터 얻는 것이 중요합니다. 이렇게 정보를 얻음으로써 치료자는 다양한 관점을 갖고 가족의 요구와 강점에 대해 가장 포괄적으로 이해할 수 있습니다. 다음 문단에서 이 분야에서 자주 사용되는 척도를 골라 소개할 것입니다. 이 척도들은 높은 타당도(측정하고자 하는 것을 측정하고 있음)와 높은 신뢰도(척도가 측정하고자 하는 것을 일관되게 평가함)를 보여 선택되었습니다.

전반적인 증상과 행동 기능

아동행동체크리스트(The Child Behavior Checklist (CBCL)/6-18; Achenbach & Rescorla, 2001)는 6-18세 아동청소년의 보호자가 작성하며, 20개의 역량 관련 질문과 증상과 문제와 관련된 질문 120개로 이루어져있습니다. 각 항목은 3점 라이커트 척도로 점수를 매깁니다. 이 척도는 사회적 기능(사회적 활동), 정서와 불안 증상(예: 위축, 우울) 그리고 외현화 문제(예: 공격성과 규칙위반) 등 다양한 범주의 결과를 보여줍니다. 더 어린 아이들의 보호자용(CBCL 1.5-5; Achenbach & Rescorla, 2001), 아동 본인(Youth Self-Report (YSR); Achenbach & Rescorla, 2001)과 선생님용(CBCL-Teacher form; Achenbach & Rescorla, 2001)도 있습니다.

아동을 위한 행동평가시스템(The Behavior Assessment System for Chilren-2 (BASC-2); Reynolds & Kamphaus, 2004)는 2세부터 21세 아동청소년의 보호자가 작성하며, 가정과 학교 등의 다양한 상황에서 아동의 행동 문제와 심리 문제를 평가하는데 씁니다. 이 척도는 아동의 강점과 약점을 측정합니다. BASC-2 보호자용은 4점 라이커트 척도로 이루어진 160개 문항으로 이루어져있습니다. 이 척도에는 보호자, 선생님, 그리고 아동이 작성하는 세 가지 형태가 존재합니다. 아동 자가보고 척도는 아동의 감정, 인식, 그리고 행동에 대한 주관적 자료를 제공합니다. 척도는 외현화(예: 과다행동, 품행문제), 내현화(예: 불안, 우울), 행동문제(예: 위축, 집중력 문제) 그리고 적응기술(예: 사회성기술, 지도력) 등을 포함한 다양한 범주로 정리된 자료를 줍니다.

벡 청소년 척도(The Beck Youth Inventory (BYI); Beck, Beck, & Jolly, 2001)는 7세와 18세 사이의 아동청소년이 작성하고, 아동의 정서 기능과 행동 기능을 측정하는데 사용됩니다. 이 척도는 각각 20개의 문항으로 이루어진 5개의 목록(우울, 불안, 분노, 파괴적인 행동, 자아개념)으로 이루어져 있습니다. 항목은 4점 라이커트 척도를 사용해 평가합니다.

외상 관련 증상

어린 아동을 위한 외상증상체크리스트(The Trauma Symptom Checklist for Young Children (TSCYC); Briere, 2005)는 3세와 12세 사이의 아동 보호자가 작성합니다. 이 척도는 4점 라이커트 척도로 이루어진 90개 문항으로 이루어져있습니다. TSCYC는 불안, 우울, 분노/공격성, 외상후스트레스 침습증상, 회피증상, 과각성, 해리, 그리고 성적인 문제로 이루어진 다양한 임상 척도로 정리된 결과가 나옵니다. 아동을 위한 외상증상체크리스트(The Trauma Symptom Checklist for Children (TSCC); Briere, 1996)는 8세와 16세 사이의 아동이 작성하는 자가보고 척도입니다. 4점 라이커트 척도로 채점하는 54문항으로 이루어져있습니다. 이 척도는 불안, 우울, 분노, 외상후스트레스, 해리, 그리고 성적인 문제로 이루어진 다양한 임상 척도 정도와 관련된 결과가 나옵니다.

DSM-IV를 위한 UCLA 외상후스트레스장애 반응척도(The University of California, Lost Angeles Posttraumatic Stress Disorder Reaction Index (UCLA-PTSD-RI); Steinberg, Brymer, Decker, & Pynoos, 2004)는 6-18세 사이 아동의 보호자가 작성합니다. 이 척도는 반구조화된 인터뷰와 5점 라이커트 척도로 채점하는 21 문항으로 이루어져있습니다. 이 척도로 얻어지는 정보는 4개의 임상 척도 결과로, 총점, 회피, 과각성, 그리고 과다경계입니다. 이 척도의 아동 자가보고 형태인 UCLA-PTSD-RI for DSM-IV-아동형은(Steinberg, Brymer, Decker, & Pynoos, 2004) 20개의 항목으로 이루어져있고, 7-18세 사이의 아동청소년이 외상으로 인한 본인의 증상에 대해 보고하게 됩니다.

아동 성행동 문제

아동성행동척도(The Child Sexual Behavior Inventory (CSBI); Friedrich, 1997)는 2세와 12세 사이 아동의 보호자가 작성합니다. 이 척도는 4점 라이커트 척도로 이루어진 38개 문항으로 이루어져 있습니다. 아동 성행동 총점과 더불어, 발달과 관련된 성행동 점수와 성폭력 항목 점수가 나옵니다.

학대에 대한 지식과 개인 안전 기술

학대에 대한 아동의 지식 설문지(The Children's Knowledge of Abuse Questionnaire (C-KAQ); Tutty, 1992, 1994, 1997)는 6-12세 사이의 아동에게 사용됩니다. 이 척도에는 "사실" 혹은 "사실이 아님"을 체크하는 33개의 문항으로 이루어져있습니다. 결과는 총점과 두 개의 하위 척도, 적절한 접촉과 부적절한 접촉으로 나옵니다.

개인 안전 설문지(The Personal Safety Questionnaire (PSQ); Wurtele, 1990; Wurtele, Gillispie, Currier, & Franklin, 1992; Wurtele, Kast, & Melzer, 1992; Wurtele & Owens, 1997)는 5세와 10세 사이의 아동에게 사용됩니다. 이 척도는 "예", "아니오", 그리고 "모르겠음"을 체크하는 12개 항목으로 이루어져 있습니다.

"만약에" 상황 테스트 3판(The "What If" Situation Test-III-R (WIST-III-R); Wurtele, Hughes, & Owens, 1998)은

5-10세 사이의 아동에게 시행하며, 아동이 부적절한 접촉에 효과적으로 대응할 수 있는 능력을 보기 위해 사용됩니다. WIST-III-R은 부적절한 접촉이 일어나는 상황을 표현하는 여러 개의 짤막한 글로 이루어져 있습니다. 치료자는 아동이 각각의 짤막한 글에 어떻게 반응하는지를 평가합니다.

양육 스트레스와 부모자녀 관계

양육스트레스척도-4(The Parenting Stress Index-4 (PSI-4); Abidin, 2012)는 1개월과 12세 사이 아동의 보호자가 시행합니다. 이 척도는 5점 라이커트 척도로 채점하는 101개의 문항으로 이루어져 있습니다. PSI-4는 스트레스 총점과 일상 스트레스 점수와 더불어 7개의 부모 아동 하위척도로 결과가 나옵니다.

양육 관계 설문지(The Parenting Relationship Questionnaire (PRQ); Kamphaus & Reynolds, 2006)는 6-18세 사이의 아동청소년의 보호자가 시행합니다. 이 척도는 미취학아동(2-5세)용도 있습니다. 이 척도는 건강한 부모 자녀 관계의 측면들을 평가하고, 4점 라이커트 척도로 채점하는 71개 문항으로 되어있습니다. 이 척도는 애착, 의사소통, 훈육, 참여, 양육 자신감, 학교에 대한 만족감, 그리고 관계에 대한 불만으로 이루어져 있습니다.

강점과 회복탄력성 요인

외상후성장 척도(The Posttraumatic Growth Inventory (PTGI); Tedesci & Calhoun, 1996; Calhoun & Tedeshi, 2006)는 심리적 외상 사건을 경험한 7세 이상 아동의 보호자가 시행합니다. 이 척도는 5점 라이커트 척도로 채점하는 21개 문항으로 이루어져 있습니다. 새로운 가능성, 다른 사람과의 유대, 개인적 강점, 영적인 변화, 그리고 삶에 대한 감사함 등 여러 강점과 관련된 요소를 평가합니다.

삶에 대한 만족도 척도(The Satisfaction With Life Scale (SWFS); Diener, Emmons, Larsen & Griffin, 1985)는 성인과 10세 이상의 아동이 시행할 수 있습니다. 이 척도는 7점 라이커트 척도로 채점하는 5개의 질문으로 이루어져있고, 내담자가 자신의 삶에 대해 전반적으로 얼마나 만족하는지를 평가하고, 삶의 만족도 총점을 얻을 수 있습니다.

부모 수용과 행동 설문지(The Parental Acceptance and Action Questionnaire (PAAQ); Cheron, Ehrenreich & Pincus, 2009)는 보호자에게 시행됩니다. 이 척도는 보호자가 아동을 양육할 때 어느 정도 수준의 회피를 경험하는지를 평가합니다. PAAQ는 7점 라이커트 척도로 채점하는 5개 문항으로 이루어져 있습니다. 이 척도를 통해 수용과 행동 총점을 얻을 수 있습니다.

아동을 위한 감정 표현 척도(The Emotion Expression Scale for Children (EESC); Penza-Clyve & Zeman, 2002)는 9세 이상의 아동이 대상입니다. 이 척도는 감정 상태 인식의 부재와 부정적 감정을 표현할 동기가 없음 등 비효율적인 감정 표현의 두 가지 측면을 평가하도록 개발되었습니다. 5점 라이커트 척도로 채점되는 19개 항목으로 이루어져 있습니다.

치료 계획

치료를 계획하는 것은 지속적인 과정으로, 선별검사 직후부터 시작됩니다. 치료 계획을 위해서는 치료자, 아동, 그리고 보호자 간의 협력이 필요합니다. 치료 목표나 목적은 치료자가 제시하겠지만, 아동이나 보호자는 그에 대한 피드백과 자신의 필요도를 반영한 의견을 낼 기회를 가집니다. 치료자는 아동과 보호자의 욕구를 모두 충족하도록 추가적인 치료 목표나 목적을 정하도록 독려합니다. 일주일마다 치료 계획과 목적을 검토하여 치료 목적의 적절성과 관련성을 확인하고 현재의 필요도와 어려움을 다룹니다.

지속적인 평가

치료 과정 동안 아동과 보호자의 현재 정서적 기능 상태를 아는 것이 중요합니다. 이를 통해 현재와 향후 회기의 방향을 정하는데 도움을 얻습니다. 집단 치료와 개인 치료 모두, 보호자의 주간 보고로 아동의 증상과 행동 기능 뿐 아니라 지난 주의 기술 습득 정도를 알아봅니다. 게임 기반 인지행동치료 개인치료 회기 초반에, 보호자는 증상 체크리스트를 작성합니다. 또 보호자와 아동은 주관적 고통 점수 척도(Subjective Units of Distress Scales, SUDS)도 작성합니다. 이 정보는 회기 간에, 그리고 회기 중의 진행 과정을 모니터하고 치료자가 치료 성공률을 최대한 높이도록 어떤 주제를 어떻게 다룰지 결정하는 데 도움을 줄 수 있습니다. 게임 기반 인지행동치료 개인 치료 회기를 마무리할 때, 아동과 보호자는 다시 한 번 SUDS를 작성해서 그들의 정서 기능을 평가합니다. 이 정보를 통해 치료자는 치료 회기가 내담자의 기능에 어떤 영향을 주었는지 알 수 있고, 차후의 임상적 의사 결정을 도울 수 있습니다. 추가적으로, 증상 체크리스트와 SUDS 정보를 회기 중 검토할 때, 아동과 보호자는 그들이 어떻게 지내고 있는지에 대해 소중한 피드백을 얻고, 얼마나 호전되었는지를 더 잘 알게 됩니다.

치료 후 평가

게임 기반 인지행동치료 집단 치료와 개인 치료를 종결할 때, 선별검사 당시의 척도들을 다시 한 번 시행해서 내담자의 증상, 행동 그리고 감정이 호전되었는지를 확인합니다. 치료자는 치료 후 평가를 통해 내담자의 요구가 적절하게 만족되었는지, 추가적인 치료 회기가 필요하지는 않은지 확인합니다. 더 나아가, 치료자는 치료 후 평가를 통해 가족이 가지고 있는 다른 필요도들을 확인할 수 있고, 그에 따라 다른 개입(예: 정신과적 검사, 학업 평가, 부부 상담, 물질 중독 상담 등)이 필요할 수도 있습니다. 척도들을 채점하고 해석한 후, 그 결과를 가족에게 설명하고 필요한 것을 추천하여 가족이 이를 이해하고 필요하다면 서비스를 찾아볼 수 있도록 해주어야 합니다.

추적 평가

내담자가 치료 후의 호전 상태를 계속 유지하고 있는지 확인하기 위해 주기적으로 재평가를 하는 것이 도움이 될 수 있습니다. 추적 평가는 일반적으로 치료 후에 시행한 척도와 같거나 비슷한 척도들로 합니다. 게임 기반 인지행동치료 치료자들은 치료 후 3개월에서 2년 정도 지났을 때 추적 평가를 진행합니다. 추적 평가 결과를 토대로 강화 회기 혹은 추가의 치료적 서비스가 필요한지를 봅니다.

5

참여와 동기부여

치료가 효과적이려면, 내담자가 치료 목표와 결과 도달에 자신이 관련이 있고, 꼭 필요한 존재이며 그렇게 할 능력이 있다고 느껴야 합니다. 이러한 요소들은 내담자의 참여 시작, 유지, 그리고 지속적인 출석을 독려하는데 매우 중요합니다. 또 치료자는 기법들을 활용해서 내담자가 치료에 더 노력하고 회기에 잘 참여하도록 동기를 불러일으키고, 치료 상황 밖에서도 기술들을 써보도록 격려해야 합니다. 내담자가 치료에 동참하는 것은 치료 시작, 출석, 치료 참여를 포함하는 지속적인 과정입니다. 내담자의 참여는 첫 대면에서부터 시작합니다. 이 때가 치료자가 치료의 가치를 설명할 수 있는 기회입니다. 지지적이고 비판적이지 않은 분위기에서 치료자가 내담자의 질문과 염려들에 대해 답해주고, 치료 시작에 대해 임상적 또는 비임상적인 장애물들을 처리함으로써 강한 치료적 관계가 생기고 치료 참여가 촉진됩니다. 치료 진행 중에도 치료자는 내담자의 욕구를 지속적으로 평가하면서, 치료 방법과 목표가 여전히 효과적이고 적절한지를 확인합니다. 더 나아가, 내담자의 문화와 가치관을 배려하여 치료 과정에 대해 내담자에게 설명함으로써, 내담자는 자신이 더 잘 이해받았다고 느끼고 치료의 중요성과 효과에 대한 믿음이 더 강해질 수 있습니다. 이 장에서는 게임 기반 인지행동치료 치료자들이 치료 참여와 동기 향상을 도울 다양한 전략들을 다룰 것입니다.

참여

참여란 내담자가 치료에 전념하고, 정기적으로 회기에 출석을 하고, 치료 과정에 적극적으로 동참하는 것입니다. 치료를 시작하겠다고 결정하는 것은 내담자가 치료가 효과가 있을 것이고, 할 만한 가치가 있고 할 수 있는 것이라고 믿기 때문입니다. 내담자는 초기에 치료에 대해 주저하거나 의구심을 갖는 경우도 많습니다. 그러므로, 치료자는 치료가 내담자의 어려움을 해결해주고, 치유를 촉진하고, 강점을 강화시켜줄 것이라는 희망과 믿음을 내담자에게 심어주는 것이 중요합니다. 치료자가 치료의 효과를 효과적으로 옹호하기 위해서는 치료자가 치료의 가치, 방법과 효과를 믿고 있어야 합니다. 게임 기반 인지행동치료는 이를 위해 쉽고 적절한 구체적인 방법, 실용적인 치료 전략들, 깔끔하게 기술된 구조, 그리고 상호적인 활동들로 이루어져있습니다. 더불어 치료자는 구조화된 치료적 게임으로 편안하고 즐거운 상호작용의 장을 제공함으로써, 치료의 효용성을 자신있게 보여줄 수 있습니다. 더 나아가 아동과 그들의 보호자와 치료적 게임을 하면서 치료자는 진정성과 진심을 전달할 수 있습니다. 이를 통해 내담자의 방어를 줄이고, 수용성을 높이고, 치료에 대한 개방성을 촉진하게 됩니다.

내담자가 치료를 시작한 후에는, 치료자는 내담자가 환영받고 있다고 느끼게 하고, 치료 계획에 참여시킵니다. 또한 진행에 대해 지속적인 피드백을 제공하고, 문제가 발생하면 해결할뿐만 아니라 그들의 강점을 알아줌으로써 내담자가 치료 과정에 참여할 수 있도록 하는 것이 중요합니다. 이러한 따뜻한 접근 방법은 언어적인 의사소통을 통해 표현될 수도 있지만, 비언어적인 방식을 통해서도 표현될 수 있습니다. 비언어적 의사소통의 예로는 아동에게 간식을 주거나 보호자에게 커피나 물을 제공하는 등의 작은 표시가 있습니다. 깨끗하고, 차분하고, 도움이 되는 치료적 환경을 갖추어놓는 것 역시 내담자가 편안하게 느끼는데 도움이 됩니다. 더불어, 치료자는 회기가 시작하고 끝날 때 시간을 잘 지켜 내담자의 시간을 소중하게 여긴다는 것을 표현해주어야 합니다. 내담자가 갖고 있는 장애물과 어려움(예: 교통편이나 양육책임 등)을 이해하는 태도는 안전하고, 상호 존중하고, 신뢰하는 치료적 관계를 구축하는데 특히 더 중요합니다. 마지막으로 자신의 실수와 한계를 인정하고, 약속한 것은 지키려고 하는 것 역시 내담자와 신뢰를 쌓아나가는데 중요한 과정 중 하나입니다.

치료자는 긍정적인 태도로 내담자가 갖고 있는 문제를 해결해주고 필요한 자원들을 얻을 수 있도록 기꺼이 돕고자 하는 자세로 치료를 대해야 합니다. 여기에는 성폭력 신고에 따르는 다면적인 시스템(예: 아동보호전문기관, 수사기관, 치료제공자들)을 대하는 것을 돕는 것도 포함됩니다. 여기에는 왜 어떤 사건은 기소되고 다른 것은 기소가 안 되는지, 수사 절차에 대해 이해하기 쉽게 설명해주고, 필요한 경우 법정 출석을 위해 아동과 가족을 준비시키는 등 내담자를 지지하고, 내담자에게 법적 절차를 교육시키는 것도 포함됩니다. 또 치료자는 내담자가 아동보호전문기관의 역할과 책임을 이해할 수 있도록 돕고, 내담자가 다른 이에 의해 모니터되고, 다양한 평가와 서비스에 의뢰되고, 이러한 것들 때문에 소요되는 시간 때문에 받는 스트레스에 적응할 수 있도록 돕습니다. 이러한 전략들은 따뜻하고 지지적이고 인정해주는 환경을 구축해주고, 그런 환경을 통해 치료 출석과 참여도를 향상시킬 수 있습니다.

동기

동기는 치료를 시작하고, 내담자의 흥미와 즐거움을 지속시키고, 내담자가 앞으로 나아갈 수 있도록 돕는데 효과적입니다. 게임 기반 인지행동치료는 여러 가지 방법으로 동기를 부여합니다. 구조화된 치료적 게임을 사용해서 내담자는 그들이 기술을 배우고 향상시킬 수 있는 재미있고 집중되는 환경을 제공받게 됩니다. 보상시스템을 통해 내담자가 열심히 치료를 하고 적극적으로 참여하고 기술을 얻게 되는 것에 실질적인 인센티브를 줍니다. 졸업행사를 통해 치료의 종결을 축하합니다.

게임 기반 인지행동치료 치료자는 내담자의 흥미, 능력, 선호, 가치에 따라 게임을 선택합니다. 이러한 게임들은 어려움을 해결하고 기술과 강점을 향상시킵니다. 그들의 관심사와 일치하는 게임을 함으로써 내담자는 치료가 가깝고 즐겁고 다가가기 편하다고 느끼게 됩니다. 예를 들어, 개인치료에서 어떤 아동은 카드 게임을 선호할 수 있습니다. 그렇다면 치료자는 치료에서 이러한 종류의 게임을 더 많이 포함시킬 수 있습니다. 더 나아가, 내담자와 게임을 함으로써, 치료자는 아동과 함께 웃고, 경쟁하고, 참여하고, 즐거운 시간을 보내면서, 따뜻하고 마음을 끌고 동기를 불러일으키는 분위기를 만들 수 있습니다.

(2장에서 언급된) 토큰경제와 같은 보상시스템은 게임 기반 인지행동치료가 동기를 향상시키는 또 다른 방법입니다. 이러한 종류의 보상시스템과 인센티브는 내담자의 관심사와 선호에 따라 선택됩니다. 또 치료를 졸업 행사의 형식으로 종결하는 것은 성공적으로 치료를 이수하고 목표를 성취하도록 동기를 제공합니다. 치료 과정 중에서 치료자는 졸업을 파티처럼 설명하고 내담자가 치료에서 성공한 것을 축하해줍니다. 이는 내담자가 기대되는 신나는 행사를 기다리며 치료를 열심히 하게하는 인센티브가 됩니다. 치료 과정을 통해 치료자는 내담자에게 그들이 졸업 행사를 향해 나아가고 있음을 상기시켜 줍니다.

Part 3

게임 기반 인지행동치료
실행 형태

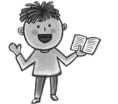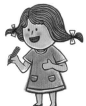

6

개인 및 아동-보호자 합동치료

게임 기반 인지행동치료-개인모델은 아이들과 피해아동 보호자를 대상으로 합니다. 이 개인모델은 내담자의 개별화된 요구에 따라 치료자가 치료를 맞출 수 있는 유동적인 모듈 접근법입니다. 이 방식은 치료자가 내담자의 개별적인 선호도와 가치, 치료의 장애물, 강점 및 증상에 대응할 수 있게 해줍니다. 게임 기반 인지행동치료-개인모델은 가족의 관계와 기능을 향상시키기 위해 통합적이고 전체적인 방식으로 가족과 작업하고 보호자와 협력을 극대화합니다.

이 장은 게임 기반 인지행동치료-개인모델에 쓰는 다양한 방법의 개요를 제시합니다. 여기에 더해, 아동 성폭력 치료를 효과적으로 다루는데 이 모델이 어떻게 사용될 수 있는지 실례를 제공하기 위해서 사례 연구가 소개될 것입니다.

내담자 특성

이 모델은 각 내담자의 개별화된 필요를 충족시킬 수 있기 때문에, 광범위한 아동과 가족이 게임 기반 인지행동치료-개인모델로 치료받을 수 있습니다. 성폭력의 과거력이 있거나 성적으로 부적절한 행동의 피해 경험이 있는, 발달학적으로 만 4-13세 사이의 아이라면 게임 기반 인지행동치료-개인모델로 도움을 받을 수 있습니다. 그러나 다음과 같은 상황이라면 이 개인모델로는 아동의 어려움을 다룰 수 없습니다: 중등도 이상 고도 발달 장애(예: 발달 수준이 만 4세 미만), 급성기 자살 또는 타살 사고, 정신증상의 존재, 현재의 물질 남용, 심각한 내과적 질환, 심각한 행동 장애 등 이러한 경우에는 대체적이고 또는 보충적인 지원과 치료지원이 필요합니다.

치료 모듈

게임 기반 인지행동치료-개인모델은 8개의 과정, 치료적 요소로 구성되어 있습니다. 각각은 마음교육, 역할극(롤플레잉), 그리고 치료 자료를 가르치고, 연습하고, 토론할 수 있는 구조화된 치료적 게임으로 진행됩니다. 과정은 임상적 판단과 내담자의 필요에 따라 어떤 순서로든 진행될 수 있습니다.

더불어 특별한 사례 치료의 경우 특정 과정은 치료자와 가족간에 협력 작업을 통해 결정됩니다. 각 진행에 시간을 얼마나 할애할지 결정하는 데에도 비슷한 과정을 밟습니다. 그러한 결정에 영향을 미치는 요인들은 다루는 주제에 대한 기본 지식, 증상, 치료 경과입니다. 따라서 논의되는 주제와 치료에 걸리는 시간은 사례마다 다를 수 있고, 치료 도중 조정될 수 있습니다. 사례들은 일반적으로 세 개의 카테고리 중 하나에 해당됩니다. (a) 8회기 미만을 요하는 최소한의 증상이 있는 아이와 보호자 (b) 8에서 12회기를 요하는 중간 정도의 증상이 있는 아이와 보호자 (c) 12에서 20회기를 요하는 심한 정신적 외상을 입은 아이와 보호자. 내담자를 다루는데 일반적으로 필요한 평균 회기수는 대략 12회기입니다(Misurell 등, 2013).

주제는 보통 복잡성과 섬세함의 측면에서 앞의 주제를 바탕으로 다음 주제가 만들어지는 순차적인 방식입니다. 치료 후반부 과정은 학대-특이적 자료에 초점을 두지만 치료 초기에는 사회적, 정서적 기술에 초점을 맞추는 경향이 있습니다. 다섯 개의 사회적, 정서적 기술 과정은 (1) 관계 형성 (9장) (2) 개인 공간과 경계 (10장) (3) 감정 인식과 표현 (11장) (4) 감정과 경험을 연결하기 (12장) (5) 대처 기술 (13장) 입니다. 학대-특이적 과정은 (1) 마음교육과 아동성폭력 (14장), (2) 학대 기억의 처리(15장) (3) 개인안전기술 (16장), (4) 기술 검토와 종결 과정 (17장) 입니다. 치료 종결 시에는 아동과 가족들이 치료의 성공과 달성을 축하하고, 치료 후 평가를 합니다.

회기 절차

게임 기반 인지행동치료-개인모델은 일반적으로 90분 회기입니다. 치료회기는 준비, 실행, 치료 기술의 처리를 돕는 세 개의 별도 부분으로 구성되어 있습니다. 초기 치료자-보호자 만남(약 25분), 이어지는 치료자-아동 만남(약 45분), 그리고 마무리 치료자-아동-보호자 집단 만남(약 20분) 순서로 구성됩니다. 게임 기반 인지행동치료-개인모델 회기의 시작 때, 치료자는 가족의 현재의 필요와 지난 주 경험에 대한 정보를 얻고자 보호자를 만납니다. 증상 행동 체크리스트, 고통 척도의 주관적 단위(SUDS; 감정 SUDS Scale), 시작면담(예: 치료 경과 논의, 치료적 기법의 회기내 이용)을 통해서 정보를 얻습니다. 이전 치료시간에 나온 정보를 검토한 뒤, 보호자와 그날의 치료 주제를 논의합니다. 이 논의에는 마음교육, 역할극(롤플레잉)의 설명, 치료자-아동-보호자 집단 만남 뿐 아니라 치료자-아동 만남 동안에 사용될 구조화된 치료적 게임에 관한 지시가 포함됩니다.

보호자와 만남 다음으로 치료자는 아이를 만납니다. 아이들에게 기저 감정 상태(내가 지금 어떻게 느끼고 있나?-초급 및 감정 SUDS scale)를 평가하기 위해서 SUDS를 작성하도록 합니다. 다음으로, 아이의 발달 연령별 치료시간의 목표와 기대, 동기강화물을 검토합니다(2장). 치료자는 그날의 치료 주제에 대한 마음교육을 합니다. 일반적으로 이 뒤에는 관련된 기술을 사용하기 위해 제시된 역할극(롤플레잉)과 구조화된 치료적 게임을 합니다. 치료자-아동 만남시간 뒤, 보호자가 치료시간에 합류하여 치료자, 보호자, 아동이 구조화된 치료적 게임을 함께 합니다. 이 때의 게임은 치료자-아동 만남 시간동안 했던 게임을 반복하거나 또다른 새로운 치료적 게임을 할 수도 있습니다. 치료회기가 끝나기 전 15분 동안, 아이들은 토큰으로 미리 정해진 보상(예: 자유 놀이 시간)을 누릴 기회를 갖습니다. 회기를 마칠 때 치료자와 보호자는 행동 목표에 따라 아동을 평가하고 아동이 획득한(예: 상품) 동기강화물을 아동에게 줍니다. 아동은 치료 시간의 게임에 관련된 숙제를 배정받습니다. 치료회기는 아동과 보호자가 각각 자신의 SUDS를 하고 마칩니다.

토큰 경제

게임 기반 인지행동치료-개인모델 회기 동안, 두 종류의 토큰 경제가 이용됩니다. 아동이 행동 기대 목표에 도달하게 하기 위해 쓰이는 고정성 토큰 경제와 간헐성 토큰 경제(2장) 입니다. 이 시스템은 아동의 발달학적 연령과 인지 능력에 맞춥니다. 초등학교 학령기 아동의 세가지 행동 기대수준은 지시 따르기, 몸을 통제하기, 다른 사람에게 예의바르기입니다. 각 회기의 끝에, 초등학생 아동은 아동의 행동 수행과 회기 목표 달성에 따라 평가됩니다. 만약 아동이 아동의 행동 기대수준의 세 가지 전체를 충족했다면, 작은 상(예: 튀는 공, 스티커, 비누방울, 요요 등)을 받습니다. 이것을 '별 포상'이라고 부릅니다. 치료 회기 전반에 걸친 목표 달성은 일관성과 개선 정도를 평가하여 기록됩니다(별 포상 차트). 중학생 나이 아동의 게임 기반 인지행동치료-개인모델 행동 기대 수준은 존중하기, 적극적으로 참여하기, 책임감 갖기입니다. 아동은 행동 보고 카드(일일 점수 카드)를 받고, 이것을 보호자에게 보여 줍니다.

게임 기반 인지행동치료-개인모델은 치료회기동안 긍정적 행동과 참여에 동기부여를 하고자 간헐성 토큰경제도 이용합니다. 토큰은 별(초등학생들) 또는 왕별(중학생들)이라고 부릅니다. 각 회기 동안 아이가 모범적인 행동, 열성적인 참여, 통찰력있는 코멘트, 그리고 구조화된 치료적 게임을 하며 달성한 것에 대한 동기강화물로 별/왕별을 얻게 됩니다. 아동은 별/왕별은 획득하는 것이지 타협 대상이 아니라는 것을 알아야 합니다. 치료자는 집계차트에 전체 회기에 걸친 별/왕별을 집계합니다(별 집계 차트 와 왕별 집계 차트). 치료적 게임 동안, 점수는 행동 반응과 별/왕별 사이의 중간 대상으로 다룰 수 있습니다. 예를 들면, 치료적 게임 동안에 얻은 5점은 1개의 별/왕별과 맞바꿀 수 있습니다. 각 별/왕별은 30초의 자유놀이시간에 해당합니다. 별/왕별은 각 회기 끝에 집계됩니다. 아동은 각 회기마다 20 별 또는 자유놀이 시간 10분까지 쓸 수 있습니다. 위에 설명된 고정성, 간헐성 토큰 경제는 게임 기반 인지행동 개인 치료에 잘 쓰이는 시스템의 예일 뿐입니다. 치료자는 내담자의 요구를 가장 잘 맞출 수 있는 보상 체계로 변형하고 이용할 수 있습니다.

치료 세팅의 조정

게임 기반 인지행동치료-개인모델이 일반적으로 90분 치료로 진행되지만, 이것이 모든 상황 또는 모든 가족에게 가능하지 않을 수 있습니다. 가령, 45분에서 60분 회기가 잘 맞다면, 치료 각 부분의 시간을 줄여서 시간을 맞출 수 있습니다(예: 치료자-보호자). 보호자를 항상 치료에 참여시키는 것이 좋지만 일부 사례에서는 가능하거나 바람직하지 않을 수도 있습니다(예: 보호자가 비지지적). 이 경우에는 치료자-아동 만남시간이 전체 치료시간이 됩니다. 일부 가족에게는 게임 기반 인지행동치료-개인모델 뿐만 아니라 집단 치료도 함께 하는 것이 도움이 될 수 있습니다. 이럴 때에는 개인모델 치료자는 집단에서 다룰 기술들을 진행하고 논의할 기회를 높이기 위해 집단 치료자들과 치료 진행을 조정해야합니다. 또 집단치료에서 다루는 주제에 따라, 일부 모듈은 개인치료시간에서는 다룰 필요가 없거나 할애 시간을 줄일 수도 있습니다.

가상 사례: 김모군

다음은 게임 기반 인지행동치료-개인모델 치료 사례의 예시로, 구성요소와 익명화한 사례자료를 담고 있습니다. 사례에는 간단한 사건 설명과 가족 특성, 내담자의 어려움과 치료 전의 요구, 치료 과정과 치료 이후 기능을 담고 있습니다.

김모군은 10세 남아입니다. 김군의 성인 이종 사촌형은 김군의 가족과 같이 살 때 여러 차례에 걸쳐 손으로 김군의 성기를 만지고, 구강성행위를 했다고 보고되었습니다. 김군의 보고에 따르면, 형이 김군의 어머니에게 가끔 김군을 데리고 농구를 같이하며 놀아주는 것을 제안한 뒤부터 학대가 시작되었다고 합니다. 김군 어머니는 아이가 친아빠와 살지 않는 점을 생각해서 좋은 제안이라고 생각했다고 합니다. 형과 농구를 한 날이면, 형은 김군에게 김군 어머니가 못 먹게 했던 사탕과 과자 같은 간식을 사주었습니다. 어느 날, 농구가 끝나고 편의점에 가는 대신 형은 김군을 데리고 한적한 주차장으로 운전해 간 뒤, 편의점에 가고 싶으면 먼저 구강성행위를 해야 한다고 했습니다.

김군은 형과 함께 노는 것이 즐거웠고, 말을 듣지 않으면 형이 더 이상 같이 놀아주지 않을까 걱정되어서 형의 말에 따랐다고 합니다. 학대는 수 개월동안 이어졌습니다. 형은 학대에 대해 이야기하지 말라고 김군에게 말했고, 말을 해도 아무도 믿어주지 않을 것이라고 했습니다. 학대를 공개하는 대신, 김군은 일기장에 사건에 대해 쓰기 시작했습니다. 소문에 의하면, 김군의 어머니가 일기장을 발견하고 아이가 쓴 것에 대해 질문을 하면서 학대가 중단되었다고 합니다. 김군이 학대를 공개한 뒤, 어머니는 경찰서에 신고하고 진술을 위해 검찰로 아이를 데리고 갔습니다. 그리고 아이의 의학적, 심리사회적 아동 학대 평가를 위한 조사를 받았습니다. 형은 체포, 구속되었습니다. 이 사건 후, 김군의 확대 가족은 서로 믿고 지지했던 가족 사이를 벗어나 엄청난 불화가 시작되었습니다. 김군 어머니의 언니이자 가해자 형의 어머니는 김군 어머니와 김군과 연락을 끊었습니다. 가족 안에서 이 문제를 처리하지 않고 기관으로 간 것에 대해 화가 났기 때문입니다. 김군 어머니는 언니와 이전에는 사이가 좋았었지만 언니의 반응에 슬프고 실망했다고 표현하였습니다.

정신사회적 평가에서 김군은 불안, 분노, 낮은 좌절내성, 짜증, 정서적으로 경계하는 태도와 우울증상을 포함하여, 성폭력 전에는 나타나지 않던 많은 어려움이 생겨났다는 것을 보여주었습니다. 뿐만 아니라, 그는 악몽과 가해자 형의 플래시백, 그리고 공원과 편의점을 포함한 성폭력을 상기시키는 자극의 회피를 포함하여 여러 가지 외상 관련 증상을 겪는다고 보고하였습니다. 김군은 자신이 동성애자가 되지는 않을지, 그리고 더이상 사람을 믿지 못할 것 같다며 걱정했습니다. 더욱이, 김군은 피해 동안 특정한 때에 자신의 몸이 성적으로 흥분하며 반응했다는 것 때문에 죄책감을 느낀다고 했습니다

김군과 어머니는 개인치료 및 아동-보호자 합동 게임 기반 인지행동치료에 의뢰되었습니다. 치료 시작 때, 김군은 조심스러웠고 사회적으로 위축되어 있었고 치료 참여에 의구심을 보였습니다. 김군의 어머니는 치료에 지지적이었지만, 사건에 대해서 아이에게 이야기하는 것이 불편하다고 말하였고, 그녀 자신의 죄책감, 수치심, 분노와 싸우고 있다고 하였습니다. 이러한 어려움에도 불구하고 김군과

어머니는 관심사와 치료의 목표를 논의하고 가족에 대한 긍정적인 기억을 공유하고, "나 자신을 알기" 카드 게임에 스스로 즐기며 참여할 수 있었습니다(9장). 치료 회기 끝에, 아이는 다음 치료회기가 기다려진다고 치료자와 어머니에게 말했습니다.

사적인 개인 공간 주제로 토론할 때, 김군은 특히 남자들과 있을 때는 한 팔 길이 보다 세 팔 길이정도 떨어져 있는 것이 편하다고 표시하였습니다. 그는 그게 더 안전하게 느껴진다고 설명하였고, 다른 사람과 너무 가깝게 있을 때면 그 사람이 자기를 부적절하게 만질 것 같은 생각이 든다고 했습니다. "전진 앞으로"와 "개인 공간 침범자" 게임(10장)을 하는 동안 김군의 불안은 점점 줄어들었고, 치료 회기 끝에는 적절한 개인 공간 거리를 훨씬 더 편안하게 유지할 수 있게 되었습니다. 김군은 감정 인식과 표현에 초점을 둔 다음 두 회기 동안 광범위한 감정 단어에 대한 지식을 보였습니다. 하지만, "감정의 컵"(12장)을 놀이할 때, 그는 두려움과 슬픔과 같은 부정적인 감정을 느꼈던 때를 떠올리는 것은 어려워했고 긍정적인 감정의 시간은 이야기할 수 있었습니다. 그의 어머니와 치료자가 제시한 몇몇 예에 이어 그는 부정적인 감정이 내재된 자신만의 경험을 토론하고 회상할 수 있었습니다.

치료는 다음으로 대처 전략 개발에 초점을 맞췄습니다. "분노의 폭풍"(13장) 게임 동안 김군은 광범위한 대처 및 감정 조절 전략을 습득했습니다. 하지만 그는 부정적인 감정을 효과적으로 표현하는 전략을 이용하는 것이 힘들다고 하였습니다. 김군은 횡격막 호흡, 시각화, 마음챙김을 포함한 부차적인 대처 전략을 배웠습니다. "던져넣기"와 "이완시합" 게임(13장)을 하는 동안 김군은 스트레스 상황에 직면했을 때 대처전략을 쓰는 것의 가치를 실감한 것 같았습니다. 그 직후에, 김군의 어머니는 김군이 배운 대처 전략을 꾸준히 이용한다고 보고하였습니다.

회기가 성폭력에 대한 마음교육으로 바뀜에 따라 아이는 점점 불안해하고 조심스러워졌고 어머니 앞에서 성폭력에 대한 토론을 하는 것에 당황해하는 것 같았습니다. 게다가 회기의 집단치료 부분 동안, 어머니도 주제를 논의하는 게 어색하고 불편하다고 표현하였고 왜 이 주제를 진행해야 하는지 이해하지 못했습니다. 처음에는 김군과 그의 어머니 모두 "정보의 바퀴"와 "학대 알기 카드 게임 시합"(15장) 게임을 하는 동안 최소한의 반응을 보였습니다. 하지만 경쟁하고 더 잘하려고 하는 그들의 마음이 더 상세한 반응에 동기가 되었습니다. 이러한 게임 과정을 거치면 김군은 학대의 결과로 그가 "동성애자"가 될지 모른다는 두려움, 학대에 대한 책임이 자신에게 있다는 것, 형의 요청을 따른 것이 엄마를 실망시켰다는 생각을 포함하여 몇몇 인지적 왜곡을 표현하였습니다. 또 김군의 어머니는 다른 사람을 신뢰하는 것에 대한 어려움, 그리고 성폭력에서 아이를 지켜주지 못한 것에 대한 책임감을 표현하였습니다. 마음교육 게임을 하는 과정 동안, 김군과 그의 어머니는 성폭력은 둘 중 누구의 잘못도 아니라는 것과 성적 경향성은 성폭력으로부터 영향을 받지 않는다는 것을 깨달았습니다. 더불어 성적 학대에 대한 그의 몸의 반응은 정상이라는 것을 배웠습니다. 그들은 성폭력에 대해 배우게 된 정보가 김군과 그의 어머니가 겪는 어려움과 인지 왜곡의 교정에 유용하다는 것을 알게 되었습니다.

학대 기억의 처리 게임동안, 김군은 가해자 형이 자신이 사건을 알렸기 때문에 가해자 형이 구속되었다는 것에 대해 죄책감을 느낀다고 말했고, 그와 함께 더 이상 농구를 할 수 없다는 게 때때로 슬프다고 하였습니다. 김군의 어머니 또한 누구나 가정에 충실해야한다는 그녀의 신념과 가해자를 향한 분노와 배신감을 조화시키기가 어렵다고 했습니다. 김군 어머니는 가족 내에서 성폭력이 유발한 균열과 힘들게 싸우고 있다고 보고하였습니다. 그녀는 언니를 그리워하고 있고, 마치 그녀가 경찰서에 신고하는 실수를 한 것 같이 느껴진다고 했습니다. 이러한 감정은 특히 치료자가 기본적인 공개 게임인 "네 카드를 보여줘"(15장) 동안 후속 질문을 할 때 분명해졌습니다. 게임에서 김군은 가족으로부터 버려지는 기분을 표현하였습니다. 하지만, 김군과 그의 어머니가 "길을 열어라"(15장) 게임을 할 때, 그들은 서로에게 매우 지지적이었습니다. 예를 들면, 아이는 나머지 가족의 지지가 없어지는 것을 감안하고도 그의 엄마가 그를 지지해준 것에 대해 자부심을 갖는다고 말했습니다. 사촌 형이 구속되어 있고 그를 해칠 수 없다는 것을 알고나니 더 안전하게 느낀다고도 했습니다. 김군의 어머니는 아이를 안전하게 지키려고 한 노력에 대해 아이가 고마움을 표현해줘서, 자신이 신고했던 것이 옳은 일을 했다고 느낄 수 있었습니다. 더 나아가 김군의 어머니는 김군이 성폭력에 대해 밝힌 것에 대해 자랑스럽다고 했습니다. 궁극적으로 그들이 필요했던 도움을 받았고, 다른 가족구성원들이 가해자에게 피해 받는 것을 막을 수 있었기 때문입니다. 학대 처리과정 끝에 김군과 그의 어머니는 학대에 대해서 충분히 이야기할 수 있었고, 그들이 경험한 것을 넘어설 수 있는 것처럼 느끼고 안도했습니다.

치료가 끝나감에 따라 김군과 어머니는 "교정적 경험 기술콩트"(16장)과 개인안전기술에 관한 마음교육을 받은 뒤, 권리와 힘을 가지게 된 것 같다고 했습니다. "게임에서 무엇을 배웠나"(17장) 동안, 그들은 질문에 쉽게 대답하였고 치료 과정동안 얻은 지식을 떠올리며 곰곰이 생각하였습니다. 김군과 그의 어머니는 자신들의 의사소통 능력이 향상되었다고 느끼고 귀중한 시간을 더많이 함께 보낸다고 하였습니다. 게다가, 김군은 그가 어머니에게 어떤 것이라도 이야기할 수 있을 것 같다고 했습니다. 그리고 어머니가 곁에 있어주고, 자신을 지지해줘서 고맙다고 하였습니다.

종결회기 후에, 김군과 어머니는 치료 이후 평가를 했습니다. 평가에 따르면, 김군은 더 이상 외상과 관련 증상을 보이지 않았고 어머니는 그녀의 양육과 아이와의 관계에서 훨씬 더 큰 효능감을 갖는다고 했습니다. 무엇보다 김군은 개인안전기술과 아동학대에 대한 지식이 늘었고, 더 이상 남자를 두려워하지 않는다고 했습니다.

7

아동 집단 치료

집단치료는 성폭력 피해 아이들 치료에 선호되는 형태입니다(Buckland, Richard, & Murphy, 2001). 여러 연구에서 아동 성폭력 생존자들의 행동과 정서적인 기능을 향상시키는데 집단치료가 효과적이라고 보고되었습니다(Johnson & Young, 2007; Misurell, Springer, & Tryon, 2011; Springer, Misurell, & Misurell, 2012; Reeker, Ensing, & Elliott, 1997; Reyes & Asbrand, 2005). 집단치료의 장점은 내담자의 인구학적, 학대 특성의 다양한 범주에도 일관되며(Hiller, Springer, Misurell, Kanzler, & Rizvi, in press), 개인치료와 함께 사용할 때도 성공적입니다(Liotta, Springer, Misurell, Block-Lerner, & Brandwein, 2016). 뿐만 아니라 집단치료는 여러 아이들의 요구를 동시에 다룰 수 있어 비용-효과적인 방법일 수 있고, 종종 지역사회 기반 센터의 어려움인 치료 지연과 긴 대기리스트를 줄일 수 있습니다(McRoberts, Burlingame, & Hoag, 1998).

게임 기반 인지행동치료 집단모델(Springer & Misurell, 2010)에서는 아동 집단을 대상으로 정해진 주제 순서대로 성폭력 이후의 어려움을 다루고 용기를 북돋는 기술을 활용합니다. 이 접근은 치료자가 집단의 힘을 이용하여 학대 경험에 대한 아이의 반응을 정상화시킵니다. 또한 그들이 혼자가 아니라고 인식하게 하고, 학대가 그들의 잘못이 아니라는 것을 알게 한 뒤 비밀의 느낌과 수치심을 낮출 수 있도록 합니다. 또한 게임 기반 인지행동치료-집단모델은 아이들이 자신이 정상이고, 행복하고, 건강한 아이라는 인식과 남을 돕는 행동을 발달시키는데 기여합니다(Springer, Misurell, Kranzler, Liotta, & Gillham, 2014). 이 장은 게임 기반 인지행동 집단 치료 모델에서 사용하는 다양한 기법들을 보여줍니다. 덧붙여 어떻게 이 모델이 아동성폭력 피해를 효과적으로 치료하는 데 쓰일 수 있는지 실례를 보여주기 위해 가상사례가 소개될 것입니다. 게임 기반 인지행동치료-집단모델은 8장에서 다룰 비가해보호자도 치료에 참여시킵니다.

내담자 특성

게임 기반 인지행동 집단치료 모델은 만 5세에서 13세사이의 성폭력 피해 아이들을 치료하기 위해 사용됩니다. 학대 이후 치료가 필요한 많은 아이들이 게임 기반 인지행동 집단치료에서 도움을 받지만, 이 집단모델의 선택이 선호되지 않거나 내담자의 요구를 충분히 다루기에 그 자체만으로는 부족할 수 있는 경우가 있습니다. 이러한 상황은 중등도에서 고도의 발달 장애(예: 발달 수준이 만 5세 미만), 급성기 자살 또는 타살 사고, 정신증상의 존재, 현재의 물질 남용, 심각한 내과적 질환, 또는 심각한 행동 장애가 있는 경우입니다. 이러한 사례에서는 보충적인 지지와 치료지원이 필수적입니다. 그리고 게임 기반 인지행동 집단 치료모델이 아동학대의 다른 형태(예: 신체학대, 방임, 가정 폭력에의 노출)를 다룰 수는 있지만, 이러한 주제를 충분히 다루지는 않습니다. 이러한 경우의 아이들은 게임 기반 인지행동 집단 치료모델에 대체적이거나 보충적으로, 보다 개별적인 형태의 치료가 도움될 수 있습니다.

치료주제

게임 기반 인지행동 집단 치료 모델은 보통 12회기로 구성됩니다. 각 회기는 근거 기반 치료 주제를 대상으로 한 마음교육, 역할극(롤플레잉)과 구조화된 치료적 게임으로 진행됩니다. 치료 주제는 각 주제가 이전 주제를 토대로 하여 순차적으로 제시됩니다. 게임 기반 인지행동치료-집단모델에 포함된 기술들은 긍정적인 외상후 성장의 발달을 도울 뿐 아니라 증상을 경감시키기 위해 고안되었습니다. 아동 집단은 두 단계로 개념화 될 수 있습니다. 치료의 첫 단계는 사회적, 정서적 기술 발달에 초점을 맞춥니다. 두 번째 단계는 학대-특이적 기술과 처리에 초점을 맞춥니다. 12회기 집단치료의 종결 후에는 아동과 가족이 집단 프로그램 동안 성공과 성취한 것을 기념하기 위해 치료 후 평가와 졸업 또는 종결행사용 추가적인 만남을 잡습니다. 아동 집단에서 다루는 회기 주제들의 순서예시는 다음을 참고합니다.

게임 기반 인지행동치료-집단모델 아동 집단 회기 순차 예시

1. 치료적 신뢰관계 형성 (9장)
2. 개인 공간 및 경계 설정 (10장)
3. 감정의 인식 및 표현 (11장)
4. 감정과 경험 연결짓기 (12장)
5. 대처 기술 파트 I (13장)
6. 마음교육 파트 I : 접촉과 개인적인 부분의 인식 (14장)
7. 마음교육 파트 II: 아동학대정보 (14장) 및 기본적인 공개 파트 I (15장)
8. 공개: 기본 파트 II (15장)
9. 공개: 심화 (15장)
10. 개인 안전 기술 파트 I (16장)
11. 개인 안전 기술 파트 II (16장)
12. 대처 기술 파트 II (13장)과 기술 검토 및 미래 계획 (17장)

회기 절차

게임 기반 인지행동 집단 치료는 일반적으로 여러 명의 집단 치료자와 90분 회기로 진행됩니다. 각 집단 치료자는 자료제시, 강화, 활동진행, 역할극(롤플레잉) 참여, 교정적 피드백을 활용하여 아이들 돕는 등 회기 내에서 적극적인 역할을 합니다. 각 치료 회기의 시작 때 집단 치료자는 행동 기대수준을 검토하고 행동관리 체계(예: 토큰 경제와 타임 아웃)와 조직적인 절차(예: 화장실 절차)를 논의합니다. 다음으로는 정보 제공과 기술 수행, 회기 경험 처리의 각기 다른 세 부분입니다. 회기의 이 중간 부분 동안 그날의 주제가 교육 형태로 제시됩니다. 이어서 역할극(롤플레잉)은 예행 연습으로 사용되고, 다양한 상황에서 이 기술을 사용할 수 있게 강화시킵니다. 다음으로, 자연스러운 방식으로 기술이 실행되고 지식이 강화되도록, 경험적 학습의 기회로 구조화된 치료적 게임이 행해집니다. 아이가 무엇을 배웠고 집단 회기 시작과 끝에 어떻게 느꼈는지를 포함해서 각 아동이 회기의 경험을 토론할 수 있는 기회로 이어집니다. 회기는 행동 기대수준을 충족하고 동기강화물를 받았는지 평가하면서 끝맺습니다.

토큰 경제

두 형태의 토큰 경제가 집단 치료 회기 동안에 활용됩니다. 아동의 행동 기대수준을 맞추기 위한 고정성 토큰 경제와 간헐성 토큰 경제(2장)가 있습니다. 시스템의 활용은 아동의 발달학적 연령과 인지 능력에 맞춥니다. 초등학생 학령기 아동의 세 가지 행동 기대수준은 지시 따르기, 몸을 통제하기, 다른 사람에게 예의바르기입니다. 각 치료 회기를 마칠 때 초등학생은 행동 수행과 회기 목표 달성에 따라 평가됩니다. 아동의 행동 기대수준의 세 가지 모두를 충족한 아동은 작은 상(예: 튀는 공, 스티커, 비누방울, 요요 등)을 받게 됩니다. 이것을 별 포상 이라고 부릅니다. 중학생의 집단 치료에는 행동 기대 수준이 존중하기, 적극적으로 참여하기, 책임감 갖기가 됩니다. 아동은 행동 보고 카드(일일 점수 카드)를 받고, 긍정적인 행동의 동기를 강화시키기 위해 이것을 보호자에게 보여줍니다.

게임 기반 인지행동 집단치료는 바람직한 행동을 즉시 강화하고 집단 활동에 적극적으로 참여하도록 동기를 부여하기 위해 간헐적 토큰 경제도 활용합니다. 초등학생의 집단치료에 이용되는 토큰은 수퍼 토큰이라고 부르고 놀이머니로 구성되어있습니다. 치료 회기 동안에 수퍼 토큰은 각각 아이의 이름이 적힌 가상은행이라고 부르는 단지 안에 놓이게 됩니다. 언제든지 아동이 바람직한 행동을 하면 집단 치료자는 아동에게 수퍼토큰을 상으로 줄 수 있습니다. 또 수행을 잘하면 더 많은 수퍼 토큰을 얻을 수 있기 때문에 집단 게임 동안의 동기강화물로 활용될 수 있습니다. 회기 끝에 수퍼 토큰을 집계하고 가장 많은 수퍼 토큰을 얻은 아동은 수퍼 토큰을 이용해서 별상 보다 좀 더 크고 더 가치있는 왕별상(예: 액션피규어, 퍼즐, 장난감 차, 카드게임 등)을 얻을 수 있습니다. 수퍼 토큰 시스템은 일반적인 집단의 기대수준을 넘는 모범적인 행동에 대해 보상받는 기회입니다. 중학생 집단 치료도 비슷한 방식이나 토큰을 이용하여, 치료 동안 쌓은 토큰으로 집단의 마지막 치료 회기 때 미리 결정된 상(예: 헤드폰, 학교준비물 등)과 교환할 수 있습니다. 이 고정성, 간헐성 토큰 경제는 게임 기반 인지행동 집단치료에 잘 쓰이는 시스템의 예일 뿐입니다. 치료자는 내담자의 요구를 가장 잘 충족할 수 있는 보상 체계로 변형하고 이용할 수 있습니다.

치료 세팅의 조정

게임 기반 인지행동 집단치료는 보통 90분 회기로 진행되지만, 이것이 모든 상황 또는 모든 가족에게 가능하지는 않을 수 있습니다. 가령, 45분에서 60분 회기일 경우에는 치료시간에 다루는 게임의 수를 줄여 활용할 수 있습니다. 게다가, 가족 스케줄에 맞추기 위해 치료기간이 단축되어야하는 상황(예: 방학)에서는 압축된 집단 치료 6회기 형태를 쓸 수 있습니다. 이 단축회기에는 모든 자료를 다룰 충분한 시간을 갖기 위해 각 치료시간이 두 배가 됩니다. 더불어 게임 기반 인지행동 집단 치료의 집단 크기는 4명에서 18명 사이, 평균 6-8명에서 변형이 가능합니다. 치료자 대 아이 비율은 최소 1：6에서 최대 1：2 입니다. 스탭의 자원, 아이들의 행동 요구도, 치료자의 수련 등에 따라 치료자-아이 비율은 달라질 수 있습니다.

가상 사례: 엠마 J

다음은 게임 기반 인지행동 집단 치료 모델로 치료한 사례의 예를 제시하고 구성요소와 익명화된 사례 자료를 담고 있습니다. 사례에는 간단한 사건 설명과 가족 특성, 내담자의 어려움과 치료 전의 요구, 치료 과정과 치료 이후 기능을 담고 있습니다.

엠마 J는 13세 된 독일계 한국인 여자아이입니다. 그녀의 축구 코치인 박선생님이 성기로 그녀의 질과 엉덩이에 삽입하고 구강성행위를 하도록 강요했다고 말했습니다. 그녀의 보고에 따르면 그녀가 여러 골을 넣었던 경기가 끝난 뒤 박선생님은 그녀를 껴안고 입에 키스를 하면서 학대가 시작되었습니다. 또 게임 다음날 그는 아이스크림을 먹자며 엠마를 데리고 갔고, 다음에 둘은 그의 집으로 갔습니다. 그의 집에서 박선생님은 엠마에게 옷을 벗으라고 하고, 자신도 옷을 벗었습니다. 박선생님은 자신이 하자는 대로 따르지 않으면 그녀의 부모님에게 그녀가 학교에서 다른 남자아이와 입맞춤을 하는 것을 보았다고 말할 것이며, 그럴 경우 그녀는 곤경에 빠질 것이라고 했습니다. 소문에 따르면 이틀간 박선생님은 그의 핸드폰으로 그녀의 나체 사진을 찍었고 만약 그녀가 이 학대에 대해 누군가에게 말하면 전 학교에 사진을 보내겠다고 협박했다고 합니다.

이 일 이후에 엠마는 학교에서 내성적이 되었고, 사람들과 거리를 두었습니다. 그녀의 성적은 떨어졌고 두통, 복통, 수면장애 같은 신체 증상을 자주 보고하였습니다. 엠마는 그녀의 부모에게 학교에 안 가면 안되냐고 자주 물었습니다. 뿐만 아니라 그녀는 축구 연습을 그만 두었고, 부모님에게는 학교가 끝나면 너무 지쳐서 운동할 마음이 더 이상 없다고 했습니다. 학대 이후 그녀의 외모에 관해서 놀리는 두명의 동급생에게 엠마가 소리를 지르는 일이 있었습니다. 그 뒤 그녀는 학교 상담교사에게 보내져 그녀의 최근 행동과 정서적인 어려움에 대해 질문을 받았습니다. 엠마는 처음에는 침묵했지만, 끝내 통제할 수 없을 정도로 울기 시작했고, 무슨 일이 있었는지 상담교사에게 이야기하였습니다. 그녀의 공개 이후에 경찰서와 아동보호전문기관이 개입하게 되었습니다. 엠마가 성폭력 사건의 세세한 설명을 한 진술 녹화 이후에, 경찰은 박선생님의 핸드폰을 압수해서 엠마와 다른 몇 명의 여자아이의 나체 사진을 발견하였습니다. 박선생님는 구속 체포되었습니다. 엠마의 부모가 학대에 대해 알게 되었을 때, 부모는 엄청난 충격을 받았습니다. 하지만 그들은 딸에게 매우 지지적이었고, 딸이 필요로 하는 도움을 받게 되리라는 것을 확신할 수 있도록 최선을 다하였습니다.

엠마는 의학적, 정신사회적 아동학대 조사를 받고 게임 기반 인지행동 집단치료에 연계되었습니다. 엠마는 외상관련성 악몽, 플래쉬백, 반복적인 생각, 남자에 대한 두려움, 신체증상, 분노, 반항성, 해리, 또래갈등(정학) 같은 많은 증상을 보였습니다. 사건 전의 엠마는 부모와 매우 친하고 개방된 관계였지만, 부모와 함께 사건을 토론하는 것을 거부했고 고립되었습니다. 엠마에게 집단치료를 제안했을 때, 그녀는 참석하지 않겠다는 단호한 태도를 보였고 제안에 대해 평가자에게 화를 냈습니다. 하지만 그녀의 부모는 치료에 매우 지지적이었고, 그녀가 참여하도록 격려하였습니다.

엠마는 만 11세에서 13세 여학생 집단에 등록되었습니다. 치료적 관계 형성, 감정 인식 및 표현, 감정과 경험 연결하기에 초점을 맞춘 초기 몇 회기 동안의 엠마는 종종 반항적이고, 빈정대고, 때로는 그녀의 동료 집단 구성원에게 위협적으로 말하였습니다. 그녀는 "만나고 인사하고 맞춰보기"(9장) 인터뷰 게임 참여를 거부하였지만, 방 뒤에서 관찰한 바에 따르면 가끔 그녀가 하는 코멘트와 집중력으로 보아, 다른 집단 구성원들이 스스로에 대해 공유하는 것에 무엇인지에 관심을 보였습니다. "감정 빨리 맞추기" 게임(11장)을 하는 동안, 엠마는 그녀의 팀과 함께 앉는 것에는 동의하였지만 반응에는 참여하지 않았습니다. 하지만 그녀의 팀원이 맞는 답을 해서 점수를 얻으면 신나했고, 그녀와 그녀의 팀원이 게임에서 이기고 적극적으로 참여해서 토큰을 받으면 열광했습니다. 엠마가 "이거 또는 저거"(12장) 게임에서 다른 집단 구성원과 짝이 되었을 때, 그녀의 팀원과 반응을 추측하고 단서를 찾으려고 노력했습니다. 이것은 집단 치료 동안 우정이 싹트게 된 시작이었습니다.

집단치료가 진행됨에 따라, 엠마는 그녀의 동료 집단 구성원을 알아가고 게임활동에 적극 참여했습니다. 특히나 "감정의 컵"(12장)은 운동기술이 포함되어 있어 자신이 잘할 수 있었기 때문에 열광적으로 즐기며 참여하였습니다. 이 게임 동안 엠마는 과거의 학대를 넌지시 언급하면서 지난 수 개월 동안 슬펐다고 이야기하였습니다. 그녀는 그녀가 맺었었던 우정이 그립고 외롭다고 말했습니다. "네가 보는 방식"(13장) 게임 동안 엠마는 과거 모두 부정적이라고 생각했던 경험들이 긍정적인 결과를 이끌 수도 있다는 것을 인정하고 말할 수 있었습니다. 뿐만 아니라, 회기가 진행되면서 그녀를 집단에 참여하도록 만든 경험이 매우 고통스러웠지만 동시에 새로운 친구를 사귈 수 있는 기회를 주었다는 것을 이해하게 되었습니다. 엠마는 점진적 근육 이완, 안전지대 시각화, 마음챙김 기법을 배울 때 능숙했습니다. 그녀는 자신의 몸에 보다 연결된 느낌이라고 했고, 더 이상 두통과 복통을 호소하지 않았습니다.

성폭력에 대한 마음교육은 엠마에게 그녀가 부분적으로 학대에 대한 책임이 있다는 그녀의 믿음을 다루는 토론 시간을 주었습니다. 그녀는 그녀가 선생님의 요구에 따랐기 때문에 그녀의 부모를 실망시켰다고 했습니다. 비록 그녀가 "정보의 바퀴"(14장)을 통해 아이들은 성폭력 사건에 대해서 결코 비난받을 수 없다는 것을 배웠다고 인정했지만, 엠마는 그녀가 선생님의 차에서 옷을 벗으라는 그의 요구를 따랐다는 것에 대해 죄책감과 끊임없이 싸우고 있다고 했습니다. 집단 구성원들은 이러한 생각에 대해 엠마에게 이의를 제기하고 과거에 자신들도 비슷한 생각을 했다며 토론에 불이 붙었습니다. 집단이 이 주제를 진행시켜 나가면서 엠마는 선생님이 부적절한 행동을 시작했으므로, 궁극적으로 그에게 책임이 있다는 것을 깨달았습니다. 엠마가 제시한 또 다른 문제는 그녀가 처녀성을 잃었다는 것에 관한 슬픔입니다. 그녀는 결혼할 때까지는 처녀성을 유지하는 것에 가치를 두는 독실한 기독교 배경을 갖고 있기 때문에 특히 어렵다고 했습니다. "학대알기 카드게임 시합"(14장) 동안, 이 문제는 보다 더 탐색되었고 엠마는 처녀성은 부여받을 수는 있어도 빼앗길 수 없다는 것을 깨닫게 되었습니다.

　기본적인 공개 게임동안 엠마는 눈물을 글썽이고 정서적으로 심란해했습니다. 그녀는 학대에 대해서 생각하는 게 너무 힘들다고 표현했습니다. 뿐만 아니라, 그녀의 부모는 엠마가 어두운 곳에서 자는 것을 싫어하고 악몽을 꾸고 복통을 호소하는 것이 늘었다고 하였습니다. 그럼에도 불구하고 엠마는 여러 가지 게임에 끊임없이 참여했고, 점차 혼자가 아니란 걸 알아서 그녀의 기분이 얼마나 좋아졌는지 말했습니다. "너를 표현해봐"(15장)라는 심화 공개 게임 동안, 또래와 집단 치료자로부터 도움을 받아 엠마는 그녀의 학대 경험을 자세하게 이야기 할 수 있었습니다. 이렇게 밝힌 뒤 그녀는 다른 구성원들에게 통찰력있는 피드백과 격려를 하며 도움과 지지를 줄 수 있게 되었습니다.

　엠마는 개인 안전 기술을 발전시키는 게임을 할 때 권리와 힘이 있다는 느낌을 받는다고 표현하였습니다. 뿐만 아니라, 그녀는 즐겁고 편안하게 "교정적 경험 기술콩트"(15장)를 마친 뒤 마치 거대한 짐이 그녀한테서 떨어져 나간 것 같다고 말했습니다. 마지막 집단 회기 동안, 엠마는 두려움에 맞서기, 역경 극복하기, 인생에서 앞으로 전진할 수 있기 같은 집단 내에서 그녀가 이룬 많은 성과들을 돌이켰습니다. 비록 처음에는 집단에 참석하기를 꺼렸지만, 그녀는 참여하였고, 집단의 가치를 깨달았고, 그녀가 이것들을 그리워 할 거라며 기뻐했습니다. 집단의 졸업을 축하하는 졸업식에서 엠마는 학대를 극복하고 미래의 목표에 대한 그녀의 자부심을 강조한 노래를 직접 지어서 불렀습니다.

　집단의 종결에서 엠마는 증상없이 성적을 향상되었고, 더 이상 신체적 불편을 보이지 않았습니다. 그 뿐 아니라 엠마는 더 외향적이고 사교적이 되었으며 남에게 표현을 잘하며 사회적 활동에 관심이 늘어났습니다.

8

보호자 집단 치료

성폭력이 아동생존자뿐만 아니라 아동을 돌보는 사람들에게도 영향을 미친다는 것은 이미 잘 알려진 사실입니다. 보호자의 안녕이 아동 학대에 대한 대응과 안전과 보호감, 미래의 어려움을 최소화하는데 가장 중요한 것입니다. 아동의 학대 사건 이후 그들이 삶에서 심각한 혼란을 경험하는 것은 드문 일이 아닙니다. 이러한 혼란에는 정서적 어려움, 가족과 친구와의 관계 손상, 아동의 의학적, 정신건강 그리고 법적 일정으로 인한 결근, 결석 등이 포함됩니다. 그 뿐 아니라 학대의 공개 이후 법적, 정신적, 의학적 도움을 위한 비용부터 기타 재정적인 스트레스(가해자가 벌어왔던 수입의 손실, 또는 가해자로부터 떨어진 안전한 집 구매 비용)가 있습니다.

게임 기반 인지행동 보호자 집단치료 모델은 보호자에게 지지적이고, 수용적이며 연관된 동료 환경을 제공합니다. 보호자 집단치료에 참여하면, 내담자는 아동의 학대와 후유증에 대한 자신의 반응을 관리하는데 필수적인 기술을 발전시킬 수 있고, 아이를 안정시키고 아이에게 잘 반응하는 전략과 효과적으로 아이의 정서적 건강과 신체적 안전을 유지시킬 힘을 얻는 교육을 받을 수 있습니다. 또 보호자가 아이의 성폭력 경험을 잘 다룰 수 있도록 어떻게 이 치료모델이 효과적으로 보호자를 치료하는지 실례가 될 가상사례가 소개될 것입니다.

내담자 특성

게임 기반 인지행동 보호자 집단치료 모델은 생물학적인 부모, 계부모, 친족 보호자, 비가해보호자, 입양한 부모를 포함한 광범위한 보호자를 대상으로 사용됩니다. 많은 대다수의 보호자가 게임 기반 인지행동 보호자 집단치료에서 도움을 받지만, 이 집단모델의 선택이 선호되지 않거나 내담자의 요구를 충분히 다루기에 그 자체만으로는 부족할 수 있는 경우가 있습니다. 이러한 경우는 보호자가 자신의 처리되지 않은 외상(예: 성폭력, 신체학대, 가정폭력)이 있거나, 급성기 자살 또는 타살 사고, 현재의 물질 남용, 또는 심각한 의학적 질병이 있을 때입니다. 이러한 보호자는 대체 또는 부가적인 정신건강지원서비스로부터 도움을 받을 수 있습니다.

치료주제

게임 기반 인지행동 보호자 집단 치료 모델은 일반적으로 12회기로 진행됩니다. 각각의 회기는 각 치료적 주제에 대한 마음교육, 역할극(롤플레잉)과 구조화된 치료적 게임을 포함합니다. 보호자 집단에서 다루는 회기 주제들의 순서 예시는 다음과 같습니다.

게임 기반 인지행동치료-집단모델 보호자 집단 회기 순차 예시

1. 치료적 관계 형성 (9장)
2. 감정 표현 기술 과 감정과 경험 연결하기 (11, 12장)
3. 부모양육훈련 (13장)
4. 마음교육 파트 I: 아동학대에 대해 알기 (14장)
5. 마음교육 파트 II : 아동학대에 관한 근거없는 믿음과 오해 (14장)
6. 마음교육 파트 III: 당신의 아이와 학대에 관해 이야기하기 (14장)
7. 공개: 기본 (15장)
8. 공개: 심층 파트 I (15장)
9. 공개: 심층 파트 II (15장)
10. 개인 안전 기술 (16장)
11. 대처 및 이완 훈련 (13장)
12. 종결 과정 (17장)

회기 절차

게임 기반 인지행동 보호자 집단치료 모델은 일반적으로 한두 명의 집단 치료자와 90분 회기로 진행됩니다. 각 회기 시작 때 집단 치료자들은 아이들 집단 회기에서 다룬 내용을 알려주고, 보호자 집단 회기의 오늘 주제에 대해 교육하고, 구조화된 치료적 게임을 합니다. 치료자들은 보호자가 치료시간에 그들의 경험을 이야기하도록 격려하고 기술 강화를 위한 숙제를 냅니다.

치료세팅의 조정

게임 기반 인지행동 보호자 집단치료 모델이 보통 90분 회기로 진행되지만, 이 스케줄이 모든 상황 또는 모든 가족에서 가능하지는 않을 수 있습니다. 이럴 때에는 교육과 게임을 진행하는데 소요되는 시간을 줄여 45분~60분 코스로 조정할 수 있습니다. 또 치료 기간이 제한적인 상황(예: 방학)에서는 압축된 6회기 형태로 할 수도 있습니다. 이 형태에서는 모든 자료를 다룰 충분한 시간 확보를 위해 각 치료회기 시간은 두 배가 됩니다. 보호자 집단 크기는 아동 집단의 수에 따라 달라질 수 있으며, 평균적으로는 6명에서 8명 사이입니다. 하지만 보호자 집단은 최소 3명, 최대 16명까지 성공적으로 진행된 바 있습니다. 비록 저자들은 보호자와 아동 집단을 동시에 만나는 동시 진행형이 내담자 편의에 좋다고 보았습니다만, 아동 집단 회기에 이어 보호자 집단을 만나는 순차적인 집단도 내담자들의 요구와 한정된 자원 때문에 진행된 적이 있습니다.

가상사례

다음은 게임 기반 인지행동 보호자 집단 치료 모델 이용 사례의 예를 제시하고 구성요소와 익명화된 사례 자료를 담고 있습니다. 사례에는 간단한 사건 설명과 가족 특성, 내담자의 어려움과 치료 전의 요구, 치료 과정과 치료 이후 기능을 담고 있습니다.

　김엄마는 8세 이아이의 어머니입니다. 김엄마의 전 남자친구인 최아저씨에 의한 이아이의 피해 이후, 게임 기반 인지행동 보호자 집단치료에 연계되었습니다. 이아이는 어머니에게 아저씨가 손가락을 자신의 질에 넣었고, 그와 함께 음란물을 보게 하였고, 그녀 앞에서 자위행위를 했다고 밝혔습니다. 학대가 있었던 때, 그녀의 어머니, 이아이와 두 명의 형제가 최씨와 함께 방 세 개의 아파트에 같이 살고 있었고, 최씨가 유일한 경제적 생활자였습니다. 김엄마가 혐의를 들은 뒤 처음에는 최씨에게 이를 확인하였습니다. 그는 강력하게 부인하였습니다. 김엄마는 아이에게 최씨가 사실이 아니라고 한 것을 알렸습니다. 아이는 최씨에게 화가 나서 자신이 거짓 혐의를 말했다고 답했습니다. 그러나 다음날, 아이는 학교에서 한 여자아이 위에 벌거벗은 남자가 자신의 성기를 넣는 그림을 그렸고, 학교 선생님이 이것을 보고 아이를 면담했습니다. 대화 도중 아이는 최씨가 자신에게 성폭력을 가했다고 밝혔습니다. 아이는 학교 간호사에게 보내졌고, 학교 간호사가 경찰과 아동보호전문기관에게 연락하였습니다.

　아동보호전문기관에서 조사한 뒤 아이와 어머니, 형제들은 최씨의 집을 떠나도록 계획에 세워졌습니다. 어머니는 최씨가 아이와 연락하지 못하게 하는 것에 동의했습니다. 사례관리자와 가족이 만나는 동안, 김엄마는 비록 자신이 계획에 동의는 했지만 성폭력이 있었다는 것을 확신할 수 없고, 그녀와 아이들이 최씨의 집으로 돌아갈 수 있게 빨리 결정되기를 바란다고 밝혔습니다. 그녀는 최씨로부터의 분리가 그녀와 아이들에게는 경제적, 정서적으로 어려운 일이라고 했습니다.

　집단치료의 시작 시기에 김엄마는 자신이나 딸에게 "아무 일도 일어나지 않았기 때문에" 치료가 필요하다고 생각하지 않는다고 말했습니다. 그녀는 그녀가 항상 집에 있었으니 최씨가 아이를 괴롭힐 기회가 없었을 것이므로 학대는 없었을 것이라고 판단하였습니다. 김엄마는 그녀의 양육 능력에 의문을 가지고 자신의 가족을 방해하는 아동보호전문기관에 대해 분노와 좌절을 표현하였습니다. 그녀는 아동보호전문기관에서 만약 그녀가 협조하지 않으면, 아이들을 잃을 수도 있다고 했기 때문에 치료에 참여만 하겠다고 했습니다. 김엄마는 "내 일"을 낯선 사람과 공유하고 싶지 않기 때문에 집단 치료에 참여해도 말은 하지 않겠다고 했습니다.

　첫 회기 동안, 집단 치료자들이 프로그램의 개관을 설명하는 동안 김엄마는 듣고 있지 않는 듯 머리를 숙이고 있었습니다. 하지만 "너에 대해 알아가기"게임(9장)이 시작되자, 김엄마의 경쟁적인 면이 드러나고, 최고 점수를 얻기 위해 그녀는 질문에 자세히 대답했습니다. 그녀는 일관되게 게임의 모든 질문에 대답하고 참여하였습니다. 김엄마는 대답을 하면서 다른 집단 구성원들과 웃기도 하였습니다. 회기 끝에, 김엄마는 치료가 생각했던 것 만큼 나쁘지 않았다고 했습니다.

　김엄마는 계속해서 "감정교환"과 "아무 말도 하지마"(12장) 동안에 적극적으로 참여하였습니다.

이 게임을 하는 동안, 그녀는 아동보호전문기관이 그녀를 다루었던 방식에 대해서 화가 났다고 언급하였습니다. 다른 집단의 구성원들도 김엄마의 불평에 동의하고, 그들도 아동보호전문기관에서 비슷하게 홀대받았다고 느꼈다면서 그녀를 지지하고 입증해 주었습니다. 이러한 지지를 받고나서, 김엄마는 자신이 이해받았다고 느꼈고, 집단에 의해서 그녀의 목소리가 가치있어졌다고 표현하였습니다. "만약에 내아이가 그랬다면..." 게임(13장) 동안, 김엄마는 그녀와 다른 집단 구성원들이 사려깊은 반응들을 바탕으로 한 능숙한 부모라고 표현하였습니다. 그녀는 시나리오에 대한 그녀의 답변 중 하나가 가장 많은 표를 받았을 때 특히 자부심을 느끼는 것처럼 보였습니다.

집단치료가 진행되고 성폭력 주제가 다뤄지기 시작하자, 김엄마는 다시 치료에 참여해야만 하는 것에 대해 좌절감을 표현했습니다. 그녀는 딸이 성폭력을 겪었다는 것을 확신할 수 없기 때문이 왜 이 주제를 논의해야 하는지 모르겠다고 말하였습니다. 하지만, "학대알기 카드게임 시합"(14장) 동안, 김엄마는 성폭력의 빈도에 대해 알게 되면서 충격을 받은 것처럼 보였고, 믿었던 성인이나 가족과 가까운 사람이 관련자라는 것을 듣고 놀라워했습니다.

"모자 안에 누가, 무엇이, 어디에 있나?"(15장) 동안에 그녀는 그녀의 딸이 제기한 학대의 특징을 적을 거라고 하였지만 그 정보의 정확성에 대해서는 확신할 수 없다고도 하였습니다. 김엄마는 다른 구성원 아이들의 학대 경험 세부정보가 자기 딸의 것과 너무 비슷하다는 것을 알고 놀란 것처럼 보였습니다. 그녀는 학대라는 것은 불쾌한 일이지만 그녀의 딸이 학대받았다는 것을 전부 믿을 수는 없다고 다른 집단 구성원들에게 말했습니다. 이 말을 한 뒤, 몇몇 집단 구성원들이 그들도 처음에는 자기 아이들의 사건에 대해 의구심이 들었지만 아이들을 지지해주는 것의 중요성을 깨달았다고 김엄마에게 답하였습니다. 뿐만 아니라 일부 집단 구성원들은 학대가 일어났다는 것을 계속 부인하기 어렵게 만드는 날카로운 질문으로 김엄마에게 의문을 제기했습니다. 예를 들면, 한 집단 구성원이 김엄마에게 당신 딸이 왜 사건을 만들어내겠냐고 물었고, 그녀가 자고 있을 때 사건이 있었을 가능성을 물었습니다. 이 대화에 이어 김엄마는 무너졌고, 만약 그녀가 최씨와의 관계를 중단하면 그녀와 가족은 모든 재정적 지원을 잃고 노숙자가 될 것이라고 구성원들에게 소리치며 울음을 터뜨렸습니다. 몇몇 집단 구성원들은 거주지와 아이를 돌보고 직업을 갖기 위해 그들이 받았던 자원을 그녀에게 알려주며 지지적으로 응대하였습니다.

김엄마는 점점 더 딸의 학대 경험을 나누는 것에 마음을 터놓게 되었고, 공개 게임: 심층 "인터뷰 게임"과 "부모 오디션"(15장)을 하는 동안 다른 집단 구성원들에게 힘을 보탰습니다. 이 게임들을 한 뒤, 김엄마는 자신이 딸을 옹호해주지 않는 것에 대해 죄책감을 느꼈고, 그녀의 전 남자친구가 아이의 가슴과 엉덩이를 두고 한 부적절한 말을 생각해 볼 때, 뭔가가 일어났을 것이라는 생각이 들었다는 것을 인정하면서 통찰력있는 표현을 하였습니다. 그녀는 처음으로 자신이 어렸을 때 성폭력을 당한 적이 있고, 자신의 아이들에게는 같은 일이 일어나도록 두지 않을 거라고 스스로 다짐했었다고 말했습니다. 여러 집단 구성원들은 김엄마의 자기 공개에 안심을 시켜주고 그들도 그녀를 도와주기 위해 여기에 있다고 말해주었습니다. 또 다른 집단 구성원은 자신 역시 어렸을 때 성적으로 학대받은 적이 있다고 공개하였고, 그녀도 김엄마와 비슷한 느낌에 몸부림 치고 있다고 밝혔습니다. 집단으로부터 이러한 피드백을 받고 난 후, 김엄마는 기분이 나아졌다며 딸의 치유를 도와줄 수 있는 새로운 능력에 자신감을 표현했습니다. 그리고 그녀는 최씨와 연락을 끊을 것이라고 맹세하였습니다.

김엄마가 이전에 아이를 지지해주지 않았고, 아이와 사건에 대해 소통하는 것을 어려워했던 점을 감안하여, 집단 치료자는 아동-보호자 집단 회기를 했습니다. 이 회기 동안에 아이는 조심스러워하는 것처럼 보였고, 엄마가 자기에게 화가 났을 것이라며 엄마와 사건 얘기를 나누기를 꺼렸습니다. 하지만 엄마는 아이에게 용기를 북돋워주었고, 이전에 아이를 믿어주지지 않았던 것에 대해 사과하였습니다. 아이는 점점 학대의 세세한 부분을 엄마에게 편안하게 이야기하였습니다. 엄마는 아이를 안아주며 아이를 사랑하고 아이가 자랑스럽다고 말하였습니다.

보호자 집단치료를 종결하면서, 김엄마는 치료기간 동안의 자신의 성장을 생각하고, "누구의 카드일까"(17장) 동안 집단 구성원이 준 도움에 감사를 표현하였습니다. 덧붙여 그녀는 딸과의 관계가 매우 좋아졌고, 거주지를 옮기는 데 필요한 자원을 받았다고 말했습니다.

Part 4

치료적 요소

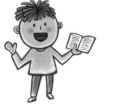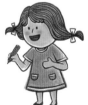

9

치료적 신뢰관계 형성

주제의 근거와 관련성

치료적 신뢰관계를 형성한다는 것은 치료의 맥락을 확립하고 치료적 관계를 정의하기 위해 치료자와 내담자가 서로를 알아가는 과정입니다. 이 과정을 통해 신뢰가 생기고, 안전함과 안정감, 치료의 유용성에 대한 믿음이 생기며, 치료에 대한 기대를 갖게 됩니다. 치료적 신뢰관계를 형성하는 과정은, 가족이 심리 치료, 치료 목표, 가치 및 선호에 대해 어떤 견해를 갖고 있는지 등 가족의 문화적 신념을 탐구하는 장으로도 활용될 수 있습니다(Organista, 2006). 치료적 신뢰 관계는 모든 치료에서 중요한 구성 요소이지만 아동 성폭력 피해자의 치료에서는 특히 중요합니다. 아동성폭력을 경험한 아동은 종종 배신과 불신에 대한 감정을 겪었고, 이러한 경험은 치료에 진입하거나 참여할 때 부정적인 영향을 줄 수 있습니다. 치료에 대한 이러한 장벽은 치료에 대한 문화적 통념이나 아동성폭력에 대한 낙인으로 인해 더욱 어려워질 수 있습니다. 자기개방이나 정보 공유, 이해를 촉진하는 전략을 사용하면 이러한 문제들을 완화해주고 치료 과정을 더 원활하게 합니다(Misurell & Springer, 2013).

이 장에는 게임 기반 인지 행동 치료의 치료틀과, 아동, 보호자 및 치료자 간의 치료적 신뢰 관계를 형성하는 방법을 제시하기 위한 정보와 활동들이 있습니다. 이 초기 치료 단계에는 게임 기반 인지 행동치료의 이론 및 근거에 대한 논의, 앞으로 나올 기술들에 대한 설명, 활동들에 참여하고 집중하는 것의 중요성, 치료 목표와 치료와 관련된 동기 부여 시스템에 대한 검토 등이 포함됩니다. 게임과 기술 콩트들에는 내담자와 치료자가 좋아하는 것, 관심있는 것, 그리고 바램 등을 공유하고 학습하는 것이 포함됩니다. 이러한 활동을 통해 아동과 보호자, 치료자는 자신에 대한 정보를 공유 할 수 있습니다. 이는 서로의 공통점을 확인하고 서로 연결되어있음을 느끼게 하며, 열린 의사 소통을 돕습니다.

주제에 관련된 연구

아동과 성인 모두에게 효과적인 치료법에 대한 연구에 따르면, 치료적 신뢰관계를 형성하고 강력한 치료 관계를 형성하는 것이 성공의 핵심 요소입니다(Castonguey & Beutler, 2006; Nathan & Gorman, 2002). 치료자가 친분을 쌓고 따뜻함, 낙관성 및 유머를 치료에 사용할 때 내담자는 치료자를 더 호의적으로 평가하는 것으로 보입니다(Beck, Freidlander & Escudero, 2006). 치료 동맹은 상태의 호전, 치료 참여 증가 및 아동 개입에 대한 탈락률 감소와 직접적인 관련이 있습니다(Kazdin, Marciano & Whitley, 2005; THompson, Bender, Lantry & Flynn, 2007). 유사하게, 내재화 증상(예 : 불안 및 우울증)을 보이는 아동에서 강한 치료 관계를 유지하는 것이 치료에 대한 수용성 및 성공률을 높이는 것이 연구로 확인되었습니다(Torry & Kendall, 2005). 또 연구에 따르면, 정신 건강 서비스에 대한 불신감과 회의론을 줄이기 위해 다양한 내담자들 및 역사적으로 소외 받고 억눌렸던 문화적 배경을 가진 사람들과 우호적인 관계를 형성하는 것이 중요했습니다(Hays, 2006).

긍정적인 치료적 관계의 발전은 아동성폭력의 치료에 중요한 요소로 다루어져 왔습니다. 또 문헌에 따르면 치료 관계의 질이 치료 결과를 예측했습니다(Cloitre, Chase Sovall-McClough, Miranda & Chemtob, 2004). 치료 관계 강화를 위한 치료적 신뢰관계 형성 전략은 외상 치료에 특히 중요하다고 간주되어 왔습니다. 외상 치료에는 일반적으로 협동적이고 적극적인 접근이 포함되기 때문입니다. 이러한 중재는 내담자가 치료 목표를 수립하고 실행하기 위해 치료자와 적극적으로 협력해야하기 때문에 긍정적인 관계가 매우 중요합니다(Cohen, Mannarino & Deblinger, 2006; Cohen, Mannarino, Deblinger & Berliner, 2009; Saunders, Berliner & Hanson, 2004). 아동성폭력 치료는 일반적으로 힘든 감정이 가득한 내용에 직면하고 도전해야 하는 일이기 때문에 강력한 치료관계가 매우 중요합니다(Misurell, Springer, Acosta, Liotta & Krnazler, 2014). 더 나아가, 편안함과 신뢰를 증진시키는 것은 내담자가 낙인, 수치심, 종종 아동성폭력과 관련된 문화적 금기 등과 관련된 감정으로 인한 치료 저항감을 극복하는 데 도움이 될 수 있습니다(Fontes & Plummer, 2012).

보호자를 위한 마음교육

게임 기반 인지행동치료의 이론, 근거 및 과정에 대한 교육을 제공하는 것이 치료의 중요한 초기 단계입니다. 이를 통해 보호자는 치료에서 기대할 수 있는 것을 확인하고, 치료에서 각 사람의 역할을 알 수 있으며, 치료 기법과 절차에 익숙해집니다. 또한 이 치료 단계는 치료가 협력적이라는 점, 보호자 참여의 중요성, 정보의 양방향 공유 및 치료 주제의 점진적이고 순차적인 순서를 포함한 모델의 주요 이론을 설명할 기회입니다. 치료 초반에는 핵심 사회성 및 정서적 기술을 형성하는 것으로 시작하여 치료 후반의 토대가 되도록 하고, 치료 후반에는 아동 학대에 대한 마음교육, 학대 처리, 개인안전기술 및 미래 계획에 중점을 둔다는 점을 설명하는 게 좋습니다.

초기 만남에서 치료자는 수용성, 개방성, 안전 및 신뢰를 암시적으로 그리고 명시적으로 보여주는 것이 중요합니다. 보호자의 문화적 가치와 신념, 걱정과 기대, 기밀 유지 및 그 한계에 대해 이야기를 나누는 것은 치료 장벽을 확인하고 극복하고 강력한 치료 동맹을 형성하는 데 도움이 될 수 있습니다. 치료자는 다른 문화적 배경을 가진 내담자의 경우 일반적인 지원과 이해를 구하는 동시에 문화적 차이를 인정하고 존중하는 태도인 것이 도움이 될 수 있습니다. 문화에 대해 개방적이고 정직하게 이야기하는 접근 방식을 취함으로써, 보호자는 치료에 대해 더 적극적으로 참여하고 많이 표현할 수 있습니다.

아동을 위한 마음교육

아동들에게 게임 기반 인지행동치료에 관한 정보를 주어서, 치료를 쉽게 이해하게 하고, 안전함과 비밀유지의 느낌을 갖게 하며, 아동들이 치료 과정에서 적극적인 역할을 하도록 합니다. 기대 행동과 인센티브를 강조하고, 치료의 목적과 진행에 대해 이야기하고, 재미있는 게임과 기술을 사용할 것이라는 점을 알려주어, 치료에 더 많이 참여하고 집중할 수 있도록 합니다. 치료적 신뢰관계를 형성하는 치료 단계에서 토큰 경제를 사용하면, 아동들이 더욱 흥미로워하고 치료 과정에서 아동의 참여를 높일 수 있습니다.

신뢰 관계를 형성하는 동안, 아동은 자신과 관심사, 두려움에 대해 공개적으로 이야기하고 치료자와 보호자에게 질문을 할 수 있습니다. 치료자는 치료가 의사소통의 장이며 아동이 공유하는 정보에 대해 판단이나 비난을 받거나 웃어넘기지 않을 것이며, 문제가 되지도 않을 것을 아동에게 알려주어 아동을 안심시킵니다. 또 치료는 치료자와 보호자에 관해 알게 되는 것뿐만 아니라 자신에 관한 정보를 공유하는 것도 포함될 것이라고 알릴 수 있습니다. 치료를 양방향의 대화 과정으로 정의함으로써, 아동의 개방성, 의지 및 치료에 대한 노력을 증가시킬 수 있습니다.

기술콩트: 자기 소개하기

1. 자기 자신을 소개할 사람을 정합니다.
2. 그 사람에게 다가갑니다.
3. 그 사람이 나를 쳐다볼 때까지 기다립니다.
4. 그 후, "안녕하세요. 내 이름은 _____입니다"라고 말합니다.
5. 상대방이 자신의 이름을 말해줄 때까지 기다립니다.
6. "만나서 반갑습니다"라고 말합니다.
7. 악수를 합니다.

기술콩트: 대화 시작하기

1. 대화 나눌 사람을 정합니다.
2. 그 사람에게 다가갑니다.

3. 그 사람이 나를 쳐다볼 때까지 기다립니다.

4. 그 후, "안녕하세요"라고 말합니다.

5. 상대방이 "안녕하세요"라고 말할 때까지 기다립니다.

6. 질문을 합니다 (예: "가장 좋아하는 색깔이 뭔가요?")

7. 대답을 합니다 (예: "내가 가장 좋아하는 색깔은 _____ 입니다")

치료적 신뢰관계 형성하기 구조화된 치료적 게임

[내가 좋아하는 것들]

대상: 개인/ 아동-보호자 합동

추천연령: 만 5-13세

기술: 자신에 대한 정보를 공유할 기회를 제공하고, 치료 내에서 편안함을 느낄 수 있도록 다른 사람들에 대해 알아가기

게임 개요: 이 게임은 치료를 시작할 때 어색한 분위기를 바꾸기 위해 사용됩니다. 이 게임에서는 그림과 대화를 통해 아동과 보호자가 자신이 좋아하는 것과 자신의 열정에 대해 공유하고, 다른 사람들에 대해 배우는 기회를 많이 주어 치료적 신뢰 관계 형성을 돕습니다.

준비물: 종이, 크레용, 연필, 및 마커

시행 방법
개인/ 아동-보호자 합동

1. 게임 참가자에게 그들이 가장 좋아하는 활동이나 관심사 5가지를 생각해내도록 합니다.

2. 참가자들은 각각의 항목에 대해 그림을 그립니다.

3. 모든 참가자가 그림을 다 그린 후, 각각 순서대로 돌아가면서 그들의 활동을 공유합니다.

4. 발표하는 참가자 외의 다른 참가자가, 활동에 대해 적어도 하나 이상의 질문을 해야 합니다. 예를 들어, 만약 참가자가 영화 보는 것을 좋아한다고 말하면, 다른 참가자는 "가장 좋아하는 영화는 뭔가요?"라고 물을 수 있습니다.

5. 참가자는 그들이 공유한 활동과 그들이 한 질문에 대해 각각 1점씩 받습니다.

동기강화물

점수는 토큰으로 바꿀 수 있습니다. 또한, 치료자는 토큰을 사용하여 실질적인 보상책으로 쓸 수도 있습니다.

게임의 정리

이 게임을 통해 무엇을 배웠나요? 자신에 대한 이야기를 다른 사람과 나눴을 때 기분이 어땠나요? 얘기한 것 때문에 불편해진 것도 있었나요? 다른 사람들에 대해 알게되니 기분이 어땠나요? 다른 사람

에 대해 알게 된 것 중에 놀라웠던 것이 있었나요? 다른 사람들과의 공통점이나 차이점에 대해 알게 된 게 있나요?

임상적 고려사항

치료자가 건강한 활동들(예: 독서, 운동하기, 영화보기, 농구하기, 예술활동하기 등)의 목록을 적어놓으면 내담자들이 긍정적인 관심사들을 찾아보는데 도움을 될 수 있습니다. 추가적으로, 치료자는 게임 중 다양한 사람들이 갖고 있는 공통 관심사를 강조하고 공감해줄 수도 있습니다.

[너에 대해 알아가기 카드놀이]

대상: 개인/ 아동-보호자 합동, 보호자 집단

추천 연령: 만 5-13세

기술: 의사소통과 대화 기술 활용을 격려함

게임 개요: 이 게임에서는 아동과 보호자가 자기 자신을 표현하고 다른 사람들에 대해 알아갈 수 있는 기회를 많이 제공합니다. 치료자는 미리 준비된 카드 한 묶음을 사용합니다. 각각의 카드에는 두 개의 질문이 쓰여 있습니다. 하나는 피상적인 정보이고(예: 가장 좋아하는 색깔은?), 다른 하나는 보다 더 깊이있는 질문입니다(예: 당신 삶에서 가장 슬펐던 날은?). 각각의 질문에 대해 점수를 다르게 주어서, 참가자는 질문의 양과 깊이에 따라 상을 받습니다.

준비물: 너에 대해 알아가기-초등학생용; 너에 대해 알아가기-중학생용; 너에 대해 알아가기-보호자용, 주사위(보호자 집단)

시행 방법

개인/ 아동보호자 합동

1. 너에 대해 알아가기-초등학생용 혹은 중학생용을 한 묶음으로 쌓아놓습니다.
2. 한 명의 참가자를 점수 기록자로 지정합니다.
3. 참가자들은 순서대로 카드 묶음에서 카드를 하나씩 뽑습니다.
4. 참가자는 뽑은 카드들로, 1점짜리 질문에 하거나, 2점짜리 질문에 답하거나, 두 질문에 모두 답을 해서 3점을 받거나, 대답을 하지 않을 수 있습니다.
5. 다른 참가자가 카드를 뽑아 3단계를 반복합니다.
6. 게임이 끝나면 얻은 점수에 따라 순위를 정합니다(예: 1위, 2위, 3위).

보호자 집단

1. 너에 대해 알아가기-보호자용을 한 묶음으로 쌓아놓습니다.
2. 한 명의 참가자가 주사위를 던지면서 게임을 시작합니다. 카드 묶음을 주사위 숫자에 따라 옆 사람에게 전달됩니다. 카드 묶음을 받게 된 사람이 카드를 집습니다(예: 참가자가 주사위로 3을 굴렸으면, 카드 묶음을 우측으로 세번째 사람에게 전달됩니다).

3. 참가자는 카드를 선택하고, 1점짜리 질문에 답하거나, 3점짜리 질문에 답하거나, 두 질문에 모두 답을 하고 4점을 받거나, 대답을 하지 않을 수 있습니다.

4. 참가자는 그들이 선택한 질문에 대한 답을 하고 그에 해당하는 점수를 받습니다.

5. 참가자가 주사위를 던지고, 주사위 숫자에 따라 카드를 이동합니다. 카드를 받게 되는 다음 사람이 다음 참가자가 됩니다.

6. 이 참가자는 카드를 선택하고 3단계부터 5단계를 반복합니다.

7. 게임이 끝나면 얻은 점수에 따라 순위를 정합니다(예: 1위, 2위, 3위).

동기강화물

게임 내내 칭찬과 지지를 제공합니다. 아동-보호자 합동 회기에서는, 아동에게 순위에 따라 토큰을 줄 수 있습니다. 자세하고 지지적인 반응을 한 경우 추가적으로 토큰을 줄 수 있습니다.

게임의 정리

이 게임을 통해서 무엇을 배웠나요? 1점짜리 질문과 2점짜리 질문의 차이점이 뭔지 알겠나요? 게임을 하면서 다른 사람에 대해 알게 된 게 있나요? 대답하기가 쉬운 카드들도 있었나요? 대답하기가 더 어려운 카드들도 있었나요? 다른 참가자들과 공통점도 있었나요?

임상적 고려사항

아동-보호자 합동 회기 게임을 진행하기 전, 치료자는 보호자와 질문 목록을 검토하고 보호자가 치료 과정에 도움이 되는 방향으로 대답을 준비하도록 할 수 있습니다. 예를 들어, 보다 더 깊이있는 질문인 "당신이 치료에서 배우고 싶은 것"에 대해 보호자는 "나는 내 아이가 감정을 다루는 것을 돕는 방법을 배우고 싶습니다"라고 대답할 수 있습니다. 추가적으로, 치료자는 가족과 신뢰관계를 형성하기 위해 전략적 자기 개방을 사용할 수 있습니다.

[너에 대해 알아가기 공놀이]

대상: 아동 집단

추천 연령: 만 5-10세

기술: 치료적 신뢰관계를 형성하고 의사소통 기술을 연습할 기회를 준다.

게임 개요: "너에 대해 알아가기 공놀이"는 독특한 개인의 특성 뿐 아니라 참가자들 간의 공통점을 강조해서 어색한 분위기를 바꾸기 위한 게임입니다. 이 게임에서 참가자들은 자기 자신을 소개하고, 자신의 관심사, 선호 및 가치들을 공유하고, 다른 사람에 대해 배울 수 있습니다.

준비물: 공

시행 방법
아동 집단
1. 참가자들은 동그랗게 둘러앉습니다.
2. 참가자에게 공을 줍니다.
3. 공을 잡으면 참가자는 자신의 이름을 말하고 그 회기에 지정된 질문에 대해 답을 합니다. 1라운드가 끝난 후, 아동에게 다른 참가자들의 이름을 말하고, 현재 라운드와 이전 라운드의 질문에 대한 답을 말하도록 할 수 있습니다.
4. 질문에 대한 답을 한 후, 참가자는 다른 참가자에게 공을 던집니다. 그 참가자는 3단계를 반복합니다.
5. 모든 참가자들이 그 라운드에 해당하는 질문에 답을 한 후, 아동에게 다른 참가자들의 이름과 대답을 기억할 수 있는지 묻습니다. 한 라운드가 끝나면, 아동에게 이전 라운드에서 다른 참가자들이 뭐라고 대답했었는지 기억해보라고 할 수 있습니다.
6. 모든 아동들이 다른 참가자들이 대답을 기억해낼 기회를 가진 후, 새로운 라운드가 시작되고, 새 질문이 정해집니다.

질문 예시
- 가장 좋아하는 공휴일은 언제야?
- 가장 좋아하는 음식은 뭐야?
- 집에서는 어느 나라 말을 쓰니?
- 부모님은 어느 나라에서 왔어?
- 가장 좋아하는 TV 프로그램은 뭐야?
- 형제자매가 몇 명이야?
- 어디 살아?
- 누구와 살아?
- 다른 가족들은 어디에 살아?

동기강화물
자세한 답을 하는 사람과 다른 참가자의 대답을 기억해내는 아동들에게 상으로 토큰을 줍니다.

게임의 정리
다른 아이들과 네가 갖고 있는 공통점은 뭐가 있었나요? 다른 사람에 대해 알게 된 것 중에 재미있었던 것은 뭐가 있었나요? 다른 사람들과 정보를 공유하니까 어땠나요?

임상적 고려사항
이 게임을 하는 동안, 치료자는 치료적 신뢰관계와 편안함을 구축하기 위해 전략적 자기 개방을 사용할 수 있습니다. 또한 치료자들은 자세하고 세심한 답을 하고 아동들에게 이와 같이 답변하도록 격려할 수 있습니다.

[대화 찾기 게임]

대상: 아동 집단

추천 연령: 만 5-10세

기술: 치료적 신뢰관계를 형성하고, 집단 구성원 간 대화 기술을 향상함

게임 개요: 대화 찾기 게임은 아동들에게 대화하기, 자신에 대한 정보 공유 및 다른 사람에 대해 알아 가기에 참여하도록 기회를 주는 빠른 속도의 게임입니다. 이 게임은 집단의 발달 단계에 따라 두 가지 형태가 있습니다(5-7세용 및 8-10세용). 두 가지 형태 모두 시합처럼 설계되어 아동들에게 빨리 작업하도록 격려합니다.^{역자 주)}

준비물: 필기구들, 대화 찾기 게임: 질문들

시행 방법

5-7세용

1. 아동들은 작은 팀으로 나뉩니다.
2. 치료자는 각각의 팀에게 대화 찾기 게임: 질문지 종이에서 첫 번째 질문을 크게 읽도록 합니다.
3. 그 팀의 모든 아동들이 대답을 한 후, 공통점에 대해 이야기하고, 다음 질문을 읽습니다.
4. 팀의 모든 참가자가 질문에 대한 답을 할 때까지 게임을 진행합니다.
5. 먼저 끝낸 순서대로 팀 순위가 정해집니다(예: 1위, 2위, 3위).

8-10세용

1. 각각의 참가자에게 대화 찾기 게임: 질문지 종이를 나눠줍니다.
2. 참가자들은 종이 왼쪽에 자신의 답변을 적도록 합니다.
3. 치료자는 참가자들이 서로를 인터뷰해 상대방 참가자의 답변을 얻어내는 시합을 시작한다고 말합니다.
4. 참가자는 각각 다른 참가자들을 찾아 질문지의 질문에 대한 답변을 얻으려고 노력합니다.
5. 모든 참가자들이 자신의 질문지를 완성할 때까지 진행됩니다.
6. 먼저 끝낸 참가자의 순서대로 순위가 정해집니다(예: 1위, 2위, 3위).

동기강화물

5-7세용에서는, 게임을 끝낸 순서대로 팀에게 토큰을 상으로 줄 수 있습니다. 8-10세용에서는, 먼저 게임을 끝낸 개인에게 토큰을 상으로 줄 수 있습니다.

게임의 정리

다른 집단 구성원에 대해 어떤 것들을 배웠나요? 다른 집단 구성원들과 대화하는 게 어땠나요? 네가

역자 주) 경쟁심이 강하거나 집중력이 떨어지는 아동, 불안 증상이 많은 아동이 포함된 경우에는, 치료자가 아이들에게 빠른 진행보다 상대에 대해 정확하고 잘 알게 되는 것이 중요하다고 언급하며 속도 조절을 하고 안정을 찾을 수 있도록 돕습니다.

잘 모르는 사람과 대화할 때 어려운 점이 뭐가 있었나요?

임상적 고려사항

5-7세용은 더 어린 아동들, 쓰거나 읽지 못하는 발달상의 제한이 있는 아동들을 대상으로도 진행될 수 있고, 이 때 더 많은 지도와 안내가 필요할 수 있습니다. 8-10세용은 읽고, 쓰고, 독립적으로 대화를 할 수 있는 아동을 대상으로 진행될 수 있습니다.

[만나고, 인사하고, 맞춰보기]

대상: 아동 집단

추천 연령: 만 11-13세

기술: 치료적 신뢰관계 형성 및 의사소통 기술

게임 개요: 이 게임에서는 아동이 상대방의 관심사와 바람에 대해 알기 위해 서로를 인터뷰합니다. 게임을 더 재미있게 하고, 지정된 상대방에 대해 각각의 참가자가 얼마나 알고 있는지를 평가하기 위해 게임쇼 형식이 사용됩니다.

준비물: 만나고, 인사하고, 맞춰보기 인터뷰 종이, 각각 참가자를 위한 필기구, 마커, 종이

시행 방법

아동 집단

1. 참가자들은 두 팀으로 나누어지고, 참가자 1과 참가자 2로 지정됩니다.
2. 참가자들에게 만나고, 인사하고, 맞춰보기 인터뷰 종이를 나눠주고, 질문에 대한 답을 적도록 합니다.
3. 참가자들은 5분 동안 팀 동료를 인터뷰하고 팀 동료의 답변을 외우도록 합니다.
4. 한 팀이 무대 위로 올라가고, 참가자들은 서로 등을 댄 채 앉습니다.
5. 집단치료자는 참가자1에게 참가자 2에 대한 질문을 합니다.
6. 참가자 2는 마커를 사용해 질문에 대한 답을 적습니다.
7. 참가자1은 큰 소리로 답을 맞춰보고, 참가자 2는 답을 보여줍니다.
8. 만약 두 개의 답이 일치하면, 1점이 주어집니다.
9. 점수를 기록합니다.
10. 집단 치료자가 참가자2에게 참가자1에 대한 질문을 합니다.
11. 참가자들은 5개의 질문 동안 번갈아 답을 한 후, 다음 팀이 무대 위로 올라와서 4단계부터 10단계를 반복합니다.
12. 획득한 점수에 따라 팀의 순위가 정해집니다(예: 1위, 2위).

동기강화물

게임 내내 칭찬과 지지를 제공합니다. 각 팀의 순위에 따라 토큰을 제공할 수 있습니다.

게임의 정리

집단 내 다른 아이들과 나의 공통점이 뭐가 있었나요? 다른 아이들에 대해 알게 된 것 중 재미있었던 것은 뭐가 있었나요? 다른 사람들과 너에 대한 이야기를 나누는 게 어땠나요? 다른 사람들에 대해 알게 되는 것 중 좀 더 쉬운 것도 있었나요?

임상적 고려사항

만약 읽기나 쓰기에 어려움이 있는 아동이라면 도와줄 수 있습니다. 더 넓은 종류의 주제와 관심사에 대해 알아보기 위해 게임 중에 추가적인 질문을 사용할 수 있습니다.

10
개인 공간 및 경계 설정

주제의 근거와 관련성

성폭력을 겪은 아이들은 종종 사적인 개인 공간을 이해하고 구별하기가 어렵습니다. 가해자들은 종종 '길들이기(Grooming)'와 같은 방법을 사용합니다. 아이들은 성적인 행동을 하는 것에 대해 보상을 받고, 관심과 애정을 받게 됩니다. 이러한 경험은 아이들의 정상적인 행동에 대한 인식을 왜곡시키고, 경계를 침범하거나 성적으로 부적절한 행동을 유발할 수 있습니다. 성적 학대를 겪은 아이들은 적절한 경계에 대해 한 번도 배우지 못했을 수도 있고, 자신이 경험한 부적절한 경험에 의해 누구와 무엇을 하는 게 적절한지에 대한 이해가 왜곡되었을 수도 있습니다. 누군가가 자신의 개인 공간에 들어 왔거나 민감한 신체 부위에 닿았을 때 불편함을 느끼는 것은 자연스러운 일이지만, 아이들은 수차례 경계가 침범당하면서 무감각해졌을 수 있고, 경계 침범에 대해 불편함을 느끼는 본능이 무뎌졌을 수도 있습니다. 따라서 성폭력을 겪은 아이는 주변 환경에 대한 인식이 부족해서 경계를 침범하는 행동을 할 수 있으며, 다른 사람들로부터 애정과, 또는 보호를 구하기 위해 경계를 침범하는 행동을 적극적으로 할 수도 있습니다. 아이들은 다른 사람들을 맹목적으로 포용하거나 키스하거나 만지는 등의 행동을 하기도 하고, 상대방과 너무 가까워질 수도 있습니다. 이러한 행동은 다른 사람들을 불편하게 하거나, 아이를 위험에 빠뜨릴 수 있으며, 사회적으로 부정적인 결과를 초래할 수 있습니다. 따라서 아동성폭력 치료에서는 적절한 개인 공간과 경계에 관한 교육과 훈련을 제공하는 것이 중요합니다.

이 장에는 사적인 개인 공간 및 경계, 경계가 침범됐을 때 어떻게 대처해야 하는지에 대한 교육용으로 개발된 정보 및 활동들이 포함되어 있습니다. 이 장의 게임 및 기술 꽁트에는 적절한 개인 공간에 대해 배우고, 시연하고, 연습하는 것뿐 아니라, 경계를 확인하고 존중하는 것 등이 포함됩니다. 이러한 활동은 또 다른 사람들이 자신의 개인 공간과 경계를 침범 할 때 자기주장을 할 수 있는 방법을 가르쳐줍니다.

주제에 관련된 연구

사적인 개인 공간과 경계를 확인하는 법을 배우는 것은 아이들의 건강한 발달에서 중요한 부분입니다(Johnson, 2004). 이 지식은 일반적으로 아이가 자신의 몸이 다른 사람과 별개라는 것을 알고, 서로 편안하기 위해서는 물리적 거리가 필요하다는 것을 자연스럽게 알게 되는 과정에서 얻어집니다. 이러한 이해는 그들이 사회적 환경에서 건강하고 편안한 방식으로 다른 사람들과 상호 작용할 수 있도록 하기 때문에 특히 중요합니다. 불행히도 성폭력을 겪은 아이는 사적인 개인 공간과 경계를 이해하는 것이 어려울 수 있습니다. 성폭력은 아동 본인의 경계가 침범된 것이며, 이는 종종 믿던 사람으로부터 가해지기 때문입니다(Friedrich, 2007; Johnson, 2004). 아이들은 다른 사람들의 개인 공간을 침범하거나, 다른 사람들의 사생활을 무시하거나, 부적절한 애정과 칭얼거림을 보이는 등 여러 가지 방법으로 경계를 침범할 수 있습니다. 아이들은 자신의 개인 공간과 프라이버시에 대한 인식이 부족할 수도 있습니다. 성폭력을 겪은 아동이 보이는 경계 위반 중에는 성적으로 부적절한 행동도 있습니다(Silovsky, Swisher, Widdifield, & Burris, 2012). 특히 미취학 아동들에게 흔히 보이는 이러한 어려움은 발달학적으로 부적절하며 잠재적으로 아동 및 / 또는 다른 사람들을 위험에 빠뜨릴 수 있습니다(Friedrich, Davies, Fehrer, & Wright, 2003). 성폭력을 겪은 모든 아이들이 부적절한 성적 행동 문제를 보이는 것은 아니지만, 허용 가능한 행동에 대한 규칙과 지침을 정하고 경미한 경계 침범을 다룸으로써, 향후 더 공격적이고 위험한 행동을 피하게 할 수 있습니다.

아동의 성적 문제 행동에 대한 문헌을 검토하는 것은 적절한 경계를 정의하고 수용 가능한 행동을 강화하기 위한 전략을 수립하는데 도움이 될 수 있습니다. 연구에 의하면, 효과적인 치료에는 아동이 개인의 경계와 행동을 적절하게 확인하고 존중할 수 있도록 하는 마음교육 및 활동이 포함되는 것이 중요합니다(Silovsky & Bonner, 2003; Silovsky, 2012). 이러한 교육을 통해 현재의 문제를 해결하는 데 도움이 될 수 있으며, 향후 학대의 위험을 낮추고 성적으로 부적절한 행동이 나타나는 것을 예방할 수 있습니다(St. Amand, Bard & Silovsky, 2008). 또한 부모 치료 중 개인적인 경계에 대한 마음교육을 포함하면, 보호자가 발달학적으로 적절한 행동과 부적절한 행동을 구별하고 경계를 침범하는 행동을 효과적으로 다루는 데 도움이 됩니다(McGrath, Cumming, Burchard, Zeoli & ellerby, 2010).

보호자를 위한 마음교육

보호자가 적절한 경계를 인식하고 강조하도록 돕는 것은 성적 학대 아동의 치료의 중요한 요소입니다. 보호자는 성폭력을 겪은 어린이들이 학대 경험의 결과로, 때로 경계를 잘 형성하지 못하고 개인 공간을 확인하기가 어렵다는 것을 알고 있어야 합니다. 치료자는 보호자에게 아동이 경험한 성폭력에 의해 갖게 되는 발달학적 한계와 인지 왜곡을 설명할 수 있습니다. 또한, 보호자는 가해자가 부적절한 행동을 하기 위해 아이들을 길들이고(grooming) 보상을 주었던 과정에 대해 설명을 들음으로써, 이러한 행동의 기원과 맥락을 이해하게 될 수 있습니다. 마지막으로 치료자는 보호자에게 적절하고 부적절한 행동을 구별하고, 이에 대해 대응하며, 건강한 경계의 모범을 보이는 역할이 중요하다는 것을 말해줄 수 있습니다.

보호자에게 사적인 개인 공간과 경계를 강화하고 적절한 행동을 늘리는 방법을 가르칠 수 있습니다. 개인 공간은 문화에 따라 다를 수 있으나, 간단하게는 대화를 할 때 적절한 거리가 한쪽 팔 길이만큼의 거리라고 설명할 수 있습니다. 보호자로 하여금 가정에서 한계와 경계를 설정하고 개인 공간에 대한 교육을 하도록 권유하는 것은, 자녀에게 나타나는 부적절한 행동을 효과적으로 해결할 수 있도록 도와줍니다. 보호자는 서로의 프라이버시 및 개인 물건을 존중하기 위한 지침 및 가정 규칙을 만들 수 있습니다. 예를 들어 누군가가 욕실이나 침실 문을 닫은 상태라면, 상대방은 노크를 하고 들어가기 전에 허락을 받아야 합니다. 마찬가지로 누군가가 다른 사람에게서 무언가를 사용하거나 빌리려 한다면 먼저 허락을 받아야합니다. 또한 적절한 행동을 격려하기 위해 가정 내에서 동기 부여 시스템 (예 : 토큰 경제)을 만들도록 제안할 수 있습니다. 반대로, 개인 공간 및 경계 침범을 다루기 위해 이를 고치도록 지적을 하거나 및 계획적으로 그 행동을 무시하도록 제안할 수 있습니다. 보호자가 적절한 개인 공간과 경계를 지킬 수 있도록 충분한 지식과 구체적인 전략이 있을 때, 아동의 바람직한 행동이 증가할 수 있습니다.

아동을 위한 마음교육

아동에게 사적인 개인 공간에 대한 마음교육을 할 때, 개인 공간이란 개념으로 자신이 편안하게 있을 수 있는, 자신 주변의 보이지 않는 영역으로 정의하는 게 도움이 될 수 있습니다. 이것은 다른 누군가가 이 공간을 침범할 때 느끼는 불편으로 구별할 수 있습니다. 예를 들어 개인의 공간을 침범당하는 느낌을 설명하는 것이 도움이 될 수 있습니다. 대화를 할 때 다른 사람들과 너무 멀리 서 있으면 대화하기가 어렵다는 점을 아동에게 가르쳐주는 게 좋습니다. 어느 정도의 거리가 충분한 개인 공간인지 효과적으로 확인하기 위해서, 개인 공간을 확인하는 실질적인 방법을 사용할 수 있습니다. 예를 들어, 아동에게 팔 길이 정도의 거리가 대화 할 때 다른 사람으로부터 서기에 좋은 거리임을 가르쳐줍니다. 아동이 자신의 팔을 앞쪽으로 뻗도록 하는 "개인 공간 팔 길이 검사"는 아동이 상대방과 적절한 거리에 있는지 보는 좋은 도구가 될 수 있습니다. 아동들이 회기 중에 자리에서 일어나서 다른 사람들과 개인 공간을 확인해 보는 게 도움이 될 수 있습니다. 아동은 상대방과 너무 가깝다면 더 거리를 두거나, 상대방에게 조금 더 멀어지도록 요청할 수 있습니다. 반대로 누군가가 너무 멀리 있는 경우에는 더 가까이 다가가거나 상대방에게 더 가까이 오라고 말할 수 있습니다. 또 상대방이 자신의 개인 공간 안에 있을 때는 어떤 느낌이 드는지, 그리고 너무 멀리 있는 사람과 대화할 때에는 어떤 느낌이 드는지에 대해 아동과 이야기하는 것이 도움될 수 있습니다. 이를 통해 아동은 다른 사람들과의 거리가 대화를 하는 동안 자신의 심리 상태에 어떤 영향을 미치는지에 배울 수 있습니다.

아동은 사적인 개인 공간의 개념 외에도, 더 넓은 범위의 개인적인 경계에 대해 배울 수 있습니다. 아동과 개인적인 경계에 대해 이야기하는 것은, 그들이 해도 되는 행동과 해서는 안되는 행동을 구별하는 데 도움이 됩니다. 또한 어떤 행동을 해도 되는지 여부는 상황에 따라 다름을 설명하는 것이 유용합니다. 예를 들어, 껌 씹기, 음악 듣기, 전화 통화 등의 특정 행동은 집에서는 해도 되지만 학교에서는 이러한 행동이 허용되지 않을 수 있습니다. 마찬가지로 어린이들에게 프라이버시에 관해 이야기하는 것이 중요합니다. 예를 들어 특정 행동은 욕실에서만 허용되며, 닫힌 방에 들어가기 전에는 노크하는 것이 중요하다고 알려줍니다. 이러한 예시를 설명해주면, 아동이 어떤 행동을 해도 되는지 여부를 식별하는 데 도움이 될 수 있습니다.

기술콩트: 개인적 공간 정하기

1. 상대방을 마주봅니다.
2. 상대방에게 걸어갑니다.
3. 적당한 거리에서 멈춘다.
4. "개인 공간 팔 길이 검사"를 통해 적절한 거리인지 확인합니다.
5. 만약 너무 가까우면 조금 멀어집니다. 만약 너무 멀면 조금 더 가까이 갑니다.

기술콩트: 나의 개인적 공간 주장하기

1. 상대방이 내 개인 공간 안에 있는지 여부를 결정합니다.
2. 만약 그렇다면, 상대방에게 비켜달라고 요청합니다.
3. 만약 상대방이 내 요청을 들어주지 않으면, 피합니다.

치료자는 아동이 다른 아동들, 보호자들, 혹은 치료자와 다양한 거리에 서보도록 해서 이러한 기술들을 연습하도록 도울 수 있습니다.

개인 공간과 경계 설정 구조화 치료적 게임

[전진 앞으로]

대상: 개인/ 아동-보호자 합동, 아동집단
추천연령: 만 5-10세
기술: 건강한 개인 공간 거리에 대한 지식 강화
게임 개요: 이 게임에는 치료자가 말하거나 카드에 적힌 지시사항에 따라 참가자들이 서로를 향해 걸어가도록 합니다. 이 게임의 목표는 상대방의 개인 공간을 침범하지 않으면서, 적당한 개인 공간 거리를 가늠해보는 것입니다.
준비물: 전진 앞으로 카드, 용기(예: 모자나 상자; 개인/ 아동-보호자 합동 게임용)

시행 방법
개인/ 아동-보호자 합동
1. 두 명의 참가자가 방 반대편 끝에 서로를 마주보며 섭니다.
2. 참가자들은 차례로 용기에서 전진 앞으로 카드를 하나씩 뽑습니다.
3. 참가자는 상대방과의 거리에 따라 카드의 내용을 따를지 말지 결정합니다.

4. 참가자가 느끼기에 적당한 개인 공간 거리에 왔다면, '개인 공간 팔 길이 검사'를 시행하여 확인 합니다.

5. 검사 결과 참가자가 틀렸으면(적당한 개인 공간 거리가 아니면), 두 명의 참가자 모두 시작선으로 돌아가 다시 게임을 시작합니다.

6. 모든 참가자가 일관되게 적당한 개인 공간을 잘 알게 될 때까지 진행합니다.

아동 집단

1. 참가자들은 서로 쌍을 지어 방 반대편에서 서로를 마주보며 섭니다.

2. 집단치료자가 참가자가 갖고 있는 특성들을 큰 소리로 말합니다(예: 갈색 머리, 청바지를 입고 있 습니다, 안경을 썼다 등).

3. 그 특성에 해당하는 참가자는, 한 발을 내딛을 수도 있고, 만약 한 발을 내딛으면 상대방의 개인 공간을 침범할 것이라고 생각되면 가만히 서있을 수도 있습니다.

4. 한 쌍이 서로의 적당한 개인 공간 거리에 도달했다고 생각이 되면, 이를 확인하기 위해 개인 공간 팔 길이 검사를 하고 싶다는 의사 표현으로 손을 들도록 합니다.

5. 만약 개인 공간을 맞게 측정했으면 칭찬을 받습니다. 만약 틀렸으면, 틀렸다는 지적을 받습니다.

6. 참가자들은 다시 시작선으로 돌아가 게임을 계속 합니다.

동기강화물

아동들이 개인 공간을 잘 측정했을 때마다 토큰을 상으로 줍니다.

게임의 정리

이 게임을 하면서 뭘 배웠나요? 잘 맞췄을 때에는 기분이 어땠나요? 틀렸을 때에는 기분이 어땠나요? 왜 개인 공간 거리를 잘 유지하는 게 중요한가요?

임상적 고려사항

아동-보호자 합동 형태의 게임에서 치료자는 읽는 것이 어려운 아동이라면 카드를 읽는 것을 도와줘 야 할 수도 있습니다.

[개인 거리 측정기]

대상: 개인/ 아동-보호자 합동, 아동 집단
추천 연령: 만 5-7세
기술: 개인 공간을 배움
게임 개요: 이 게임에서는 개인 거리 측정기 혹은 팔 거리 체인을 빨리 만들어 개인 공간 거리를 확인 해볼 수 있는 기회를 참가자들에게 줍니다. 이 체인은 이후 적당한 개인적 공간을 확인하 는 도구로 쓸 수 있습니다.
준비물: 빨대, 파이프 클리너(천을 씌운 철사 막대), 혹은 연결 블록

시행 방법

개인/ 아동-보호자 합동

1. 참가자들은 개인 거리 측정기를 제작하는데 필요한 준비물들을 받습니다.
2. 참가자들에게는 이 과제를 위해 30초가 주어집니다. 30초가 지난 이후, 참가자들은 그들이 제작한 체인을 들고, 그 체인이 적당한 개인적 공간을 표현하고 있는지 확인합니다.
3. 만약 성공적으로 맞추면 칭찬을 받습니다. 만약 틀리면 틀렸다는 지적을 받습니다.
4. 다시금 개인 거리 측정기를 제작할 기회를 줍니다.
5. 기술을 습득할 때까지 게임을 지속합니다.

아동 집단

1. 참가자들은 작은 팀으로 구성합니다.
2. 각각의 팀에게 개인 거리 측정기를 제작하는데 필요한 준비물을 줍니다.
3. 집단 치료자가 시합 시작 신호를 합니다.
4. 팀은 서둘러 개인 거리 측정기를 만듭니다.
5. 개인 거리 측정기를 만들면, 팀은 집단치료자에게 이를 바로 알립니다.
6. 개인 거리 측정기를 제작한 순서대로 기록합니다.
7. 기술을 확실히 습득할 때까지 여러 번 반복합니다.

동기강화물

개인 그리고 아동-보호자 합동 형태에서, 아동은 개인 거리 측정기를 성공적으로 만든 것에 대해 토큰을 상으로 받습니다. 아동 집단 형태에서는, 먼저 성공적으로 만든 순서에 따라 토큰을 상으로 받습니다.

게임의 정리

이 게임을 하면서 뭘 배웠나요? 개인 거리 측정기를 얼마나 길게 만들지 어떻게 알아냈나요? 성공했을 때 기분이 어땠나요?

임상적 고려사항

운동능력이 부족한 아동은 개인 거리 측정기를 만드는데 도움이 필요할 수 있습니다. 아동들은 추가적인 연습을 위해 개인 거리 측정기를 만들고, 이후 그것을 써서 대화하도록 하게 할 수 있습니다.

[개인 공간 침입자]

대상: 개인/ 아동-보호자 합동/ 아동 집단
추천 연령: 만 5-13세
기술: 개인 공간을 배움
게임 개요: 이 게임에서는 컵으로 개인 공간을 표현하기 위해 자기 주변에 경계를 만듭니다. 참가자

들은 다른 사람이 너무 가까이 다가올 경우 개인 공간을 요구할 기회를 여러번 갖습니다.

준비물: 참가자 1인당 6-8개의 플라스틱컵 혹은 스티로폼 컵

시행 방법

개인/ 아동-보호자 합동

1. 참가자들(아동과 보호자)는 치료자가 연기하는 "개인적 공간 침입자"의 공격을 받고 있는 "우주 탐험가"인 흉내를 내도록 합니다.
2. 시작 신호를 들으면, "우주 탐험가"들은 자기 주변에 컵을 동그랗게 놓음으로써 개인 공간 궤도를 만듭니다.
3. "우주 탐험가"들이 자신의 궤도를 만드는 동안, "개인적 공간 침입자"는 컵들을 넘어뜨려 궤도를 없애려고 시도합니다. 그러면 참가자들은 궤도를 다시 만들어야 합니다.
4. "우주 탐험가"가 "개인 공간 침입자"를 물러서게 하기 위해서는 "개인 공간 침입자"가 너무 가까이 올 때 "나에게 개인 공간을 줘!"라고 외쳐야 합니다. 그러면 "개인 공간 침입자"는 즉각 우주의 소용돌이로 물러갑니다.
5. 그렇지만 이러한 후퇴는 일시적인 것이고, "개인 공간 침입자"는 금방 다시 "우주 탐험가"의 개인 공간 궤도를 침범하려고 시도합니다.
6. 참가자들이 자신의 개인 공간 궤도를 완성할 때까지 계속합니다.

아동 집단

1. 참가자들은 치료자가 연기하는 "개인 공간 침입자"의 공격을 받고 있는 "우주 탐험가" 흉내를 내도록 합니다. 참가자들에게 개인 공간 궤도를 만들기 위해 다른 집단 참가자들과 시합을 할 것이라는 얘기를 합니다.
2. 시작 신호를 들으면, "우주 탐험가"들은 자기 주변에 컵을 동그랗게 놓아 개인적 공간 궤도를 만든다.
3. "우주 탐험가"들이 자신의 궤도를 만드는 동안, "개인 공간 침입자"는 컵들을 넘어뜨려 궤도를 없애려고 합니다. 그러면 참가자들은 궤도를 다시 만들어야 합니다.
4. "우주 탐험가"가 "개인 공간 침입자"를 물러서게 하기 위해서는 "개인 공간 침입자"가 너무 가까이 올 때 "나에게 개인 공간을 줘!"라고 외쳐야 합니다. 그러면 "개인 공간 침입자"는 즉각 우주의 소용돌이로 물러갑니다.
5. 그렇지만 이러한 후퇴는 일시적인 것이고, "개인 공간 침입자"는 금방 다시 "우주 탐험가"의 개인 공간 궤도를 침범하려고 시도합니다.
6. 이 게임은 참가자들이 자신의 개인 공간 궤도를 완성할 때까지 계속합니다.
7. 참가자들이 자신의 개인 공간 궤도를 완성한 순서를 기록합니다.

동기강화물

개인/ 아동-보호자 합동 형태에서 아동은 개인 공간 궤도를 성공적으로 완성한 것에 대해 토큰을 상으로 받습니다. 아동 집단 형태에서 아동은 아동들은 자신이 개인 공간 궤도를 성공적으로 제작한 순

서에 따라(예: 1위, 2위) 토큰을 상으로 받습니다.

게임의 정리

이 게임을 하면서 뭘 배웠나요? "개인 공간 침입자"가 너의 공간을 침범할 때 기분이 어땠나요? "개인 공간 침입자"에게 개인적 공간을 달라고 외칠 때 기분이 어땠나요?

임상적 고려사항

개인/ 아동-보호자 합동 형태에서 아동은 최대한 빨리 하려고 노력할 수도 있고, 보호자나 치료자와 겨룰 수도 있습니다. 또 개인/ 아동-보호자 합동 형태에서 치료자가 "우주 탐험가" 역할을 할 수도 있습니다.

[개인 공간 이어달리기]

대상: 아동 집단

추천 연령: 만 5-10세

기술: 개인 공간 강화하기

게임 개요: 이 게임은 빠르고 활발한 게임으로, 아동은 개인 공간의 개념을 연습할 기회를 갖습니다. 아이들은 적절한 개인 공간을 유지하면서, 같은 팀 참가자에게 바톤을 전달하며 계주를 합니다.

준비물: 두 개의 작은 상자(작은 박스, 컵, 모자 등), 바톤 역할을 할 수 있는 두 개의 물체(작은 공, 콩 주머니, 피규어)

시행 방법

아동 집단

1. 참가자들은 두 팀으로 나눕니다.
2. 방 한쪽 끝에 두 줄로 섭니다.
3. 각 줄의 맨 앞에 서 있는 참가자는 통 속에 들어있는 바톤을 들고 출발하게 됩니다.
4. 치료자가 시작 신호를 보내면, 각 줄의 맨 앞에 서있던 참가자들은 통에서 바톤을 꺼내고 통을 뒤에 서있는 참가자에게 건네줍니다.
5. 바톤을 들고 있는 참가자는 최대한 빨리 반대쪽 벽으로 걸어가서, 손으로 벽을 치고, 다시 걸어서 돌아와 적당한 개인 거리를 유지하면서 통 속에 바톤을 떨어뜨립니다. 그렇게 하기 위해서 참가자는 적당한 개인 공간 거리에서 멈추고 팔을 뻗어 통 속에 바톤을 떨어뜨리면 됩니다.
6. 참가자가 개인 공간을 유지하면서 성공적으로 바톤을 떨어뜨리면 다음 참가자가 3단계부터 5단계를 반복합니다. 만약 참가자가 적당한 개인 공간을 유지하지 못하면, 바톤을 다시 들고 적당한 개인 공간을 유지하면서 다시한번 바톤을 통 속에 떨어뜨리기를 시도합니다.
7. 한 팀의 모든 참가자가 바톤을 잡을 기회를 갖고 개인 거리를 성공적으로 유지할 때까지 게임을 진행합니다.

8. 팀이 끝난 순서를 기록합니다.
9. 개인적 공간을 강화할 수 있도록 여러 번의 라운드를 시행합니다.

동기강화물
팀이 시합을 끝낸 순서에 따라 토큰을 상으로 받습니다.

게임의 정리
이 게임을 하면서 뭘 배웠나요? 참가해보니 어떤 기분이었나요? 게임을 이기려고 하면서 개인 공간을 유지하는 게 어려웠나요? 개인 공간을 유지하기 힘들다고 느꼈던 상황이 또 있었나요?

임상적 고려사항
치료자는 참가자들이 바톤을 전달하면서 적절한 개인 공간을 유지하는지 잘 관찰해야 합니다. 이 게임에서는 신체활동이 많기 때문에, 치료자들은 안전을 위해 아동들이 뛰지 않고 걷도록 해야 합니다.

[바꾸던지 놔두던지]

대상: 개인/ 아동-보호자 합동
추천 연령: 만 10-13세
기술: 개인 경계를 배움
게임 개요: 이 게임을 통해 아동과 보호자는 개인 경계와 경계 침범에 대해 배우고 의논합니다.
준비물: 바꾸던지 놔두던지 활동지, 필기구

시행 방법
개인/ 아동-보호자 합동
치료자가 읽는 형태:
1. 치료자는 바꾸던지 놔두던지 활동지에서 각 항목을 쓰여진 순서대로 읽습니다. 참가자들은 각각의 상황에 대해 3초 안에 대답을 해야합니다. 참가자들은 부적절한 행동에 대해서는 '바꿔요'라고 해야 합니다. 참가자들은 적절한 행동에 대해서는 '놔둬요'라고 대답해야 합니다.
2. 모든 항목에 대해 읽고 대답한 후, 치료자는 각가의 상황에 대해 검토하고 참가자는 그들이 그렇게 대답한 이유에 대해 설명해야 합니다.
3. 참가자들이 그들의 대답에 대한 이유를 모두 설명한 후, 치료자는 합리적인 답변에 대해 점수를 줍니다.

참가자가 읽는 형태:
1. 참가자는 바꾸던지 놔두던지 활동지를 받습니다.
2. 치료자는 언제 시작할지 신호를 줍니다.
3. 참가자는 각각 상황에 대해 부적절한 행동이어서 바꾸고 싶은 건 "x", 적절한 행동이어서 놔두고

싶은 건 "0"이라고 최대한 빨리 씁니다.

4. 참가자가 활동지를 완성한 순서를 기록합니다.

5. 모든 항목을 완성한 후, 참가자는 각각의 답변에 대해 이유를 설명합니다.

6. 모든 참가자들이 자신의 답변을 설명할 기회를 가진 후, 치료자는 합리적인 답변에 대해 점수를 줍니다.

동기강화물

게임에서 얻은 점수에 따라 토큰을 상으로 줄 수 있습니다. 또한 참가자가 읽는 형태에서 활동지를 완성한 순서에 따라 토큰을 상으로 줄 수도 있습니다.

게임의 정리

이 게임을 하면서 뭘 배웠나요? 왜 경계가 중요할까요? 학교, 집, 친구들 사이, 가족 사이 등 상황에 따라 어떤 경계들이 있는지 이야기해봅시다.

임상적 고려사항

이 게임에는 더 어린 아동들(예: 7세 이하)에게는 발달학적으로 적절하지 않을 수 있는데, 내용이 어린 아동의 성숙도나 이해를 벗어나는 것일 수 있기 때문입니다. 치료자는 아동과 보호자가 허용 가능한 행동과 허용 가능한 행동에 대해 협상하는 것을 도울 수 있으며, 행동이 허용 가능한지 여부는 상황에 따라 다르고 문화의 영향을 받을 수 있다는 점을 깨닫도록 도울 수 있습니다.

[출입금지]

대상: 개인/ 아동-보호자 합동

추천 연령: 만 10-13세

기술: 개인간의 경계를 배움

게임 개요: 이 게임에서 아동과 보호자는 여러 가지 상황에서 개인적 경계와 경계 침범에 대해 배우고 의논하게 됩니다.

준비물: 종이, 필기구, 가위, 연령에 적합한 잡지

시행 방법

개인/ 아동-보호자 합동

1. 참가자들은 "적절함" 그리고 "부적절함"이라고 적힌 종이 두 장을 받습니다.

2. 참가자들은 잡지(예: 과학동아, 좋은생각 등)를 보고 그들이 적절하다고 생각되는 행동의 이미지 (예: 서로 예의바르게 행동하고, 협력하고, 도와주고, 건강한 행동들)와 부적절하다고 생각되는 행동의 이미지(예: 개인 공간을 침범하거나, 술을 마시거나 담배를 피거나, 예의 없게 행동하는 모습 등)를 오려서 갖고 있도록 합니다.

3. 시작 신호가 울리면, 참가자들은 10분 동안 이미지들을 찾아서 오립니다.

4. 참가자들은 이미지를 선택해서 오린 후, 그 행동이 적절하다고 판단하거나 적절하지 않다고 판단하는 것에 따라 두 공간 중 한 곳에 놓아둡니다.

5. 시간이 지난 후, 참가자들은 사진들을 보면서, 왜 그 사진이 적절하다거나 혹은 적절하지 않다고 판단했는지를 설명합니다.

6. 참가자들은 그들이 한 설명에 대해 점수를 받습니다.

동기강화물
게임 중 얻은 점수에 따라 토큰을 상으로 받습니다.

게임의 정리
이 게임을 통해 뭘 배웠나요? 왜 경계가 중요할까요? 학교, 집, 친구들 사이, 그리고 가족 사이 등 서로 다른 상황에서 우리가 지켜야 하는 경계들이 무엇이 있는지 얘기해봅시다.

임상적 고려사항
치료자는 아동과 보호자가 허용 가능한 행동과 허용 가능하지 않은 행동에 대해 협상하는 것을 도울 수 있으며, 행동이 허용 가능한지 여부는 상황에 따라 다르고 문화의 영향을 받을 수 있다는 점을 깨닫도록 돕습니다.

11

감정의 인식과 표현

주제의 근거와 관련성

정신치료(psychotherapy)의 핵심은 내담자가 자신과 타인의 다양한 감정을 구분하고 알아차리도록 돕는 것입니다. 일단 내담자가 감정을 효과적으로 인식한다면, 치료의 초점을 자기 자신을 표현하고 남의 감정에 반응하는 기술을 개발하는 쪽으로 옮길 수 있습니다. 자신의 내적 경험을 전달하기 위해서, 감정은 언어 뿐 아니라 표정, 행동과 같이 비언어적으로도 표현할 수 있습니다. 감정 표현 기술은 내담자와 치료자가 삶의 사건들이 미치는 주관적 영향과 증상에 관련된 요소들을 풍부하게 이해할 수 있도록 돕기 때문에 중요합니다.

아동 성폭력의 경험 후 감정을 정의하고 토론하고 처리하는 것은, 특히 아동과 보호자들이 흔히 경험하게 되는 무수한 정서적 어려움을 감안할 때 더욱 중요합니다. 감정 표현 기술 활동 시간을 통해 내담자는 치료 중 자신의 감정을 표현하는 것을 연습하고 익숙해지게 됩니다. 이 장에 나오는 게임과 활동의 목적은, 내담자가 다양한 감정을 인식하고 표정, 신체 언어에 익숙해지며 자신의 감정을 효과적으로 표현하는 기술들을 배워, 감정적인 어휘, 표현법을 확장할 수 있도록 돕는 것입니다.

주제에 관련된 연구

아동 성폭력 관련 연구에 따르면, 아동 및 비가해 보호자들은 학대 이후 우울감과 불안감(Molner, Buka, & Kessler, 2001) 같은 다양한 감정적 어려움을 겪습니다(Goodyear-Brown, Fath, & Myers, 2012; Putnam, 2003). 또 외상성 특이 증상, 감정적 마비 역시 흔하게 발생하는 증상입니다(Berlinger & Elliott, 2002). 게다가 많은 아이들이 학대의 결과로 수치심과 당황스러움을 겪고, 결과적으로 방어적이거나 위축될 수 있습니다(Deblinger & Runyon, 2005; Feiring, Taska, & Lewis, 2002). 죄책감, 자기비난 같은 불편한 감정들은 성폭력 사건 이후 아이가 자신의 감정을 편하게 표현하고 토론할 수 있는 능력을 발휘하는 것을 더욱 어렵게 만듭니다. 따라서 아동 성폭력 사건으로 치료를 시작하게 된 내담자들은, 일반적으로 자신의 감정을 인식하고 표현하는데 어려움을 보입니다.

아동 성폭력의 효과적인 치료과정에는 내담자가 감정 표현 기술을 얻도록 다양한 전략이 사용됩니다 (Hoch, 2009). 내담자의 감정적인 어려움을 해결하기 위해, 치료자는 일반적으로 내담자에게 감정에 대한 교육을 하고 치료시간 및 가정에서 감정 표현 기술을 연습하도록 권장합니다(Cohen 등, 2006). 여기에 더해 효과적인 치료에서는 더 어려운 치료단계의 준비과정으로, 비학대적 경험을 주제로 내담자가 토론하고, 궁극적으로는 점차적으로 학대 경험도 노출하여 편하게 감정을 말할 수 있도록 활동을 계획합니다(Rubin, 2012).

보호자를 위한 마음교육

폭 넓은 감정을 인식하고 표현할 수 있게 되면, 개인이 겪은 경험의 복잡성을 이해하고 인정하는 것을 도울 수 있다는 점을 보호자에게 알려주는 것이 중요합니다. 또한 보호자들에게 이 자료의 근거를 알려주면 이 기술을 배우고자 하는 동기를 갖게 하는데 도움이 될 수도 있습니다. 이 기술을 배우면 자녀에게 이를 가르칠 수 있을 뿐 아니라, 삶의 경험이 나에게 미치는 영향을 이해하게 되어 자신에게도 도움이 된다고 점을 보호자들에게 알려 주어야 합니다. 다양한 감정을 체험으로 통합하도록, 감정의 미묘하고도 중요한 차이를 주제로 한 토론에 보호자를 참여시켜 이 기술을 다뤄보도록 합니다. 이 기술은 감정 상태의 정도에 대한 예시와 그들을 서로 구별하는 법을 익히며 배울 수 있습니다(예: 기쁨, 만족, 행복, 즐거움, 열광 또는 불만족, 언짢음, 슬픔, 우울, 서글픔, 애도). 보호자에게 감정이라는 것이 언어와 비언어적 방법(즉 얼굴 표정, 신체 언어) 모두를 통해 소통될 수 있는 것임을 알려줍니다. 여기에 더해 보호자가 아이들의 건강한 역할 모델이 될 수 있게 감정 표현 기술을 연습하도록 격려합니다. 보호자가 성숙하고 솔직한 태도로 자신의 감정을 토론하고 표현하는 것을 보면 아이들이 따라하게 될 가능성이 높다는 것을 알려줍니다.

아이들을 위한 마음교육

감정의 인식과 표현에 대한 마음교육을 하기 전에, 아이들의 기분에 대한 기본 지식과 그들이 친숙한 감정의 범위를 평가하는 것이 중요합니다. 이는 아이들에게 들어본 적이 있는 다양한 감정들의 예시를 말해보도록 하면서 평가할 수 있습니다. 기분이나 감정이 무엇인지 이해를 못하는 아이들의 경우에는, 치료자가 기본 감정의 몇 가지 예시(예: 행복, 슬픔, 화남, 공포)를 들어주는 것이 자신이 경험했던 다양한 기분들을 떠올리는 데 도움이 됩니다. 아이들에게 감정이란 생각, 행동 및 상황에 대한 반응이라고 알려주는 것도 도움이 될 수도 있습니다. 감정이 언어 또는 비언어적으로 표현될 수 있는 몇 가지 예를 들어주면, 아이들이 감정 인식의 개념을 이해하는 데 좋은 출발점이 될 수 있습니다. 아이들에게 감정은 말하는 내용으로도 표현할 수 있지만, 의사소통할 때의 방식(예: 말의 억양, 크기, 강조 등)을 통해서도 표현이 가능하다는 것을 알려줍니다. 예를 들어, 누군가 겁을 먹으면 "으악!"하고 소리치거나, 놀랐을 때는 "우와!"하고 말할 수 있다는 걸 흉내내어 보여줍니다. 그리고 표정과 신체 언어가 비언어적인 감정의 소통 방법임을 알려줍니다. 그 예로, 누군가 겁을 먹으면 얼굴을 손으로 가리고 떨 수도 있고, 또는 놀랐을 때 눈과 입을 크게 열고 손을 공중으로 펼칠 수도 있다고 보여줍니다.

기술콩트: 감정을 표현하기

1. 기분을 행동으로 옮겨보는 것을 생각합니다.
2. 얼굴표정을 어떻게 할지 정합니다.
3. 신체가 어떻게 보이도록 할지 정합니다.
4. 기분을 얼굴로 보여줍니다.
5. 기분을 신체로 보여줍니다.
6. 다른 사람들에게 내가 기분이 어떤 것 같은지 물어봅니다.
7. 그들이 잘 맞추면 맞췄다고 알려줍니다.

기술콩트: 감정을 인식하기

1. 다른 사람의 얼굴을 관찰합니다.
2. 다른 사람의 신체를 관찰합니다.
3. 그들의 감정을 맞춰 봅니다.
4. 그들에게 "~~한 느낌이야?" 또는 "지금 기분이 어때?"라고 물어봅니다.
5. 대답을 기다립니다.

감정 인식과 표현 구조화된 치료적 게임

기분 퀴즈 게임

대상: 개인, 아동-보호자 합동, 아동 집단
추천 연령: 만 5-10세
기술: 감정 표현
게임 개요: 이 게임은 공동 시나리오에 대한 반응으로 기분을 느낄 수 있는 기회를 제공하여, 아이들과 보호자가 그들의 감정적 어휘가 확장되도록 돕습니다. 이 게임의 목표는 가능한 한 많은 기분들을 떠올릴 수 있도록 하는 것입니다.
준비물: 기분 퀴즈 게임 시나리오 종이

시행 방법
개인, 아동-보호자 합동
1. 참가자에게 '기분 퀴즈 게임 시나리오 종이'를 줍니다.
2. 치료자가 게임 시작을 알리면, 참가자는 각 시나리오에 맞는 기분 단어를 생각해 내어 씁니다.
3. 3분이 지나면, 참가자는 쓰기를 멈추고 만들어낸 기분 단어의 수를 세도록 합니다.
4. 참가자들은 그들이 생각해 낸 단어들을 소리내어 읽고, 반응을 확인합니다.
5. 참가자들은 생각해 낸 각각의 감정 단어마다 점수를 얻습니다.

아동 집단 지도

1. 아동들은 팀을 이뤄 기분 퀴즈 게임 시나리오 종이를 받습니다.

2. 치료자가 게임 시작을 알리면, 첫 번째 시나리오를 읽고 팀 구성원이 함께 시나리오에 어울리는 기분 단어들을 최대한 많이 생각해내어 씁니다.

3. 3분이 지나 치료자가 게임의 끝을 알리면, 쓰던 시나리오를 멈추고 다음 시나리오를 읽으며 놀이를 진행합니다.

4. 팀 별로 만들어낸 기분 단어들의 수를 세어, 가장 최고점의 팀이 먼저 자신들의 단어들을 소리내어 읽고, 이어서 그 다음의 득점 팀의 순서로 읽어나갑니다.

5. 다른 팀들은 공통된 기분단어를 들으면 이를 알립니다. 예를 들어 한 팀이 "화난다(mad)"를 외치면, 중복되지 않도록 모든 팀들은 자기 팀의 목록에서 이 단어를 지웁니다.

6. 모든 팀이 자신들의 단어 목록을 읽고 중복된 것을 지운 뒤, 각 팀만의 독특한 기분 단어 수를 셉니다.

7. 치료자는 고유한 응답 수에 맞춰 팀 순위를 기록합니다(1위, 2위 등).

동기 부여 강화책

적극적인 참여에는 보상을 줍니다. 토큰은 팀 순위에 따라 받습니다.

게임의 정리

우리는 이 게임으로 무엇을 배웠나요? 다양한 기분들을 찾아내는 것이 어땠나요? 당신이 이전에 들어본 적 없던 기분들이 있나요? 떠올리기가 좀더 쉽거나 어려운 기분이 있었나요?

임상적 고려사항

아이들의 읽기 및 쓰기 능력에 따라, 임상의가 퀴즈 게임 시나리오를 읽어주고, 아이들의 대답을 대신 적어 줘야할 수 있다. 다양한 기분을 떠올리는 것을 어려워하는 아이들을 대할 때면, 추가적인 지도가 도움이 될 수도 있다.

기분 패스

대상: 개인, 아동-보호자 합동, 아동 집단

추천 연령: 만 5-10세

기술: 감정 표현

게임 개요: 참가자가 공이나 콩주머니를 받으면, 감정에 대한 어휘력을 높이기 위해 재빨리 감정을 말하도록 합니다. 처음에는 아무 것이나 떠오르는 기분 단어를 말하면 되지만, 나중에는 반복되는 단어들은 금지하는 규칙을 세울 수도 있습니다.

준비물: 공 또는 콩주머니

시행방법

개인, 아동-보호자 합동

1. 참가자들은 서로 마주봅니다.

2. 참가자들 간에 공은 굴리거나 앞뒤로 넘길 수 있습니다.

3. 공을 받으면, 참가자는 3초 내에 기분 단어(예: 슬픔)를 말하고 공을 다른 참가자에게 넘깁니다. 게임의 수준을 높이기 위해서, 이전에 나왔던 기분 단어 외에 새로운 단어를 말해야하는 규칙을 만들 수 있습니다.

4. 규칙에 맞는 기분 단어를 가장 마지막까지 말한 참가자가 점수를 얻습니다.

5. 치료자는 게임 진행 중 얻어진 점수들을 기록합니다.

아동 집단

1. 참가자들은 집단 치료자를 마주보고 한 줄로 섭니다.

2. 집단 치료자가 제일 앞의 참가자에게 공을 주면, 참가자는 3초 내에 기분 단어를 말합니다. 게임의 수준을 높이기 위해서, 이전에 나왔던 기분 단어 말고 새로운 단어를 말해야하는 규칙을 만들 수 있습니다.

3. 맞는 기분 단어를 말하거나 3초가 지나면 참가자는 집단 치료자에게 다시 공을 돌려줍니다. 참가자가 기분 단어 만들기에 성공하면 다시 그 줄의 끝에 가서 섭니다. 만약 기분 단어를 성공적으로 생각해내지 못하면, 밖에 앉아 '심판'이 되어 다른 참가자가 주어진 시간 내에 적절한 기분 단어를 만든 것인지에 대해 집단 치료자의 결정을 도와주는 역할을 맡습니다.

4. 집단 치료자는 앞의 참가자에게 돌려받은 공을 다음 순서의 참가자에게 주고 다시 3초간 기분 단어를 떠올리게 합니다.

5. 게임은 3, 4단계를 반복해서 1명만 남을 때까지 합니다. 이 최종 1명의 참가자가 라운드의 승자가 되어 점수를 받습니다.

6. 치료자는 게임 진행 중 얻어진 점수들을 기록합니다.

동기 부여 강화책

게임이 끝나면 상을 주고 지지해줍니다. 게임 점수에 따라서 토큰을 줄 수도 있습니다.

게임의 정리

우리는 이 게임으로 무엇을 배웠나요? 게임이 어땠나요? 떠올리기가 좀더 쉽거나 어려운 기분 단어가 있었나요?

임상적 고려사항

개인과 아동-보호자 합동 형태의 경우, 치료자와 보호자는 넓은 범위의 기분 단어를 써서, 아이들이 이 단어들을 자신들의 감정적 어휘로 통합해갈 수 있도록 돕습니다. 집단 형태로 게임을 할 경우, 참가자가 '심판' 역할을 할 때 이전에 나온 기분 단어를 체크할 뿐 아니라 시간을 지키도록 치료자를 돕도록 독려합니다.

기분을 맞춰봐

대상: 개인, 아동-보호자 합동, 아동 집단

추천 연령: 만 5 – 10 세

기술: 감정 표현

게임 개요: 이 게임은 아이들이 신체 언어와 표정을 통해 감정을 표현할 수 있는 기회를 줍니다. 게임의 목적은 아이들이 최대한 많은 감정들을 담은 카드들을 무너뜨리고 행동하도록 하는 것입니다.

준비물: 감정 카드, 용기(예: 컵, 모자 등)

시행방법

개인, 아동-보호자 합동

1. 감정 카드(예: 슬픔, 행복, 화)를 각각 하나하나 공처럼 둥글게 뭉쳐 용기에 넣습니다.
2. 참가자는 감정 카드가 든 용기를 잡고 다른 참가자에게 이것을 붓습니다.
3. 참가자는 뭉쳐진 공들이 바닥에 닿기 전에 최대한 많이 잡아야 합니다.
4. 참가자는 잡은 감정카드 공들을 펼쳐, 카드에 쓰인 감정을 신체 언어와 얼굴 표정으로 표현합니다.
5. 참가자가 각 감정을 잘 잡은 뒤 적절히 표현하면 점수를 얻게 됩니다. 치료자는 점수를 기록합니다.
6. 다른 참가자들이 1-4단계를 완료할 때까지 합니다.

아동 집단

1. 참가자들은 둥글게 앉습니다.
2. 감정 카드들을 각각 공처럼 둥글게 뭉쳐 용기에 넣습니다.
3. 집단 치료자는 감정 카드들이 든 용기를 한 참가자에게 붓습니다.
4. 참가자는 뭉쳐진 공들이 바닥에 닿기 전에 최대한 많이 잡아야 합니다.
5. 참가자는 잡은 감정 카드 공들을 펼쳐, 카드에 쓰인 감정을 신체 언어와 얼굴 표정으로 표현합니다.
6. 참가자가 각 감정을 잘 잡은 뒤 적절히 표현하면 점수를 얻게 됩니다. 치료자는 점수를 기록합니다.
7. 다음 참가자들이 1-4단계를 완료할 때까지 합니다.

동기 부여 강화책

게임이 끝나면 상을 주고 지지해줍니다. 게임 점수에 따라서 토큰을 줄 수도 있습니다.

게임의 정리

우리는 이 게임으로 무엇을 배웠나요? 참여해 본 기분은 어땠나요? 표현하기 좀더 쉽거나 어려운 기분이 있었나요?

임상적 고려사항

아동의 상황에 따라, 필요한 경우 치료자가 해당 감정 카드를 읽어줄 수 있습니다. 감정 카드는 아이들의 발달 수준에 맞춰서 준비합니다.

감정 빨리 맞추기

대상: 개인, 아동-보호자 합동, 아동 집단
추천 연령: 만 5-13 세
기술: 감정 표현과 인식
게임 개요: 이 게임에서는 감정 카드와 표현 방법 카드로, 아이와 보호자가 타인에게 감정을 전달하기 위해 다양한 방법을 쓰게 됩니다. 이 게임은 어린이와 보호자가 언어적, 비언어적으로 감정을 표현하고, 타인이 표현하는 감정을 식별할 수 있게 해 줍니다.
준비물: 감정 카드들, 표현 방법 카드들

시행방법
개인, 아동-보호자 합동

1. 감정카드들(예: 슬픔, 행복, 화)과 표현 방법 카드들(예: 행동하기, 그리기, 말하기)을 각각의 자리에 쌓아둡니다.
2. 참가자는 각각의 카드 무더기에서 카드를 한 장씩 꺼내, 골라낸 표현 방법으로 뽑은 감정 카드의 감정을 표현합니다. 다른 참가자들이 그 감정이 무엇인지 맞춰 봅니다. 정답을 맞추면, 표현한 참가자는 3점을 받고, 감정을 맞춘 참가자는 1점을 얻습니다.
3. 정답을 맞추면, 참가자는 각 무더기에서 다시 새 카드를 골라 뽑은 기분을 다시 표현합니다. 감정의 표현 시간은 3분입니다.
4. 각 참가자들마다의 점수를 기록합니다.
5. 다음 참가자로 넘어가 2-3단계를 반복합니다.

아동 집단

1. 참가자들로 팀을 구성합니다.
2. 감정 카드들(예: 슬픔, 행복, 화)과 표현방법 카드들(예: 행동하기, 그리기, 말하기)을 각각의 자리에 쌓아둡니다.

3. 한 팀의 참가자가 카드 더미에서 각각 카드를 꺼내, 골라낸 표현 방법으로 뽑은 감정 카드의 감정을 표현합니다. 같은 팀의 다른 참가자들은 그 감정이 무엇인지 맞춰 봅니다.

4. 정답을 맞추면, 참가자는 각 무더기에서 다시 새 카드를 골라 뽑은 기분을 다시 표현합니다. 참가자는 계속 카드를 골라 각각 3분씩 표현합니다.

5. 감정을 맞추면 각 감정마다 1점을 얻습니다.

6. 각 팀별로 점수를 기록합니다.

7. 다른 팀의 참가자도 3-4 단계를 반복합니다.

8. 모든 참가자가 감정을 표현해 보도록 각 팀 선수들이 번갈아서 합니다.

9. 팀 순위(예: 1위, 2위)는 팀의 총 점수에 따라 결정합니다.

동기 부여 강화책

게임이 끝나면 상을 주고 지지해줍니다. 개인과 아동-보호자 합동 형식일 경우에는 게임 점수에 따라서 토큰을 줄 수도 있습니다. 아동 집단 형식일 때는 팀 순위에 따라 토큰을 줄 수 있습니다.

게임의 정리

우리는 이 게임으로 무엇을 배웠나요? 참여해 본 기분은 어땠나요? 어떤 표현 방법이 다른 것보다 좀더 어려웠나요? 표현하기 좀더 쉽거나 어려운 기분이 있었나요?

임상적 고려사항

감정 카드와 표현 방법 카드들은 아이들의 언어와 발달 수준에 맞춰 주어야 합니다.

얼굴 표정 시합

대상: 개인, 아동-보호자 합동

추천 연령: 만 5-10세

기술: 감정 인식

게임 개요: 이 게임은 만화 이미지인 얼굴의 감정 표정을 읽어보기 위한 경주입니다. 이 게임을 하면서, 아이들은 다양한 감정 표현에 쓰이는 얼굴 특성의 미묘한 차이를 구별하는 능력을 키울 수 있습니다.

준비물: 얼굴 표정 경주 연습지, 얼굴 표정 경주 답안 종이

시행방법
개별인, 아동-보호자 합동

1. 참가자들 앞에 얼굴 표정 시합 연습지를 뒤집어서 놓습니다.

2. 치료자가 시합의 시작을 알리면, 참가자들은 연습지를 뒤집어 이미지들이 나타내는 감정을 최대한 빨리 씁니다.

3. 참가자가 감정을 다 쓸 때까지 게임을 합니다.

4. 답안을 검토하고, 맞는 답변에 대해 점수를 줍니다.

5. 점수들을 기록합니다.

동기 부여 강화책

게임이 끝나면 상을 주고 지지해줍니다. 게임 점수에 따라서 토큰을 줄 수도 있습니다.

게임의 정리

우리는 이 게임으로 무엇을 배웠나요? 다른 표정보다 알아보기 쉬운 얼굴 표정이 있었나요? 어떤 것이 감정을 알아채는 것을 더 쉽게 만들어주었나요? (예: 신체언어, 맥락)

임상적 고려사항

쓰기를 아직 못하는 아이라면 치료자가 대신 반응을 써줍니다. 가이드라인 답이 있지만, 적절한 답이 하나 이상일 수 있습니다. 예를 들어, 얼굴은 화가 나 보이거나, 분노하거나, 불만스러워 보일 수 있습니다. 이 답은 모두 맞을 수 있습니다.

표정 카드/ 얼굴 사진 카드

대상: 개인, 아동-보호자 합동
추천 연령: 표정 카드(만 5-13세), 얼굴 사진 카드(만 11-13세)
기술: 감정 인식
게임 개요: 이 게임은 감정을 인식하기 위해서, 얼굴 표정이 드러난 그림이나 사진 카드를 사용합니다.
준비물: 표정 카드(만 5-13세), 얼굴 사진 카드(만 11-13세), 연필, 종이

시행방법
개인, 아동-보호자 합동

1. 치료자는 감정 카드들(아동의 나이에 따라, 표정 카드 또는 얼굴 사진 카드)을 한 번에 한 장씩 참가자에게 보여줍니다.

2. 카드를 보고 참가자는 이미지에 맞다고 생각하는 감정을 적습니다.

3. 모든 카드를 다 본 뒤에는, 치료자가 처음 순서대로 다시 카드를 보여주고 답안에 대해 같이 얘기합니다.

4. 정답의 수를 모아서, 정답 당 1점을 줍니다.

5. 점수를 집계합니다.

동기 부여 강화책

게임이 끝나면 상을 주고 지지해줍니다. 점수에 따라서 토큰을 줄 수도 있습니다.

게임의 진행

우리는 이 게임으로 무엇을 배웠나요? 다른 표정보다 알아보기 쉬운 얼굴 표정이 있었나요? 어떤 것이 감정을 알아채는 것을 더 쉽게 만들어주었나요(예: 신체언어, 맥락)?

임상적 고려 사항

쓰기를 아직 못하는 아이라면 치료자가 대신 반응을 써줍니다. 카드 당 하나 이상의 답도 맞을 수 있습니다. 예를 들어, 얼굴은 화가 나 보이거나, 분노하거나, 불만스러워 보일 수 있습니다. 이 답은 모두 맞을 수 있습니다.

기분을 모르는 덤덤이/무심이

대상: 아동 집단
추천 연령: 만 5-13세
기술: 감정 인식, 표현, 의사소통
게임 개요: 이 게임은 감정을 표현할 줄 모르는 가상의 인물에게 감정 표현 기술을 가르치는 것입니다. 아이들은 역할극 중 집단 치료자가 연기하는 가상의 인물이 감정 표현 기술을 배울 수 있도록 말이나 몸짓으로 힌트를 주어 돕습니다.
준비물: 덤덤이(남성일 경우)나 무심이(여성일 경우)가 입을 듯한 기본 복장(예: 머리에 쓸 것, 모자, 코트, 자켓 등), 집단 구성원의 이름이 적힌 카드, 기분을 모르는 덤덤이/무심이 카드들.

시행방법

아동 집단

1. 집단 치료자는 방에서 나가 덤덤이나 무심이 역의 의상을 입고, 다른 집단 치료자의 이야기가 끝나면 들어옵니다.
2. 아이들에게 다른 집단 치료자가 이 게임은 상상력이 필요하다고 설명합니다.
3. 집단 치료자는 아래의 이야기를 읽어줍니다:

기분을 모르는 덤덤이/무심이 이야기

기분을 모르는 덤덤이/무심이는 유명한 산 탐험가들의 아이에요. 덤덤이/무심이가 아주 어린 아이였을 때, 부모님과 함께 이국적인 카트만두의 산을 탐험하다가 그만 부모님을 잃어버리고 혼자 떨어져 있게 되었어요. 덤덤이/무심이는 산에서 숲의 동물들이 키워주었대요. 덤덤이/무심이는 몇 년 동안 숲에서 자라 산딸기, 날 물고기를 먹었고, 자기가 만든 작은 진흙 오두막에서 살았어요. 평생 주변에 어떤 사람도 없이 혼자 살다보니, 덤덤이/무심이는 기분을 표현하거나 어떤 표정을 지어야할지 전혀 몰랐대요. 물론 그 아이도 감정이 있지만, 너무 오랫동안 언제나 혼자였어서 남에게 감정을 어떻게 표현해야할지 배우지를 못했던 거에요. 어느날, 탐험가(집단 치료자)가 산에 갔다가 덤덤이/무심이를 만나 친구가 되었어요. 오늘 덤덤이/무심이는 숲에서 나와 우리 모임에 오게 되었어요. 그 아이는 기분을 표현하는 방법을 우리가 모두 가르쳐주길 원해요. 여러분들이 순서대로 이 기분을 모르는 덤덤이/무심이에게 표정으로 감정을 표현하는 법과 신체 언어를 가르쳐주세요.

4. 기분을 모르는 덤덤이/무심이가 방에 들어옵니다. 덤덤이/무심이는 무표정하게, 가끔은 쿵쿵거리면서 아무 말도 하지 않습니다.

5. 덤덤이/무심이가 방의 앞쪽에 앉고, 나머지 참가자들은 반원형으로 앉아, 모든 참가자가 덤덤이/무심이 얼굴을 볼 수 있도록 합니다.

6. 덤덤이/무심이는 참가자의 이름이 쓰인 카드를 무작위로 고릅니다.

7. 다른 집단 치료자는 참가자 카드의 이름을 읽으면, 해당 참가자가 기분을 모르는 덤덤이/무심이 카드을 하나 뽑습니다.

8. 참가자는 카드에 쓰여진 두 개의 기분을 읽고, 자신이 얻고 싶은 점수를 고려해서 그 중에 어느 기분을 덤덤이/무심이에게 가르쳐줄 것인지 고릅니다.

9. 참가자는 말(예: 웃기 위해 입술을 위로 향하게 해), 몸짓(예: 웃는 시범을 보여준다) 힌트로 해당 기분을 표현하는 표정과 신체적인 표현을 가르칩니다.

10. 덤덤이/무심이는 제대로 따라하기 전에 "일부러 틀리게" 표현해서, 참가자들이 다양한 힌트를 써 볼 기회를 줍니다.

11. 참가자가 덤덤이/무심이에게 해당 기분을 잘 가르치면. 해당 점수를 얻습니다.

12. 점수를 기록합니다.

동기 부여 강화책
게임 진행 동안 칭찬과 건설적인 피드백이 주어집니다. 점수에 따라서 토큰을 줄 수도 있습니다.

게임의 정리
우리는 이 게임으로 무엇을 배웠나요? 덤덤이/무심이에게 감정을 가르쳐주는 것이 어땠나요? 남에게 감정에 대해 가르쳐 주는 것이, 나의 감정을 표현하는 것과 어떻게 달랐나요? 덤덤이/무심이에게 다른 감정보다 좀더 가르치기 어려웠던 감정이 있나요?

임상적 고려사항
읽기를 잘 못하는 아이는 치료자가 도와줍니다. 아이가 기분을 가르치는데 도움이 될 힌트를 줄 수도 있습니다. 아이가 자신이 어려움을 겪고 있는 감정을 골랐다면, 덤덤이/무심이가 그 감정 표현을 배우도록 하는 데 여러 아이가 함께 작업해서 도울 수도 있습니다.

12

감정과 경험 연결짓기

주제의 근거와 관련성

치료자는 내담자가 삶의 경험을 자세하고 완벽하게 말할 수 있는 능력을 개발하도록 도울 수 있습니다. 이러한 대화를 통해 사건에 대한 사실적인 설명뿐 아니라 사건이 개인에게 어떠한 영향을 끼쳤는지에 대한 것도 알 수 있습니다. 이러한 방식으로 내담자가 서술하게 함으로써, 치료자는 주관적인 경험을 보다 잘 이해하고 내담자가 효과적으로 인생의 사건들을 처리할 수 있도록 돕습니다. 또한 치료자가 인생의 사건들에 대한 자신의 반응을 내담자와 전략적으로 공유하는 적극적인 역할을 하는 것이 도움이 될 수 있습니다. 이것은 치료적 관계의 신뢰감 형성을 돕고 내담자의 방어를 줄이고 공개적으로 표현해도 된다는 메세지를 전달해 줍니다.

이 장에 포함된 게임 및 활동의 목적은 내담자에게 다양한 생활 사건과 사건에 대한 감정 반응을 회상할 수 있는 기회를 주는 것입니다.

치료 과정에서 이 부분을 활용할 때, 내담자는 학대 외의 경험에 대해 정서적 반응의 세부 사항을 설명합니다. 내담자는 자신의 경험에 대한 감정적 반응을 내부적으로 통합하고 표현하는 기술을 무섭지 않고, 안전하고 편안한 방식으로 연습할 수 있습니다. 또한, 치료자는 내담자가 자신의 인생에서 경험한 것을 얼마나 자세히 말할 능력이 있는지 알게 됩니다. 내담자는 이 능력을 시발점으로 추후 치료에서 학대경험과 관련된 내용을 처리할 수 있게 됩니다.

주제에 관련된 연구

치료에서 정서 처리란, 내담자가 인생 사건에 대한 자신의 감정을 확인하고 표현하도록 하는 것을 포함합니다(Cahill, Rothbaum, Resick, & Follette, 2009). 치료 중 감정 경험에 대해 이야기하는 것의 중요성은 인지행동치료, 정신역동학적 정신치료 및 인본주의 정신치료 등의 이론적 기법에서 치료 성공의 핵심 요소로 강조되었습니다(Greenberg & Pascual-Leone, 2006; Whelton, 2004). 치료 과정에서 감정에 대해 이야기함으로써, 내담자는 경험의 깊이를 더 깊이 인식하고, 삶에 대한 일관된 이야기를 개발하고, 자기 이해를 높이는 법을 배웁니다(greenberg & Angus, 2004).

정서 처리는 모든 형태의 정신치료에서 중요하지만, 외상 치료에서 중심적인 역할을 합니다(Cahill et al, 2009; Cohen, Mannarino, Deblinger, & Berliner, 2009) 외상을 자주 겪은 아이들은 종종 자신의 감정을 구분하고, 접근하고, 효과적으로 처리하는 데 어려움을 겪습니다(Cook et al., 2005). 정신적 외상의 정신치료는 환자가 경험을 조직하고 구조화하는 능력을 향상시켜 궁극적으로 외상이 내부 기능과 행동에 미치는 영향을 이해하는 데 도움이 됩니다(Deblinger, Mannarino, Cohen, Runyon & Steer, 2011).

경험에 감정을 연결시키는 기술은 성폭력을 겪은 아이의 치료에 있어서도 논의된 바 있습니다(Saunders et al., 2004). 아동성폭력 치료에 대한 문헌에서는, 성폭력 사건의 세부 사항 및 사건에 대한 정서적 반응을 연습하고 공유하기 위해, 학대 외의 경험으로 중립적인 줄거리를 만드는 것이 중요함을 강조합니다(Cohen et al., 2006; Hoch, 2009).

보호자를 위한 마음교육

보호자에게 감정 경험을 확인하고 이해하는 것이 치료에 중요하다고 설명하는 것이 도움이 될 수 있습니다. 치료자는 감정이 세계를 이해하고 자신의 삶을 형성하는데 중요한 역할을 한다는 것을 강조함으로써 이를 설명할 수 있습니다. 치료자들은 감정이라는 것이 경험에 대한 주관적인 반응이며, 틀린 감정이란 없고, 보호자나 아동이 표현한 감정에 대해 치료자가 판단하지 않을 것이라는 점을 강조합니다. 또한 한 사건에 대해 여러 감정을 느끼는 것이 일반적이며, 때로 이러한 감정이 모순되는 것처럼 보일 수도 있음을 알려주는 것이 중요합니다. 예를 들어 설명하면 더 쉬울 수 있습니다. 일례로 방학이 되면 여가시간이 더 많아지니 기쁘고 즐겁고 기분이 좋지만, 동시에 친구들을 못 보게 되니 슬픔과 외로움을 느낄 수도 있습니다. 치료자는 내담자가 사건과 관련된 자신의 모든 감정을 인식하게 되면, 그 후에 이어지는 생각과 행동을 더 잘 이해할 수 있다는 것을 보호자가 이해하게 돕습니다.

보호자가 자신의 감정 반응에 대해 개방하고 표현하는 것이 중요하다는 것을 깨닫는 것은 어떤 경우에는 어려울 수 있으나, 그렇게 함으로써 보호자가 치료 과정에 보다 더 적극적이고 통찰력있게 개입할 수 있습니다. 아동이 혼나는 것에 대한 두려움없이 자신의 감정을 표현하도록 격려해준다면 치료가 더 잘 될 것이라고 치료자가 보호자에게 설명해줄 수 있는 좋은 기회입니다. 보호자는 자신의 감정에 대해 잘 설명하는 모범을 보임으로써 아이의 감정 표현을 격려할 수도 있고, 명시적으로도 자녀에게 설명할 수도 있습니다.

아동을 위한 마음교육

치료자는 아이들에게 감정이란 인생 사건에 대한 내적 반응이라고 알려줄 수 있습니다. 상황에 따라 어떻게 다른 감정들이 드는지 사례를 들어 설명하는 것이 도움이 될 수 있습니다. 예를 들어, 친구와 놀면 행복감을 느낄 수 있고, 부모님이 다투는 소리를 듣게 되면 슬프다는 느낌이 들 수도 있습니다. 또한 한 가지 상황에 대해 여러 가지 감정이 들 수 있음을 아이에게 설명해 줄 수 있습니다. 예를 들어 친구와 놀면서 게임에 진다면, 함께 놀고 있기 때문에 행복한 동시에 졌기 때문에 슬플 수 있습니다.

감정 자체는 좋은 것도 나쁜 것도 아니며, 다만 사건에 대한 정상적인 반응이라는 점을 아동이 인식할 수 있도록 돕는 것은, 아이가 자신의 감정을 공개적으로 표현하도록 돕는 데 중요합니다. 또한 치료자는 아이들에게 때때로 치료 중에 사건을 자세히 말하려면 힘든 감정이 들 수도 있다는 점을 알려줄 수 있습니다. 그와 동시에 힘든 감정을 말하는 것은 어려운 일이지만, 기분이 나아지려면 자신의 감정을 표현하고 말하는 것이 좋다는 메세지를 전달할 수 있습니다. 아이에게 치료에서 자신의 경험과 감정에 대해 이야기해도, 잘못했다고 혼나거나 문제가 되지 않을 것이라고 알려주는 것이 도움이 될 수 있습니다.

치료자는 감정을 경험에 연결시키는 것에 대한 마음교육을 더욱 촉진시키기 위해 아이가 겪은 경험에 대해 상세한 줄거리를 만들고, 자신의 감정이 사건의 어느 부분에 어떻게 연결되는지를 이야기하게 할 수 있습니다(예 : 슬펐던 경우에 대해 이야기하기). 또 다른 방법으로는 특정 상황을 가정하고, 아이들에게 어떤 감정이 들지 생각해보도록 격려하는 것입니다. 치료자가 자신의 경험과 감정을 전략적으로 공유하면서 이러한 활동에 참여하는 것이 도움이 될 수 있습니다. 이렇게 함으로써, 개방적이고 편안한 환경을 조성하는 것뿐만 아니라 감정을 표현하는 모범을 보이게 됩니다.

기술콩트: 상대방 감정에 반응하기

1. 상대방 마주보기
2. 얼굴 관찰하기
3. 신체 관찰하기
4. 상대방의 감정 맞추기 혹은 "기분이 어떠세요?" 물어보기
5. 상대방에게 그런 감정이 드는 이유에 대해 물어보기
6. 상대방에게 따뜻한 말 해주기

기분과 경험 연결짓기 구조화 치료적 게임

[감정사진-상황사진 짝짓기 게임]

대상: 개인/ 아동-보호자 합동
추천연령: 만 11-13세
기술: 경험과 기분 연결짓기

게임 개요: 이 게임의 목적은 얼굴 표정 사진을 대응하는 상황 사진과 짝짓는 것입니다. 이 게임으로
아동과 보호자는 여러 상황에서 경험할 수 있는 감정들을 확인하는 것을 배웁니다.

준비물: 얼굴 사진 학습용 카드, 상황 사진 학습용 카드

시행 방법
개인/ 아동-보호자 합동

1. 얼굴 사진 학습용 카드와 상황 사진 학습용 카드를 각각 카드 내용이 바닥을 향하게 뒤집어 펼쳐
   놓습니다.
2. 게임 참가자는 각각의 범주에서 하나씩 카드를 선택해 뒤집고, 얼굴 사진 카드가 상황 카드와 맞
   는지를 결정합니다. 만약 맞다면, 게임 참가자가 한 쌍의 카드를 가지게 되고, 똑같은 방식으로
   두 개의 카드를 더 뒤집습니다. 게임 참가자는 각각의 카드와 그 카드의 위치를 기억하려고 노력
   합 니다.
3. 게임 참가자는 서로 맞는 두 개의 카드를 뒤집으면서 계속해서 두 개의 카드를 더 뒤집습니다. 만
   약 두 개의 카드가 맞지 않는다면, 카드를 다시 원래 자리에 뒤집어서 내려놓고, 다음 참가자의
   순서가 됩니다.
4. 참가자는 카드가 맞을 때마다 1점을 얻게 됩니다.
5. 점수를 기록합니다.

동기강화물
적극적으로 참여한 사람에게 토큰을 줄 수 있습니다. 또한 참가자가 얻은 점수에 따라 토큰을 줄 수
도 있습니다.

게임의 정리
이 게임을 통해서 어떤 걸 배웠나요? 해보니까 기분이 어떤가요? 기분과 상황을 맞추기가 보다 더 쉬
운 경우도 있었나요? 카드를 맞췄을 때 기분이 어땠나요? 카드를 맞추지 못했을 때에는 기분이 어땠
나요?

임상적 고려사항
만약 아동이 카드의 위치를 기억하는 것을 힘들어한다면, 카드가 위를 향하게 놓는 등 대안을 마련해
도 됩니다.

[감정의 컵]

대상: 개인/ 아동-보호자 합동/ 보호자 집단
추천 연령: 만 5-13세
기술: 경험과 기분 연결짓기
게임 개요: 이 게임에서 참가자는 다양한 감정이 쓰여진 컵에 공을 던져넣습니다. 참가자는 본인의

경험 중 컵에 쓰여진 감정을 느꼈던 상황에 대해 설명해야 합니다. 이 게임으로 아동과 보호자는 그들 삶의 경험과 감정을 연결시키는 연습을 하게 됩니다.

준비물: 10개의 플라스틱 컵, 다양한 감정들을 쓰기 위한 싸인펜, 컵이 넘어지지 않도록 컵의 절반 정도 채워넣을 물, 탁구공(혹은 종이로 만든 공)

실행절차
개인/ 아동-보호자 합동
1. 치료자는 볼링공 배열대로 컵을 바닥에 놓습니다(첫 줄에는 컵 1개, 둘째 줄에는 컵 2개, 셋째 줄에는 컵 3개, 넷째 줄에는 컵 4개). 그리고 컵이 멀리 있을수록 더 높은 점수를 배정하여 각각의 컵에 점수를 적습니다(예: 첫째 줄은 1점, 둘째 줄은 2점 등).
2. 게임 참가자는 컵 안에 탁구공이 들어가도록 던집니다.
3. 만약 성공하면, 컵에 쓰여진 점수를 얻기 위해 참가자는 컵에 쓰여진 감정을 경험했던 상황을 설명해야만 합니다. 그 설명에는 그 경험 전에, 그 경험 동안에, 그리고 그 경험 후에 어떤 일이 일어났는지 포함되어야 합니다. 점수를 기록하고, 다음 사람이 2번, 3번 단계를 수행합니다.
4. 만약 성공하지 못하면, 다른 참가자가 2번, 3번 단계를 수행합니다.
5. 참가자가 다양한 감정들과 관련된 여러 경험들을 이야기할 수 있을 때까지 게임을 합니다.

아동 집단
1. 집단치료자가 볼링공 배열대로 컵을 바닥에 놓습니다(첫 줄에는 컵 1개, 둘째 줄에는 컵 2개, 셋째 줄에는 컵 3개, 넷째 줄에는 컵 4개). 그리고 컵이 멀리 있을 수록 더 높은 점수를 배정하여 각각의 컵에 점수를 적습니다(예: 첫째 줄은 1점, 둘째 줄은 2점 등).
2. 참가자들은 한 줄로 섭니다.
3. 줄 맨 앞에 선 참가자가 컵 안에 탁구공이 들어가도록 던집니다.
4. 만약 성공하면, 컵에 쓰여진 점수를 얻기 위해 참가자는 컵에 쓰여진 감정을 경험했던 상황을 설명해야만 합니다. 그 설명에는 그 경험 전에, 그 경험 동안에, 그리고 그 경험 후에 어떤 일이 일어났는지가 포함되어야 합니다. 점수를 기록하고, 다음 사람이 2번, 3번 단계를 수행합니다.
5. 만약 성공하지 못하면, 다음 참가자가 2번, 3번 단계를 수행합니다.
6. 모든 참가자가 다양한 감정들과 관련된 여러 경험들을 이야기할 수 있을 때까지 게임을 합니다.

동기강화물
게임을 하는 동안 칭찬과 지지를 많이 해줍니다. 또한 참가자가 얻은 점수에 따라 토큰을 줄 수도 있습니다.

게임의 정리
이 게임을 통해서 어떤 걸 배웠나요? 더 설명하기가 어려운 감정들도 있었나요? 다른 사람이 경험한 일을 들으니까 어떤 기분이 들었나요?

임상적 고려사항

게임을 하는 동안, 더 많은 감정들을 다룰 수 있도록 새로운 감정으로 컵을 바꾸거나, 컵을 빼거나, 아니면 컵들을 재배열할 수도 있습니다. 컵에 공을 던지는 게 어려운 아이의 경우 더 가까이에서 던질 수 있게 할 수 있습니다. 읽는 것이 어려운 아이들이라면 치료자가 컵에 쓰여진 감정을 읽어줄 수 있습니다.

[이거 또는 저거]

대상: 개인/ 아동-보호자 합동/ 아동 집단
추천 연령: 만 11-13세
기술: 경험과 기분 연결짓기, 언어적 의사소통
게임 개요: 이 게임에서는 언어적인 힌트를 주고 다른 사람이 카드에 쓰여진 기분 단어의 유의어를 한개 혹은 두개 맞추는 것입니다. 이 게임을 통해 아동과 보호자는 신체언어나 표정을 통해 감정을 표현하고 확인하는 것을 연습할 수 있습니다.
준비물: 이거 또는 저거 카드

실행절차
개인/ 아동-보호자 합동

1. 참가자 중 한 명이 이거 또는 저거 카드를 갖고 있습니다.
2. 시작 신호가 울리면, 참가자는 정해진 시간 동안(예: 3분) 언어적인 힌트를 통해 상대방 참가자가 카드에 쓰여진 두 가지 기분 중 하나를 맞추도록 합니다. 참가자는 정해진 시간 동안 최대한 많은 카드를 맞추도록 노력해야 합니다.
3. 카드를 설명한 참가자가 카드에 적혀진 기분을 성공적으로 맞추면 2점이 주어집니다. 카드에 적혀진 기분을 잘 맞춘 상대방 참가자는 1점이 주어집니다.
4. 만약 참가자가 카드를 건너뛰거나 카드에 적힌 기분을 실수로 말하면, 총점에서 1점을 깎습니다.
5. 정해진 시간이 끝나면 상대방 참가자가 힌트를 주는 차례가 됩니다.
6. 점수를 기록합니다.

아동 집단

1. 참가자들은 두 팀으로 나누어집니다.
2. 한 팀에서 두 명의 참가자가 첫 판을 합니다.
3. 힌트를 줄 참가자에게 이거 또는 저거 카드를 줍니다.
4. 시작 신호가 울리면, 참가자는 팀원에게 3분 동안 언어적인 힌트를 통해 상대방 참가자가 카드에 쓰여진 두 가지 기분 중 하나를 맞추도록 합니다. 팀원은 정해진 시간 동안 최대한 많은 카드를 맞추도록 노력해야 합니다.
5. 그 팀은 성공적으로 맞춘 카드 하나마다 1점을 얻습니다.
6. 만약 참가자가 카드를 건너뛰거나 카드에 적힌 기분을 실수로 말하면, 총점에서 1점을 깎습니다.

7. 3분이 끝나면 상대팀의 참가자 중 2명이 4-6단계를 반복합니다.
8. 점수를 기록하고, 점수에 따라 1위, 2위가 선정됩니다.

동기강화물
칭찬과 건설적인 조언을 해줍니다. 팀은 순위에 따라 토큰을 받을 수 있습니다.

게임의 정리
이 게임을 하면서 무엇을 배웠나요? 힌트를 주는 사람이 되니까 기분이 어땠나요? 기분을 맞추려고 노력할 때 기분이 어땠나요? 더 설명하기가 어려운 기분도 있었나요? 더 맞추기가 어려운 기분도 있었나요?

임상적 고려사항
만약 아동이 힌트를 주는 걸 힘들어한다면 시간을 더 길게 정할 수 있습니다. 치료자는 아동의 능력에 따라 카드를 고를 수도 있습니다.

[아무 말도 하지마]

대상: 개인/ 아동-보호자 합동/ 보호자 집단
추천 연령: 만 11-13세, 성인
기술: 경험과 기분 연결짓기, 언어적 의사소통
게임 개요: 이 게임에서는 참가자가 상대방에게 카드에 적힌 기분 단어를 맞추도록, 카드에 적힌 유의어는 말하지 않고 말로 힌트를 줍니다. 아동과 보호자는 몸짓이나 표정을 사용하지 않고 감정을 설명하고 확인하는 것을 연습하게 됩니다.
준비물: 아무 말도 하지마 게임 카드 -기본 혹은 아무말도 하지마 게임 카드 - 심화

실행절차
개인/ 아동-보호자 합동
1. 참가자들은 아무 말도 하지마 게임 카드 - 기본을 사용합니다.
2. 시작 신호가 울리면, 참가자는 정해진 시간 동안(예: 3분) 카드 맨 윗장에 쓰여진 기분을 상대방이 맞출 수 있도록 합니다. 힌트를 말할 때에는 카드에 쓰여진 다른 단어를 말해서는 안됩니다.
3. 참가자는 최대한 많은 카드를 맞추도록 노력해야 합니다.
4. 기분을 설명하는 참가자는 상대방이 맞추면 2점을 얻게 됩니다. 기분을 맞춘 상대방 참가자는 1점을 얻습니다.
5. 만약 참가자가 카드를 건너뛰거나 카드에 적힌 기분을 실수로 말하면, 총점에서 1점을 깎습니다.
6. 정해진 시간이 끝나면 상대방 참가자가 힌트를 주는 차례가 됩니다.
7. 점수를 기록합니다.

보호자 집단

1. 참가자들은 두 팀으로 나누어집니다.
2. 한 팀의 참가자에게 아무 말도 하지 마 게임 카드 – 심화를 줍니다.
3. 시작 신호가 울리면, 참가자는 정해진 시간 동안(예: 3분) 카드 맨 윗장에 쓰여진 기분을 상대방이 맞출 수 있도록 합니다. 힌트를 말할 때에는 카드에 쓰여진 다른 단어를 말해서는 안됩니다.
4. 팀원은 3분 동안 최대한 많은 카드를 맞추도록 노력해야 합니다.
5. 그 팀은 성공적으로 맞춘 카드 하나마다 1점을 얻습니다.
6. 만약 참가자가 카드를 건너뛰거나 카드에 적힌 기분을 실수로 말하면, 총점에서 1점을 깎습니다.
7. 3분이 끝나면 상대팀의 참가자 중 2명이 2-6단계를 반복합니다.
8. 점수를 기록하고, 점수에 따라 1위, 2위가 선정됩니다.

동기강화물

말로 칭찬을 해주고, 건설적인 조언을 해줍니다.

게임의 정리

이 게임을 하면서 무얼 배웠나요? 왜 어떤 기분은 힌트를 주기가 더 쉽고 어떤 기분은 더 어려웠던 거 같나요? 왜 어떤 기분은 맞추기가 더 쉽고 어떤 기분은 더 어려웠던 거 같나요?

임상적 고려사항

기본이나 고급 카드들은 참가자의 언어 능력에 따라 바꿀 수 있습니다.

[기분 바꿔치기]

대상: 보호자 집단
추천 연령: 성인
기술: 경험과 기분 연결짓기
게임 개요: 보호자로 하여금 경험과 기분을 연결시킬 수 있도록 돕습니다.
준비물: 기분 바꿔치기 게임 카드, 참가자 숫자만큼의 숫자가 적힌 작은 종이 조각(예: 만약 10명이 참가자가 있다면, 1부터 10까지 쓴 작은 종이 조각), 용기(예: 양동이나 모자)

실행절차
보호자 집단

1. 용기에 숫자가 적힌 종이들이 들어있습니다.
2. 용기를 돌려서 참가자들은 임의로 숫자를 하나씩 선택합니다.
3. 집단치료자는 1번을 뽑은 참가자에게 카드 한 묶음을 줍니다.
4. 카드 묶음을 받은 참가자는, 가장 위에 놓인 카드를 들어 큰 소리로 지시사항을 읽기만 하고 그에 대한 반응은 보이지 않습니다.

5. 그러면 그 참가자는 먼저 진행한 다른 참가자 중 한 명과 카드를 바꿔치기 할 기회를 갖습니다.

6. 카드를 바꿔치거나 아니면 간직하기로 결정한 후, 다음 번호를 뽑은 참가자가 4-5단계를 진행합니다.

7. 마지막 사람이 카드를 바꿔칠 기회를 가진 후, 각각 참가자들은 카드에 적힌 지시사항을 따를지 여부를 선택할 수 있고, 선택한 지시사항을 수행한 것에 따른 점수를 받습니다.

8. 만약 참가자가 질문에 답을 하지 않기로 결정하면, 집단의 다른 참가자가 대답을 하고 점수를 얻을 수 있습니다.

동기강화물
적극적 참여에 대해 칭찬을 합니다.

게임의 정리
이 게임을 통해서 어떤 걸 배웠나요? 더 쉬운 카드나 더 어려운 카드가 있었나요?

임상적 고려사항
시간 여유에 따라, 치료자는 보호자들로 하여금 특정 반응 카드에 대한 그들의 기분을 더 자세하게 설명하고 처리하도록 할 수 있습니다. 또한 집단 참가자들이 서로에게 지지적인 방식으로 반응해주고 통찰력있는 조언을 해주도록 격려하는 게 도움이 될 수 있습니다.

13

대처기술

주제의 근거와 관련성

아이, 청소년, 어른들에게 있어 힘든 감정은 일상 상활에서 나옵니다. 하지만, 많은 사람들이 이러한 감정을 적절하게 표현하는 것을 어려워하고, 증상이나 행동문제를 경험할 수도 있습니다. 이러한 감정을 다루기보다 오히려 도전적으로 반응하는 것은 자신과 주변 사람들에게 무수히 많은 부정적인 결과를 초래할 수 있습니다. 여기에는 내재화 증상(예: 우울과 불안), 사회적 문제, 학업 및 업무의 어려움, 신체적 상해, 물질 남용, 혹은 심지어 범죄 행위가 포함될 수 있습니다. 예를 들어 내담자가 그들의 힘든 감정에 대처하는 것을 배운다면 다른 사람과 그들의 요구사항에 대해 훨씬 효과적으로 소통하여 더 나은 사회적 결과를 만들어낼 수 있습니다.

성폭력 사건으로 충격을 받은 가족은, 그런 경험이 없는 사람들에 비해 종종 정서적으로 도전받게 됩니다. 이는 학대 그 자체 뿐 아니라 학대의 결과와 영향과도 관련됩니다. 아이들과 보호자는 죄책감, 비난, 우울, 불안, 분도, 가해자, 가족구성원, 친구 그리고 자신에 대한 배신감을 느낄 수 있습니다. 이러한 힘든 감정은 내담자의 기능에 부정적인 영향을 미칠 수 있고 다른 방식으로 나타날 수 있습니다. 예를 들면, 보호자는 미래의 학대에 대한 두려움 때문에 과잉보호를 하거나 반대로 죄책감 때문에 너무 방임하게 될 수 있습니다. 비슷하게, 아이들은 배신감과 불신 때문에 내성적이고 신중하게 되거나 분노로 인해 행동화하게 될 수 있습니다. 특정상황에서는 당연할 수 있지만 이런 다양한 반응은 적응적이지 않고, 힘든 감정에 대처하는 법을 향상시키기 위한 전략 개발의 중요성이 강조됩니다.

대처기술은 인생사건에 대한 감정적인 반응을 효과적으로 다루고, 그러기 위해 이용하는 적응적인 전략으로 정의될 수 있습니다. 이러한 기술은 도전적인 상황에 보다 효과적으로 대응하고, 정서 조절력을 향상시키고, 더 나은 인생 선택을 하도록 합니다. 대처기술은 분노 조절과 이완 기술과 같은 다양한 전략을 포함합니다. 그 안에서 개인은 우선 강렬한 힘든 감정을 확인하는 방법을 배우고, 이후 안정된 상태에 도달하도록 고안된 행동에 참여합니다. 또 대처기술은 개인이 비적응적인 신념과 왜곡을 어떻게 확인하고 변화시키는지를 배우는 인지전략을 포함합니다.

이 장은 힘든 감정(예: 분노, 좌절, 불안, 슬픔 등)을 조절하는 대처 기술의 개발을 위해 고안된 게임과 활동을 포함하고 있습니다. 구체적으로, 내담자는 부정적인 생각과 감정적인 단서를 확인하고, 새로운 감정조절 기술을 배우고 기존의 기술을 강화할 수 있는 기회를 갖습니다. 이 장에서 나오는 기술콩트는 아이들이 힘든 감정에 대응하는 다양한 방법을 연습하고 배울 수 있도록 돕습니다. 운동, 독서와 같은 수많은 일상 활동이 도전적인 상황을 다루는데 도움이 될 수 있지만, 두 가지 독특한 테크닉인 "힘껏 안기"와 "내 몸으로 공 만들기"가 게임 기반 인지행동치료에 활용되었습니다. 덧붙여 이 장은 보호자가 자신의 아이들의 정서적, 행동적 어려움을 효과적으로 다룰 수 있도록 부모대처전략을 제공합니다.

주제에 관한 연구

치료 결과에 대한 문헌에는 효과적인 대처기술개발이 치료 성공의 중요한 요소로 언급되었습니다 (Beidas, Benjamin, Puleo, Edmunds, & Kendall, 2010; Cuijpers, Munoz, Clarke, & Lewinsohn 2009). 제한된 대처 기술은 아동과 성인에서 불안, 우울, 외상 및 물질남용과 같은 다양한 문제와 관련이 있습니다 (Meichenbaum, 2004; Suveg & Zeman, 2004). 반대로 좋은 대처기술은 건강한 사회적 관계 개발과 학업 및 직업 성공에 기여합니다(Clarke, 2006; Goleman, 2006; Zins, Bloodworth, Weissberg, & Walberg, 2007). 이것은 특히나 외상으로 충격받은 가족들에게 중요합니다. 감정은 종종 혼란스럽고, 강력하고, 복잡하기 때문입니다(Courtois & Ford, 2009; Hannesdottir & Ollendick, 2007). 외상에 대한 효과적 치료는 외상-특이적 자극을 직면할 수 있는 내담자의 능력을 돕고, 정서적으로 균형된 방식으로 일상 생활 사건에 반응할 수 있도록 하는 효과적인 대처 기술의 개발을 매우 강조합니다(Cahill 등, 2009; Cook 등, 2005).

성폭력의 성공적인 치료에는 전형적으로 아동과 보호자에게 심호흡, 점진적 근이완, 마음챙김, 시각화, 인지적 재구조화, 부모기술훈련과 같은 다양한 대처기술 교육이 포함됩니다(Cohen 등, 2006; Cohen 등. 2009). 이러한 유연하고 실제적인 기술은 아동과 성인이 스트레스와 불안의 증상을 감소시키는데 도움을 줍니다(Jain 등, 2007). 이 훈련으로 내담자는 반응을 유발하는 학대와 비학대 관련 상황 모두에서 그들의 반응을 적절하게 조절할 수 있습니다. 이는 외상으로부터 회복하려는 내담자의 능력과 그들의 삶을 이어나가도록 도와줍니다(Stapleton, Taylorr, & Asmundson, 2006).

보호자를 위한 마음 교육

보호자가 생각, 감정과 행동을 구분하고 그들 간의 상호연결을 설명할 수 있도록 하는 것이 좋습니다. 생각은 사건에 대한 개인의 내적인 해석으로 정의될 수 있고, 감정은 경험에 대한 불수의적인 반응으로, 행동은 상황에 따른 외적인 반응으로 정의될 수 있습니다. 보호자는 도전적인 상황에 맞닥뜨리는 것이 정상적이고 삶의 자연스러운 부분이라는 것을 배울 수 있습니다. 또 보호자가 어떤 경험을 만나게 될 지는 고를 수 없을지라도 그 사건을 어떻게 해석하고 반응할지를 결정하는 능력은 갖고 있다는 것을 깨닫도록 하는 것도 도움이 됩니다. 더 나아가, 상황이 그들의 통제 밖이라는 것을 받아들임으로써 그들이 적응적이고 적절한 방식으로 반응하는 능력이 생긴다는 것을 설명해줄 수 있습니다. 이는 개인적인 성장과 부모의 유용성에 기여합니다.

어려운 상황이 어떻게 개인의 기능에 영향을 주는지 보호자의 이해를 돕기 위해서, 인지된 위협에 대한 몸의 생리, 행동적 반응에 대해 알려줄 수 있습니다. 보호자는 "투쟁-도피 반응"에 관해 배울 수 있습니다. 즉 위험하다고 인지된 상황을 직면할 때, 개인은 심박수가 증가하고, 손바닥에 땀이 나고, 입이 마르는 것을 경험할 수 있습니다. 신체적 위해의 실제 위험이 있는 상황이라면 적응적인 반응일지라도, 이 반응은 불필요하고 실제 위험이 없는 곳에서는 심신을 쇠약하게 할 수 있다는 것을 보호자가 배울 수 있습니다. 이러한 불쾌한 생리적 감각을 다루기 위해, 개인은 미래에 이 감각이 다시 나타나는 것을 막거나 줄이기 위해서 비적응적인 행동을 할 수 있습니다. 이러한 행동은 자주 불안의 증가, 사회적 손상, 행동문제, 양육의 어려움 같은 원치 않는 결과를 초래합니다. 예를 들어 성폭력 사건 이후 무력감을 느끼는 아이들은, 통제감을 얻고자 성적으로 부적절한 행동에 빠질 수 있습니다. 보호자는 이러한 행동을 위험하고, 고의적이고, 악의적인 것으로 해석한 나머지 화를 내고, 소리지르고, 엄격한 처벌로 대응할 수 있습니다. 이런 공격적인 부모의 반응은 아이의 행동 문제의 악화를 더 부추겨 아동-보호자 관계에 영향을 미칠 수 있습니다. 치료자는 아이의 문제 행동 같은 스트레스성 인생사건에 대한 적응적인 반응들을 알려주어 보호자를 도와줄 수 있습니다(예: 화가 났을 때는 아이를 훈육하지 않기, 죄책감에 아이를 다 받아주지 않기, 즉각적이고 일관되고 적절한 결과들을 활용하기). 이러한 대체 반응은 긍정적인 결과를 만들어낼 수 있습니다(예: 아이의 친사회적 행동 강화, 행동문제 소실). 또 효과적인 양육에 대한 교육 뿐 아니라, 보호자는 점진적 근이완법과 시각화 기술(보호자를 위한 점진적 근육 이완 대본; 시각화 유도 대본:보호자)을 이 책의 치료 자료 부분에서 배울 수 있습니다.

아동을 위한 마음교육

아이들에게 대처 기술에 대한 마음교육을 할 때, 생각, 기분, 행동과 그것들의 상호연관성을 알려주는 것이 매우 유용합니다. 생각은 일어난 무언가에 이어서 머리에 떠오르는 것으로 설명할 수 있습니다. 기분은 몸 안에서 일어나는 반응입니다. 행동은 상황에 대응하여 움직이는 방식입니다. 아이들은 이들 중 하나를 바꾼다면 결과적으로 상황이 전부 바뀔 수 있다는 것을 배울 수 있습니다. 이것은 아이들에게 상황을 설정해보도록 하고, 이러한 상황에서 생각, 기분, 행동 반응을 토론하도록 하면서 설명할 수 있습니다. 또 우리의 몸이 인지된 위험과 위협에 어떻게 반응하는지(예: 아드레날린 분출, 땀나는 손바닥, 꽉 쥔 주먹, 빠른 심박수)와 어떤 상황에서는 이런 반응이 도움이 될 수 있어도 다른 경우에는 해가 될 수 있다는 것을 토론하는 것이 유용할 수 있습니다.

소크라테스식 질문법을 이용해서 치료자는 아이들이 그들의 반응을 비판적으로 평가하고 대체 반응을 결정하도록 도울 수 있습니다. 예를 들어, 누군가가 자신에게 부딪쳤을 때 자신의 반응을 얘기해보도록 합니다. 아이들의 초기 반응은 이 사건이 의도가 있다고 생각하고, 화가 나서, 다른 사람을 다시 미는 것일 수 있습니다. 반대로 아이들에게 이 상황이 어떻게 사고라고 재해석할 수 있는지 알려주어 마음이 차분해지고 그 자리를 뜨도록 이끌어줄 수 있습니다. 또는 아이들이 의도가 있는 사건으로 해석되었을 지라도 부정적인 감정과 상황을 누그러뜨리는 행동 양식으로 반응할 수 있다는 것을 알려줄 수도 있습니다. 밖에서 시간보내기, 비디오 게임하기, 그림그리기, 인형 놀이, 애완동물과 놀기, 책읽기, 산책이나 자전거 타기 등과 같은 여러 대안적 반응을 아이들과 다뤄볼 수 있습니다. 치료자는 이 책의 치료적 자료에 있는 나이에 맞는 대본(점진적 근육이완 대본: 초등학생용, 점진적 근육

이완 대본: 중학생, 시각화 유도 대본:중학생)를 이용하여 점진적 근육 이완훈련과 안전지대 시각화 같은 다른 대처기술을 가르칠 수도 있습니다. 또 마음챙김과 생각의 깨달음 같은 다른 기술도 배울 수 있습니다.

기술콩트: 힘껏 안기

설명

"힘껏 안기"는 아이들이 팔로 자신을 감싸는 것, 상체를 껴안는 것 또는 봉제인형을 껴안는 것을 포함하는 안정화 기술입니다. "힘껏 안기"를 하는 동안, 아이들은 코로 들이마시고, 입으로 내뱉는 세 번의 심호흡을 하게 합니다. 아이들의 과호흡을 피하기 위해서는 길게 내뱉고 난 뒤 들이쉬어야 한다는 것을 확실히 알려줍니다. "힘껏 안기"를 한 뒤 차분해지면 스스로에게 보상하도록 아이들이 좋아하는 것(예: 농구경기 하기, 그림그리기, 비디오게임하기 등)에 참여하게 합니다.

1. 내가 뭘 느끼는지를 생각합니다(예: "나는 속상해요").
2. 내가 뭘 할 수 있는지를 생각합니다.
3. "힘껏 안기"를 합니다(예: 봉제인형, 부드러운 물체 또는 자신을 껴안기).
4. 세 번의 심호흡을 합니다.
5. 내가 뭘 느끼는지를 생각합니다.
6. 내가 기분이 조금 나아졌다면 7번으로 갑니다. 만약 여전히 속상하다면, 3번으로 되돌아갑니다.
7. 차분해진 것에 대해 스스로에게 상을 줍니다(예: 게임하기).

기술콩트: 몸으로 공 만들기

설명

"몸으로 공 만들기"는 아이들이 쪼그려앉아서 팔로 무릎을 감싸는 또다른 기술입니다. "몸으로 공 만들기"를 하는 동안, 아이들은 코로 들이마시고 입으로 내뱉는 세 번의 심호흡을 합니다. 아이들의 과호흡을 피하기 위해서는 길게 내뱉고 난 뒤 들이쉬어야한다는 것을 확실히 알려줍니다. "몸으로 공 만들기"를 한 뒤, 차분해지면 스스로에게 보상하도록 하기 위해서 아이들이 좋아하는 것(예: 농구경기 하기, 그림그리기, 비디오게임하기 등)에 참여하게 합니다.

1. 내가 뭘 느끼는지를 생각합니다(예: "나는 속상해요").
2. 내가 뭘 할 수 있는지를 생각합니다.
3. "몸으로 공 만들기"를 합니다(예: 봉제인형, 부드러운 물체 또는 자신을 껴안기).
4. 세 번의 심호흡을 합니다.
5. 내가 뭘 느끼는지를 생각합니다.
6. 내가 기분이 조금 나아졌다면 7번으로 갑니다. 만약 여전히 속상하다면, 3번으로 되돌아갑니다.
7. 차분해진 것에 대해 스스로에게 상을 줍니다(예: 게임하기).

기술콩트: 다른 사람의 분노 다루기

    1. 다른 사람이 화가 난 것을 알아차립니다.

    2. 다른 사람에게 "무슨 일이 있어요?"라고 질문합니다.

    3. 다른 사람에게, "내가 어떻게 도와줄까요?"라고 질문합니다.

    4. 해결방법을 제시합니다(예: 그 사람이 심호흡을 하도록 돕기).

    치료자는 다음과 같은 다양한 기술콩트 시나리오를 내담자에게 줄 수 있습니다.

    1. 학교에서 친구가 너한테 화가 났다. 네가 그들을 파티에 초대하지 않았기 때문이다.

    2. 네가 네 집안일을 하지 않아서 엄마가 화가 나셨다.

    3. 동생들이 너의 장난감을 가지고 놀고 싶어하는데 네가 허락해주지 않아서 화가 났다.

대처기술 구조화 치료적 게임

분노의 폭풍

    대상: 개인 및 아동-보호자 합동

    추천 연령: 만 5-13세

    기술: 정서 조절

    게임 개요: 이 게임의 목적은 좌절하고 스트레스 받는 상황에서 사용할 수 있는 정서 조절 전략을 만드는 것입니다. 이 게임은 다양한 상황에서 쉽게 적용될 수 있는 대처 기술과 여러 범주의 분노조절법 아이디어를 최대한 떠올려보도록 정해진 시간 내에 경주하는 형식입니다.

    준비물: 필기구, 종이

시행방법
개인 및 아이-보호자 합동

    1. 참여자에게 5분 내 가능한 많은 정서조절 전략이나 안정화 기술을 적어보도록 합니다.

    2. 5분 뒤 치료자는 참여자들과 함께 답변을 검토하고 건설적인 피드백을 줍니다.

    3. 적절한 답변의 수를 기록합니다.

    4. 두 번째 경기로 참여자에게 빈 종이를 다시 주고, 5분간 가능한 많은 전략을 적도록 합니다.

    5. 답변을 또 다시 검토하고 건설적인 피드백을 줍니다.

    6. 참여자는 두 번째 경기에서 새로 제시한 항목에 대해서 1점을 얻습니다.

동기강화물
게임 동안 지지와 긍정적인 피드백을 줍니다. 얻은 점수에 따라 토큰을 제공할 수 있습니다.

게임의 정리

이 게임에서 우리는 무엇을 배웠나요? 이게임 동안 우리가 배운 대처 전략과 새로운 분노조절법은 무엇일까요? 내가 다른 사람보다 더 쉽게 사용할 것 같은 전략은 뭐였나요?

임상적 고려사항

치료자는 정서조절전략을 만들어내기 어려워하는 아이들에게는 예시와 힌트를 줄 수 있습니다. 필요하다면 답을 찾아내기 위한 추가 시간을 줄 수 있습니다. 임상적인 목표가 다양한 상황에서 흔히 사용할 수 있는 실제적인 전략개발이라는 점에서, 좌절 상황에 대한 비현실적인 답변(예: 디즈니월드로 날아가기)은 점수로 인정이 안됩니다.

던져넣기

대상: 개인 및 아동-보호자 합동

추천 연령: 만 5-10세

기술: 정서조절

게임 개요: 이 게임은 아이들과 보호자들이 좌절 상황에 대응해서 다양한 정서 조절 전략을 활용할 수 있는 기회를 줍니다. 이 게임 동안, 참여자들은 통 안에 작은 물체를 던져 넣는 어려운 임무를 받습니다. 이것은 자주 실패하게 됩니다. 그 좌절감에 대한 대응으로 참여자는 스스로를 안정시키기 위한 스트레스 감소 기술(예: 책을 읽는 척 하기, 자전거 타기, 농구하기)을 해보거나 기술을 이용하는 것을 상상해 봅니다.

준비물: 던질 수 있는 작은 물체(예: 동전, 말(바둑알, 체스말), 펜 뚜껑)

시행방법

1. 참여자들은 서로 마주보고 앉습니다.
2. 한 명은 통 안에 작은 물체를 던져 넣을 세 번의 기회를 받고, 다른 한명이 통을 들고 있습니다.
3. 참여자가 통에 작은 물체는 넣을 때마다 점수를 얻습니다.
4. 참여자가 통에 물체를 못 넣었을 때, 정서 조절 기술을 사용하거나 사용하는 상상을 하도록 격려받고 그에 대해 점수를 얻습니다.
5. 참여자들은 통을 들거나 물체를 던지는 것을 번갈아 맡습니다.
6. 점수를 기록합니다.

동기강화물

게임동안 칭찬과 지지를 제공합니다. 얻은 점수에 따라 토큰을 제공할 수 있습니다.

게임의 정리

이 게임에서 우리는 무엇을 배웠나요? 물건을 못 넣었을 때 어떤 기분이 들었나요? 가장 편하게 이용한 대처 전략이 뭐였나요? 다른 사람보다 나에게 더 효과적인 전략이 뭐였나요? 미래에 어떤 상황에서 이러한 전략을 이용해 볼 수 있을까요?

임상적 고려사항

치료자들은 게임 전과 게임 중에 다양한 적응적인 대처 전략을 설명하면서 롤 모델 역할을 할 수 있습니다. 과제가 특정 참여자에게 너무 쉽다면, 통에서 더 멀리 떨어지도록 하거나 물체를 넣으려고 시도하는 동안 통을 들고 있는 참여자가 움직이도록 해서 더 어렵게 만들 수 있습니다.

분노전달하기

대상: 아동 집단
추천 연령: 만 5-10세
기술: 정서 조절
게임 개요: 이 게임은 다양한 정서조절전략을 사용해 볼 기회를 줍니다. 게임 동안 아이들이 좌절할 만한 상황을 만들기 위해 고안된 어려운 임무를 마쳐야합니다. 참여자들에게 다양하고 흔히 경험할만한 좌절 상황에서 이용할 수 있는 여러 정서 조절 전략을 설명해 줍니다.
준비물: 플라스틱 숟가락, 작은 공(예: 탁구공, 종이공)

시행방법

1. 참여자들은 지그재그 형태로 두 줄로 서서 마주 봅니다.
2. 모든 참여자들은 숟가락을 받아 자기 앞에 들고 있도록 합니다.
3. 참여자의 숟가락에 작은 공을 놓고, 자기 숟가락으로 공을 대각선 맞은편에 있는 참여자에게 전달합니다.
4. 각 참여자가 맞은편으로 공을 넘기면서 마지막 참여자에게 공이 닿을 때까지 게임을 합니다.
5. 참여자들에게 이전 집단은 공을 바닥에 떨어뜨리지 않고 전체 팀이 공을 성공적으로 옮겼다고 말해줍니다. 만약 지금 집단도 그렇게 잘한다면 많은 점수를 얻을 것이라고 말해준다. 아이들이게 감정적으로 위험한 투자감각를 유도하기 위해서 하는 말이므로 중요합니다.
6. 만약 공이 바닥에 떨어지면, 참여자들은 좌절하는 척(예: 발을 쿵쿵 구리기, 눈살을 찌푸리기, 주먹을 꽉 쥐기)하고, 선택한 정서조절전략을 사용하거나 사용하는 것을 상상하도록 합니다.
7. 모든 참여자가 안정이 되면, 과제를 완성하기 위해 다시 게임을 재개합니다.
8. 과제가 성공적으로 완수되면, 참여자들이 정서조절전략을 연습할 기회를 확실히 갖기 위해 더 어렵게 만듭니다(예: 참여자들이 발로 뛰어서 공을 옆으로 전달하기).
9. 참여자가 다양한 정서조절전략을 숙달할 때까지 게임을 합니다.

동기강화물

적극적으로 참여한 것에 대해 칭찬합니다. 참여자가 독특하거나 효과적인 정서조절전략을 하면 보상으로 토큰을 줄 수 있습니다.

게임의 정리

이 게임에서 우리는 무엇을 배웠나요? 이 게임을 하니까 기분이 어땠나요? 공을 떨어뜨렸을 때 기분이 어땠나요? 다른 사람들 보다 사용하기 쉬운 전략이 있었나요?

임상적 고려사항

치료자는 게임에 참여해서 롤모델의 역할을 해야 합니다. 아이들이 공을 넘겨주는 것을 어려워하면 좀더 가까이 서고 손으로 공을 주도록 허락할 수도 있습니다.

생각 알아차리기 게임

대상: 개인 및 아동-보호자 합동

추천 연령: 만 11-13세

기술: 인지적 인식

게임 개요: 이 게임의 목표는 자기 생각을 알아차리는 것입니다. 긍정적 또는 부정적 생각을 구분하는 연습을 하도록, 준비된 문장 목록을 제시합니다.

준비물: 생각알아차리기 게임 목록, 필기구

시행방법

표준형태:

1. 긍정적 그리고 부정적 자기소리를 2초 간격으로 한번에 하나씩 큰소리로 읽습니다.
2. 참여자들은 소리를 듣고 2초 이내에 "맞아" 또는 "아니야"라고 소리칩니다. 그 반응을 다음 문장이 읽히기 전에 기록합니다.
3. 전체 목록을 읽고 과제가 끝난 후, 모든 반응을 큰소리로 검토하고 한 번에 하나씩 논의합니다.
4. 성공적인 반응마다 1점씩 줍니다. 만약 한명 이상의 참여자가 있다면, 옳은 답은 먼저 말하는 참여자가 점수를 얻습니다.
5. 전체 문장을 다 읽은 뒤 점수를 합산하고, 두 번째 경기를 같은 목록으로 시행합니다.
6. 1에서 3단계를 끝내고, 참여자들에게 자신의 이전 점수를 뛰어넘어 보도록 합니다.
7. 참여자들은 자신의 이전 경기 점수를 넘어서는 점수에 대해서 보너스 점수를 받습니다.

대체형태:

1. 각 참여자들은 생각알아차리기 게임 목록 종이을 뒤집어진 채로 받습니다.
2. 신호가 주어지면, 참여자들은 자신의 종이를 뒤집어 정해진 공간에 각 문장이 긍정 또는 부정인지 적습니다.
3. 과제를 수행한 뒤, 각 참여자들은 끝났다는 신호를 보내고, 순위를 기록합니다.
4. 마지막 참여자가 끝마친 뒤 모든 답변을 큰소리로 검토하고 한 번에 하나씩 토의합니다.
5. 성공석인 답변마다 1점씩 줍니다. 가장 먼저 끝낸 참여자에게는 보너스 점수가 부여됩니다.

동기강화물

게임 동안 적극적으로 참여한 것에 대해서 칭찬을 해준다. 얻은 점수 또는 순위 (예: 1위, 2위)에 따라 토큰을 제공할 수 있습니다.

게임의 정리

우리가 이 게임에서 무엇을 배웠나요? 이 게임을 할 때 기분이 어땠나요? 어떤 특정 부정적 자기생각이 다른 사람들 보다 알아차리기가 더 어려웠나요? 내가 경험했던 흔한 자기생각 문장은 무엇이었나요? 네가 바꾸고 싶은 자기생각 문장이 있었나요?

임상적 고려사항

표준형태 동안, 만약 참여자가 첫 번째 경기에서 100% 정확도를 보였다면, 두 번째에는 1초 간격으로 맞추도록 해서 과제를 더 어렵게 만들 수 있습니다. 대체형태 때에는 참여자가 생각알아차리기 목록을 정해진 시간 안에 읽어서 완수하도록 할 수도 있습니다.

네가 보는 방식

대상: 개인 및 아동-보호자 합동, 아동 집단

추천 연령: 만 11-13세

기술: 사회적 문제 해결

게임 개요: 이 게임은 사회적 환경을 경험하고 반응하는 데에 여러 가지 방식이 있다는 것을 아이와 보호자가 이해할 수 있도록 다양한 상황을 제시합니다. 생각, 감정, 행동 사이의 상호연결을 강조하기 위해 경기 형식을 이용합니다.

준비물: 네가 보는 방식 게임판과 타일, 클립, 가위, 타이머(또는 시계)

시행방법

보호자 집단

1. 게임을 하기에 앞서, 치료자는 게임 타일을 잘라 각 게임판에 꽂아서 준비를 합니다.
2. 참여자들은 게임타일과 네가 보는 방식 게임판을 받습니다.
3. 치료자가 신호를 보내면, 각 참여자들이 생각, 감정, 행동의 타일이 긍정적인지 부정적인지 결정하여 게임판에 각각에 맞게 게임 타일을 배열하고, 배열에 걸리는 시간을 측정합니다.
4. 시간을 기록합니다.
5. 1에서 3단계로 게임을 진행합니다.
6. 참여자가 이전 보다 더 빠른 시간 내에 끝내는 카드가 있다면 점수를 줍니다.
7. 치료자는 각 게임판의 답변을 검토합니다.
8. 점수를 기록합니다.

아동 집단

1. 게임을 하기에 앞서, 치료자는 게임 타일을 잘라 각 게임판에 꽂아서 준비를 합니다.
2. 참여자들은 2명씩 팀을 짭니다.
3. 팀은 게임타일과 네가 보는 방식 게임판을 받습는다.
4. 치료자가 신호를 보내면, 생각, 감정, 행동의 타일이 긍정적인지 부정적인지 결정하여 게임판에 각각에 맞게 게임 타일을 배열하고, 배열에 걸리는 시간을 측정합니다.
5. 치료자는 각 게임판의 답변을 검토합니다.
6. 팀순위(예: 1위, 2위)를 기록하고 마친 순서에 따라 점수를 줍니다.
7. 다양한 게임판의 수 별로 여러 번의 경기를 할 수 있습니다. 예를 들어 1회차에는 각 팀에 1개의 게임판이 주어지고, 3회차에는 3개의 게임판이 각 팀에 주어집니다.

동기강화물

게임 동안 적극적으로 참여한 것에 대해서 칭찬을 해줍니다. 개인과 아동-보호자 합동이 얻은 점수 또는 집단의 순위에 따라 토큰을 제공할 수 있습니다.

게임의 정리

우리가 이 게임에서 무엇을 배웠나요? 이 게임을 하면서 어떤 기분이 들었나요? 다른 사람보다 특정 상황이 더 힘들었나요? 삶에서 상황을 해석할 때 내가 흔히 한 실수는 무엇이었나요?

임상적 고려사항

치료자는 읽는 것이 어려운 아이들을 도와줍니다. 내담자가 필요로 하는 경우 부가적인 교육과 피드백을 해줄 수 있습니다. 참여자는 여러 아이템 타일이 섞인 상태로 한 번에 한 개 이상의 게임판을 받을 수도 있습니다. 또 아동-보호자 합동 치료 회기에는 보호자와 아동이 함께 게임판을 작업하는 협동경기를 할 수 있습니다.

전부 뒤집기

대상: 개인 및 아동-보호자 합동, 아동 집단

추천 연령: 만5-10세

기술: 정서 조절

게임 개요: 이 게임은 아동과 보호자가 빠르게 진행되는 경쟁 상황에서 다양한 정서 조절 전략을 표현하도록 격려합니다. 이 게임의 목표는 참여자가 점수를 얻기 위해 다른 참여자보다 먼저 대응 전략을 만드는 것입니다.

준비물: 경기카드(정서조절전략들이 한가지씩 적힌 카드들로, 한 전략마다 빨간색, 검정색 두가지 형태로 만들어 둡니다)

시행방법
개인 및 아동-보호자 합동
1. 참여자는 서로 맞은편에 앉습니다.
2. 경기카드는 각 참여자 앞에 뒤집어 둡니다.
3. 참여자는 셋까지 세고 카드를 뒤집습니다.
4. 카드를 뒤집자마자, 참여자들은 할 수 있는 한 빨리 대처 전략(예: 힘껏 안기, 몸으로 공 만들기, 심호흡, 책읽기 등)을 시도합니다.
5. 빨간 카드(1점)를 뒤집었는지 검정카드(2점)를 뒤집었는지에 따라, 해당 카드의 대응전략을 먼저 만들어 내는 참가자가 그 점수를 얻습니다. 만약 두 참가자가 비기면, 뒤집은 카드의 점수를 두 참가자 모두가 얻습니다.
6. 점수를 기록합니다.
7. 참가자들이 2단계부터 5단계를 반복하며 게임을 이어갑니다. 이어지는 경기 동안 참가자가 앞서 언급한 전략을 전부 또는 일부를 말하지 못하면 부가적인 규칙을 추가할 수 있습니다.

아동 집단
1. 참여자들을 두 개 팀으로 나눕니다.
2. 각 팀에서 한 명씩 방 앞으로 나와, 뒤집어진 상태의 경기카드를 받습니다.
3. 참여자들은 셋을 세고 카드를 뒤집습니다.
4. 카드를 뒤집자마자, 양 참여자들은 가능한 빨리 대처 전략을 시도합니다.
5. 빨간 카드(1점)를 뒤집었는지 검정카드(2점)를 뒤집었는지에 따라, 해당 카드의 대응전략을 먼저 만들어 내는 참가자가 그 점수를 얻습니다. 만약 두 참가자가 비기면, 뒤집은 카드의 점수대로 양 팀이 점수를 얻습니다.
6. 2단계에서 5단계를 끝마치면 양 팀에서 새로운 참가자가 경기를 진행합니다. 게임은 모든 참가자들이 참여하고 다양한 전략이 나올 때까지 진행합니다. 이어지는 경기 동안, 참여자가 이전에 언급된 모든 전략 또는 일부를 말하지 못하면 부가적인 규칙을 추가할 수 있습니다.
7. 팀의 순위(예: 1위, 2위)는 얻은 점수에 따라서 결정됩니다.

동기강화물
게임동안 적극적인 참여에는 칭찬해줍니다. 팀의 순위에 따라 토큰을 제공할 수 있습니다

게임의 정리
이 게임으로부터 우리는 무엇을 배웠나요? 게임을 하면서 뭘 느꼈나요? 게임 과정동안 새로운 전략을 만들어내기 어려웠나요? 어떤 전략이 다른 사람보다 생각해내기 쉬웠나요?

임상적 고려사항
치료자는 게임 진행 동안 다른 대응전략을 생각해보도록 아이들을 격려할 수 있습니다.

이완시합

대상: 개인 및 아동-보호자 합동, 아동 집단

추천 연령: 만 5-13세

기술: 이완과 대처

게임 개요: 이 게임은 아이와 보호자들이 스트레스 환경(예: 시끄럽고, 흥분되거나, 에너지가 넘치는 곳 등)같은 다양한 상황에서 차분히 있을 수 있는 능력이 있다는 것을 가르쳐줍니다. 이 게임동안, 아동과 보호자는 주변의 여러 가지 외부자극에 대해 차분한 상태를 잘 유지할 수 있도록 이완과 대처 전략을 이용합니다.

준비물: 점수를 기록하기 위한 펜과 종이, 스톱워치 또는 타이머 등.

시행방법

1. 참여자들은 서로 맞은편에 앉습니다.

2. 한 참여자가 주사위를 던져 나온 숫자에 10을 곱한 값이 게임 시간(초)이 됩니다. 예를 들어, 참여자가 주사위를 굴려 6이 나오면, 경기는 60초 동안 이어집니다.

3. 치료자가 경기의 시작을 알리면, 누가 주사위를 던졌더라도 해당 시간 동안 점수를 위해서는 모든 참여자가 이완된 상태로 있어야 합니다(예: 가만히 앉아있기, 차분하고 조용하게 있기, 사지에 힘 빼기, 눈뜨고 심호흡하기 등).

4. 점수가 부여되고 기록된 후에, 다른 참여자가 주사위를 던지고, 3단계의 순서를 이어갑니다. 경기가 진행됨에 따라, 치료자가 참여자들에게 스트레스를 주거나 분산시켜 게임을 보다 어렵게 만들 수 있습니다. 치료자는 참여자에게 말을 걸거나, 소리치거나, 화가 난 척하고, 우스꽝스럽게 보이는 등을 해볼 수 있습니다.

아동집단

1. 아이들을 두 팀으로 나눕니다.

2. 팀은 방의 반대쪽에서 서로 마주보고 앉습니다.

3. 한 팀에서 참여자가 주사위를 던져 나온 숫자에 10을 곱한 값이 게임 시간(초)이 됩니다. 예를 들어, 참여자가 주사위를 굴려 6이 나오면, 경기는 60초 동안 이어집니다.

4. 치료자가 경기 시작을 알리면, 해당 시간 동안 점수를 위해서는 양 팀의 참여자가 이완된 상태로 있어야 합니다(예: 가만히 앉아있기, 차분하고 조용하게 있기, 사지에 힘 빼기, 눈뜨고 심호흡하기 등). 성공적으로 차분히 유지한 팀이 1점을 얻습니다.

5. 점수를 주고 기록한 뒤, 다른 팀의 참여자가 주사위를 던지고, 경기는 4단계부터 이어집니다. 경기가 진행됨에 따라, 집단치료자는 참여자들에게 스트레스를 주거나 분산시켜 게임을 보다 어렵게 만들 수 있습니다. 집단치료자는 참여자에게 말을 걸거나, 소리치거나, 화가 난 척하고, 우스꽝스럽게 보이는 등을 해볼 수 있습니다.

6. 게임동안 얻은 점수에 따라 팀 순위(예: 1등, 2등)가 결정됩니다.

동기강화물

게임동안 적극적인 참여에는 칭찬해줍니다. 개인 및 아동 보호자 합동 치료시간에는 얻은 점수에 따라 토큰을 제공할 수 있습니다. 집단 치료의 형태에서는 팀의 순위에 따라 토큰이 제공될 수 있습니다.

게임의 정리

이 게임에서 무엇을 배웠나요? 게임에 참여해서 무엇을 느꼈나요? 게임의 특정 부분에 스트레스를 받았나요? 주변의 다른 것들에 신경이 쓰이는 동안 이완된 상태를 유지하는 게 어땠나요? 게임 중 어떤 상황에서 다른 것 보다 더 집중이 어려웠나요? 이완된 상태를 유지하려고 노력하는 동안 머릿속에 뭐가 떠올랐나요?

임상적 고려사항

치료자는 아동과 보호자가 더 어려운 도전을 접하도록 가상 스트레스 상황의 정도를 증가시킬 수 있습니다. 임상적으로 적응증이 되지 않는 경우에는, 치료자가 가상 스트레스 상황을 만들지 않을 수도 있습니다.

이완 게임

대상: 개인 및 아동-보호자 합동, 아동 집단

추천 연령: 만 5-10세

기술: 이완과 대처

게임 개요: 이 게임의 목표는 아동과 보호자가 이완했을 때와 반대로 그들이 긴장하거나 스트레스를 받을 때 각각 몸이 어떻게 느끼는지 구분하도록 돕는 것입니다. 심박수의 증가, 헐떡거림, 손바닥의 식은 땀 등의 스트레스에 대한 생리적인 반응을 만들어내기 위해 간단한 신체활동을 합니다. 이 게임 동안 아동과 보호자는 다양한 이완과 대처전략을 해보면서 증가된 생리적 반응을 낮춰 볼 기회를 갖습니다.

준비물: 스톱워치 또는 타이머(어떤 것이든 시간을 알 수 있는 장치면 충분함)

시행방법

개인 및 아동-보호자 합동

1. 참여자는 자신의 맥박 확인법을 배우고 평상 시 심박의 속도를 말로 표현합니다(예: 느림, 중간, 빠름).

2. 치료자가 시간을 재는 동안 참여자들은 30초 동안 격렬한 활동을 합니다(예: 공 던지기, 팔 굽혀 펴기 또는 제자리 뛰기).

3. 참여자들은 자신의 맥박을 확인하고 스트레스 상태의 심박 속도를 말로 표현합니다(예: 느림, 중간, 빠름).

4. 참여자들은 자신의 몸을 이완하도록 1분간(예: 심박수와 호흡속도를 늦추기) 이완연습(예: 점진

적 근이완, 시각화, 심호흡, 명상 등)을 합니다.

5. 참여자들은 자신의 맥박을 확인하고 이완된 상태의 심박 속도를 말로 표현합니다(예: 느림, 중간, 빠름).

6. 스트레스 상태보다 이완된 상태의 심박수가 느려진 참여자는 점수를 얻습니다. 점수를 기록합니다.

아동 집단

1. 참여자는 자신의 맥박 확인법을 배우고 평상 시 심박의 속도를 말로 표현합니다(예: 느림, 중간, 빠름).

2. 집단 치료자가 시간을 재는 동안 참여자들은 30초 동안 격렬한 활동을 합니다(예: 공 던지기, 팔굽혀펴기 또는 제자리 뛰기).

3. 참여자들은 자신의 맥박을 확인하고 스트레스 상태의 심박 속도를 말로 표현합니다(예: 느림, 중간, 빠름).

4. 참여자들은 자신의 몸을 이완하도록 1분간(예: 심박수와 호흡속도를 늦추기) 이완연습(예: 점진적 근이완, 시각화, 심호흡, 명상 등)을 합니다.

5. 참여자들은 자신의 맥박을 확인하고 이완된 상태의 심박 속도를 말로 표현합니다(예: 느림, 중간, 빠름).

6. 스트레스 상태보다 이완된 상태의 심박수가 느려진 참여자는 점수를 얻습니다. 점수를 기록합니다.

동기강화물

게임동안 적극적인 참여에는 칭찬해줍니다. 얻은 점수에 따라 토큰을 제공할 수 있습니다.

게임의 정리

이 게임으로부터 우리는 무엇을 배웠나요? 격렬한 운동을 한 후에 몸에서 무엇이 느껴졌나요? 운동 후에 몸을 이완시키기 위해서 무엇을 하였나요? 이완과 대처 전략을 사용한 후에는 기분이 어땠나요?

임상적 고려사항

치료자는 게임의 운동 활동 동안 아동이 자신의 몸을 통제하고 안전을 유지하도록 합니다. 운동이나 신체적 제약이 있는 아이들의 경우에는 게임을 조정할 수 있습니다.

만약 우리 아이가 그랬다면…. 게임

대상: 보호자 집단

추천 연령: 성인

기술: 아동 행동에 대한 대응과 대처

게임 개요: 보호자에게 여러 가상의 상황을 제시하고 그들이 어떻게 반응할지를 글로 설명하도록 합니다. 이 게임의 목표는 보호자가 그들의 아이의 행동에 효과적으로 반응하도록 돕는 것입니다.

준비물: '만약 우리 아이가 그랬다면' 게임 질문지, 빈 종이나 메모지, 필기구

시행방법

1. 참여자는 종이와 필기구를 받습니다.
2. 집단 치료자가 "만약에" 시나리오를 주면, 참여자는 그 상황에 자신이 어떻게 반응할지 적습니다. 글은 개인식별 정보 없이 씁니다.
3. 반응을 적은 종이들을 모아 집단에게 반응을 읽어줍니다.
4. 모든 답변을 읽은 뒤, 각 집단 구성원은 행동 반응으로써 가장 좋다고 믿는 전략에 투표를 합니다.
5. 가장 많은 표를 받은 답변을 쓴 참여자가 받은 표당 1점씩 받습니다. 점수를 기록합니다.
6. 새로운 "만약에" 시나리오로 2단계부터 5단계까지 게임을 진행합니다.

동기강화물

적극적으로 참여한 것에 대해 칭찬하고 게임을 마칠 때 순위를 발표합니다(예: 1위, 2위).

게임의 정리

우리가 이 게임에서 무엇을 배웠나요? 참여하면서 어떤 느낌이 들었나요? 가상의 시나리오의 일부가 쉽거나 어려웠나요? 어떤 답변에 투표할 지 결정을 어떻게 내렸나요? 어떤 답변이 당신에게 놀라웠나요? 집단에서 다른 사람들과 양육 전략을 이야기하는 게 어떤 느낌인가요?

임상적 고려사항

제시된 시나리오는 집단 내 보호자의 특정 관심이나 필요에 따라 선정할 수 있습니다. 답변이 불완전하다면, 집단 치료자가 적절한 반응에 대해 부가적인 교육과 정보를 주어 도울 수 있습니다.

스트레스 해소법 맞추기

대상: 보호자 집단

추천 연령: 성인

기술: 이완과 대처 전략 만들기

게임 개요: 보호자에게 독창적인 스트레스 관리 활동을 생각해보도록 하고, 다른 보호자는 그 전략을 맞추기 위해 "네 혹은 아니오" 질문을 합니다.

준비물: 필기구와 종이

시행방법

1. 한 참여자가 "생각하는 사람"이 되어 이완/대처 전략을 생각하도록 합니다.
2. 다른 참여자가 "추측하는 사람"이 되어 "생각하는 사람"에게 그 사람이 생각한 전략을 맞추기 위해 "네 혹은 아니오" 질문을 한 번에 하나씩 합니다(예: 당신이 실내에서 하는 것입니까? 신체 활동이 포함됩니까?).
3. "추측하는 사람"은 질문에 대한 답을 듣고 "생각하는 사람"의 전략을 맞출 기회를 갖습니다.
4. 만약 "추측하는 사람"이 답을 맞추면 점수를 얻고, 새로운 참여자가 "생각하는 사람"이 되어 다음 순서로 이어집니다.
5. 만약 "추측하는 사람"이 틀리면, 집단의 다른 참여자가 질문을 합니다.
6. 게임은 답을 맞출 때까지 2단계부터 4단계까지 반복합니다.
7. 게임 끝에 가장 많은 점수를 얻은 참여자가 승자입니다.

동기강화물

적극적으로 참여한 것에 대해 칭찬하고 게임을 마칠 때 순위를 발표합니다.

게임의 정리

우리가 이 게임에서 무엇을 배웠나요? 참여할 때 어떤 느낌이 들었나요?

임상적 고려사항

집단 구성원이 창의적이지만 실용적인 이완과 대처전략을 생각해보도록 격려합니다. 게임을 시작하기 전에 집단이 몇 가지 전략을 무작위로 생각해보는 시간을 가지는 것이 도움이 될 수 있습니다. 집단 치료자는 각 이완/대처 전략당 질문 수를 제한할 수 있습니다(예: 최대 20개 질문).

14

아동 성폭력 마음교육

주제의 근거와 관련성

성폭력을 겪은 아동과 가족은 종종 성폭력의 발생, 빈도, 원인과 영향에 대해 혼동하고 오해를 하기도 합니다. 이는 종종 분노, 좌절, 자기 비난, 죄책감, 수치심을 포함한 부정적인 감정들의 원인이 됩니다. 성폭력을 겪은 아동이, 자신이 학대를 경험한 유일한 사람이며 자신이 그 학대에 책임이 있고 그 경험으로 인해 영원히 망가질 것이라고 믿는 것은 드문 일이 아닙니다. 또 아동과 가족들은 종종 학대의 사적인 부분, 접촉과 정확한 정보를 다루는 것을 불편해하고 이에 대해 잘 모르기도 합니다. 아동 학대에 대한 마음 교육은 건강하고 유해한 행동이 무엇인지를 내담자가 이해하도록 돕는 중요한 작업입니다. 또 이는 증상의 발전, 악화를 일으키는 신화와 오해를 밝혀줍니다. 여기에 더해, 이 마음 교육은 학대 경험에 대한 반응을 정상화시켜주고, 학대 경험 및 연령에 맞는 건강한 성을 주제로 대화하는 것이 편하도록 해줍니다.

이 장은 신체 부위의 해부학적 명칭, 적절하고 부적절한 접촉의 구분, 아동 학대에 대한 사실과 정보를 알려주는 마음 교육을 다룹니다. 게임과 놀이 활동은 편안하고 지지적인 환경에서 지식을 배울 수 있는 기회가 됩니다. 또 이런 연습을 통해, 혼동과 비정확성을 해결할 정보를 명확하게 알게 해줍니다. 개인 안전에 대한 기본 정보는 이 장에 포함된 일부 게임 중에 소개가 됩니다. 개인안전기술은 16장에서 자세히 다룰 것입니다.

주제에 관련된 연구

마음교육은 어린이와 성인을 위한 근거기반치료에서 중요한 요소입니다(Luken & McFarlane, 2006). 이것은 치료 구성 요소의 역할, 근거 뿐 아니라 내담자의 어려움에 대한 진단, 원인, 예후 정보에 대한 실질적인 지식을 제공합니다. 이 정보는 내담자가 자신의 어려움들이 치료 가능하고 이해할 수 있는 것이며, 다른 사람들도 경험했던 것임을 깨닫도록 돕습니다. 문헌에서는 외상(Cohen 등, 2004), 식이장애(Cordery, Corstorphine, Hinrichsen, Lawson, Mountford, & Russell, 2007), 불안(Stallard, 2005). ADHD(Montoya, Colom, & Ferrin, 2011), 그리고 기분 장애들(Fristad, Verducci, Walters, & Young 2009)을 포함한 다양한 아동기 문제의 치료에서 마음 교육 활용의 장점을 강조했습니다.

아동기 외상의 마음 교육에는 외상의 증상 역학, 외상의 유병률과 영향, 그리고 외상 증상과 불안이 인지 왜곡과 회피로 인해 어떻게 유지되는지 내담자에게 알려주는 것이 포함됩니다(Cohen 등, 2006; Cohen 등, 2009). 비슷하게, 마음교육은 아동성폭력의 효과적인 치료에도 중요한 역할을 합니다(Ginns-Gruenberg & Zacks, 2012). 아동성폭력의 마음교육을 포함한 정보는 내담자의 반응을 정상화시켜주고 긍정적인 결과에 대한 희망을 줍니다. 이것은 학대의 유병률, 흔한 반응, 전형적인 증상들과 치료의 중요성, 효과에 대한 토론으로 진행됩니다(Rubin, 2012). 또 마음 교육은 피해 가족들이 법률, 법 집행기관, 의료, 정신건강 및 아동 보호 기관의 전문가들의 역할에 익숙해지게 돕습니다(Hoch, 2009). 더구나 성적 학대와 신체적 학대 사이의 높은 공존율을 확인한 연구에 따르면, 피해 가족들이 아동성폭력 외의 것까지 포함한 마음 교육을 받는 것이 유익할 수 있다고 합니다(Dong 등., 2004; Edwards, Holden, Felitti, & Anda, 2003; Felitti 등, 1998; Saunders, 2012).

보호자를 위한 마음교육

학대일 수 있는 행동의 범위를 알기 위해 아동성폭력의 정의를 알려주는 것으로 보호자 마음교육을 시작하는 것이 도움이 될 수 있습니다. 또 건강한 성과 학대에 대한 공통 용어를 익혀, 의사소통과 이해의 토대를 마련합니다. 성 폭력을 겪은 아이는 다른 형태의 아동 학대 위험도 높기 때문에. 신체적 학대, 심리적 학대 및 방임에 대해 보호자와 대화하는 것도 도움이 됩니다. 성폭력이 상당히 흔하게 발생한다는 것을 보호자에게 알려주고, 그러한 학대의 가해자가 종종 가족에게 가장 가까운 사람들이며 보호자가 혼자가 아님을 알도록 해주는 것이 보호자가 편안함을 느끼는 데 도움이 될 수 있습니다.

마음 교육은 생존자 특성에 대한 토론으로 이어집니다. 보호자가 인종, 민족, 종교적 배경, 문화 및 사회경제적 상태와 무관한 성폭력의 발생을 이해하게 되면 이 현상의 역학에 대해 더 잘 이해할 수 있습니다. 또한 아동 학대가 아동에게 미치는 잠재적인 영향에 대한 교육은, 보호자가 학대에 대한 전형적 반응과 비정상 반응을 구분할 수 있게 해줍니다. 이렇게 얻은 지식은 자녀의 행동, 정서 증상을 보호자가 보다 정확하게 해석, 이해하고 그에 반응하도록 해서, 자녀의 요구를 보다 잘 충족시켜 줄 수 있게 합니다. 또 어려운 감정 때문에 아이들이 학대 경험을 공유하지 못하거나 증언을 취소하고 그로 인한 영향을 인정하지 못할 수도 있다는 것을 보호자가 알게 되면, 자녀의 어려움을 잘 파악하고 지지적으로 잘 반응할 수 있게 됩니다.

보호자 마음 교육의 또 다른 중요한 구성 요소는, 아동성폭력의 영향이 종종 아동을 넘어 가까운 가족 및 친구들에게까지 미친다는 것을 이해하게 하는 것입니다. 자녀의 성폭력에 대한 보호자의 부정적인 감정 반응은, 그런 반응이 일반적이고 당연한 것임을 알게 되면 정상화되고 인정받을 수 있습니다. 이러한 감정에는 화, 두려움, 자기비난, 죄책감, 무력감, 분노 등이 포함될 수 있습니다. 또 이러한 감정을 표현하고 조절하는 것이 어려울 수 있고, 이를 적절하게 다루지 않으면 효과적인 치료의 장애물이 될 수 있다는 것을 알려줍니다. 이런 역학은 특히 가족 중 누군가에 의해 학대가 저질러졌을 때 특히 중요하다는 것을 설명해 줄 수도 있습니다. 이러한 이해를 하면서, 보호자는 자녀의 학대에 대한 자신의 감정을 처리하기 시작하고, 자신과 다른 가족들의 증상을 다룰 수 있게 됩니다. 자신에 대한 학대의 결과를 인식하면서, 보호자는 자녀 및 다른 가족들에게 정서적으로나 신체적으로 도움을 줄 수 있게 됩니다. 또 보호자와 과거 학대의 경험을 토론하고, 자녀의 성과 성 생활에 대한 질문을 다룰 수 있는 명확한 방법을 알려주고 위험한 상황과 사람에 대해 보호자가 알도록 하여 심리학적, 정서적 기능을 높일 수 있습니다.

아동성폭력 사건 뒤의 과정은 무섭고 혼란스럽고 위협적일 수 있으므로, 가족을 도울 수 있는 다양한 전문가의 역할, 책임 및 절차에 대해 보호자에게 현실적인 정보를 주는 것도 중요할 수 있습니다. 여기에는 법 집행, 법률, 아동보호 관련기관, 의료 및 정신건강 전문가가 해당됩니다. 이 정보를 나누면서, 보호자는 자녀의 성폭력 혐의의 진행 과정에서 무엇을 기대할 수 있을지를 배우고 편안함을 얻을 수 있습니다. 이 정보는 보호자가 전문가들에게 필요한 정보를 주고, 약속을 잡고, 다양한 추천과 서비스들의 정당성을 이해하도록 적절하게 준비시키는 방식으로 보호자들을 도울 수도 있습니다.

이 교육은 희망컨대 더 큰 이해와 협조, 보다 긍정적인 결과를 불러오고 실망과 혼란은 줄여줄 것입니다. 이 책의 치료용 자료 부분에 있는 보호자를 위한 마음교육 정보지를 지침서와 유인물로 사용하세요.

아이를 위한 마음교육

다양한 유형의 신체접촉 이야기로 시작하며 아이들이 어떤 접촉이 괜찮은지 아닌지 구별할 수 있도록 하는 것이 좋습니다. 다음으로, "소중한 부분"에 대한 해부학적인 명칭을 확인하여, 아이들이 치료와 타인과의 의사소통 중에 공통 언어를 쓸 수 있도록 하는 것이 도움이 됩니다. 이 교육을 할 때, 남자 아이와 여자아이의 해부학적인 세밀화를 쓰는 것이 효과적일 수 있습니다. 아이들에게 사적인 부분에 대한 해부학적 이름 또는 "의사 선생님이 쓰는" 이름을 가르쳐주기 전에, 치료자는 아이들이 이 주제를 다루는 것이 편안할 수 있도록, 사적인 부분에 대해 아이들이 그동안 들어왔던 이름이나 별명 목록들을 써보게 할 수 있습니다.

일단 사적인 부분에 대한 용어가 정리되면, 성폭력, 신체 학대를 정의하고 그 특성을 다룰 수 있습니다. 혼란과 어려움을 최소화하기 위해 이러한 주제와 관련된 다양한 믿음들, 신화 및 오해를 점검하는 것이 중요합니다. 이를 통해 아동이 학대 이후 겪을 수 있는, 정상화 기능으로써의 일반적인 반응과 증상들에 대한 이야기로 이어질 수 있습니다. 학대 행위의 원인과 행위자에 대한 정보는, 아동이 학대가 발생한 상황을 이해하는 데에 도움이 될 수 있습니다. 학대에 안전하게 대응하는 것과 치료의 중요성에 대한 짧은 마음 교육은, 아이들이 힘을 얻고 미래에 대한 희망을 가질 수 있도록 돕습니다. 이 책의 치료용 자료 부분에 있는 초등학생 및 중학생을 위한 마음교육 정보지를 지침서와 유인물로 사용하세요.

치료용 게임으로 구성된 아동 학대에 대한 마음교육

신체 이름 맞추기 시합

대상: 개인, 아동-보호자 합동, 아동 집단

추천 연령: 만 5-10세

기술: 사적인 신체 부분에 대한 지식 향상

게임 개요: 이 게임은 어린이와 보호자가 "의사 선생님이 쓰는 이름"을 포함한 사적인 신체의 여러 부분의 이름들을 알 기회를 줍니다. 게임을 하면서 아이들과 보호자들은 치료 안에서 사적인 부분에 대해 보다 편안하게 이야기할 수 있고, 이 부위들과 다른 신체 부위들간의 비슷한 점과 차이점을 인식하게 됩니다. 경주 형식은 이 자료를 얻기 위한 동기 부여식 토론회를 제공하기 위해 사용됩니다.

준비물: 해부학적 그림, 쓰기 도구들, 시간을 재는 도구(개인, 아동-보호자 합동 형태)

시행 방법

개인, 아동-보호자 합동

1. 치료자는 해부학적 그림의 다양한 신체 부위에 선을 그어 이름을 붙일 자리를 준비해 놓습니다 (사적인 부분과 그렇지 않은 부위 모두를 포함).

2. 참가자들에게 남성 또는 여성의 해부학적을 상세한 그림 종이를 뒤집어서 줍니다.

3. 치료자가 시작을 알리면, 참가자는 그림을 뒤집어 각 선에 연결된 신체 부위에 이름을 붙이고, 사적인 부분에는 "의사 선생님이 쓰는 이름"을 붙입니다. 이 작업을 마칠 때까지의 시간을 기록합니다.

4. 답안의 완성도과 정확도를 검토합니다. 치료자는 부정확하거나 미완성의 답을 참가자에게 알려주고, 참가자는 해당 항목을 다시 완성하거나 수정할 기회를 얻습니다. 완료까지 추가적으로 필요한 시간은 참가자의 전체 완성 시간에 추가됩니다.

5. 다른 성별의 해부학적 그림으로 단계 1-3까지 반복합니다.

6. 참가자들은 이전의 시간 기록을 깰 수 있는지 보기 위해 시합을 할 수도 있습니다. 단계 1-4를 반복합니다.

7. 그림에 이름 붙이기를 완료한 정확성과 속도에 기반하여 점수를 줍니다.

아동 집단 지도

5-7세형:

1. 집단 치료자는 해부학적 그림의 다양한 신체 부위에 선을 그어 이름을 붙일 자리로 준비해 놓습니다(사적인 부분과 그렇지 않은 부위 모두를 포함).

2. 참가자들을 작은 규모의 팀으로 만듭니다.

3. 집단 치료자는 각 팀에 배정되어, 아이들에게 남아/여아의 해부학적 그림을 줍니다.

4. 집단 치료자가 시작을 알리고, 치료자는 팀원들이 다양한 신체 부위에 명칭을 적는 것을 돕습

니다.

5. 집단 치료자는 팀원들의 답안의 정확도와 완성도를 검토합니다. 완료되면 선언합니다.

6. 게임의 팀 순위(예: 1 순위, 2 순위)는 성공적으로 완성된 해부학적 그림의 명칭 순서에 따라 결정됩니다.

8-10세형:

1. 집단 치료자는 해부학적 그림의 다양한 신체 부위에 선을 그어 이름을 붙일 자리로 준비해놓습니다(사적인 부분과 그렇지 않은 부위 모두를 포함)

2. 참가자들에게 남성 또는 여성의 해부학적을 상세한 그림 종이를 뒤집어서 줍니다.

3. 집단 치료자가 시작을 알리면, 참가자는 그림을 뒤집어 각 선에 연결된 신체 부위에 이름을 붙이고, 사적인 부분에는 "의사 선생님이 쓰는 이름"을 붙이도록 합니다. 이 작업을 마칠 때까지의 시간을 기록합니다.

4. 답안의 완성도과 정확도를 검토합니다. 치료자는 부정확하거나 미완성의 답을 참가자에게 알려주고, 참가자는 해당 항목을 다시 완성하거나 수정할 기회를 얻습니다. 완료까지 추가적으로 필요한 시간은 참가자의 전체 완성 시간에 추가됩니다.

5. 점수는 참가자의 게임 순위에 따라 결정됩니다(예: 1순위, 2순위, 3순위).

6. 다른 성별의 해부학적 그림으로 단계 1-5까지 반복합니다.

동기 부여 강화책
적극적인 참여에는 보상을 줍니다. 개인과 아동-보호자 합동 형태의 경우, 득점에 따라 토큰을 보상으로 줄 수 있습니다. 아동 집단 형태일 때 보상은 게임 완료시 팀 그리고/또는 개인의 순위에 따라 토큰을 줄 수 있습니다.

게임의 정리
이 게임으로 우리는 무엇을 배웠습니까? 참여하는 기분이 어땠나요? 어떤 신체부위가 다른 부위보다 쉬웠나요?

임상적 고려사항
쓰기를 어려워 하는 아이들은 도와줍니다. 치료자는 아이들이 신체 부위 이름을 떠올리는 걸 어려워할 때 힌트를 주거나 떠올릴 수 있도록 도울 수 있습니다. 다른 성별의 그림으로 게임을 시작하기보다는 같은 성별의 그림으로 시작하는 것이 아이들이 편안하게 느끼는 데 도움이 될 수 있습니다(예를 들어, 여자 아이면 그림도 여자아이의 것으로 시작합니다).

신체 부위 색칠하기

대상: 개인, 아동-보호자 합동, 아동 집단

추천 연령: 만 5-10세

기술: 소중한 신체 부분에 대한 지식 향상

게임 개요: 이 게임은 치료자와 보호자가 신체 접촉의 적절함, 부적절함에 대해 토론을 시작할 수 있게 해줍니다. 또 남이 쳐다보고 접촉하는 것이 편안할 수 있는 자신의 신체 부위와 그렇지 않은 부위를 아이들이 확인하고 구분할 수 있게 합니다.

준비물: 해부학적 그림, 녹색과 빨간색 크레파스, 시간을 재는 도구(개인, 아동-보호자 합동 형태)

시행 방법
개인, 아동-보호자 합동

1. 참가자는 뒤집어진 상태의 해부학적 그림 종이를 받습니다. 참가자들에게는 녹색과 빨간색 크레파스가 주어집니다.

2. 치료자의 신호에 따라, 참가자는 남이 만지거나 쳐다보는 것이 불편한 모든 해부학적 신체부위(소중한 부분, 입 등)를 빨간색으로 칠합니다. 작업을 마치는 데 쓰인 시간을 기록합니다.

3. 치료자의 신호에 따라, 참가자들은 남이 만지거나 쳐다보아도 괜찮게 느껴지는 모든 신체부위를 초록색으로 칠합니다. 작업을 마치는 데 든 시간을 기록하고 이를 2단계의 시간에 더합니다.

4. 그림의 완성도와 정확도를 체크합니다. 치료자는 부정확하거나 미완성의 답을 참가자에게 알려주고 완성하거나 수정할 기회를 줄 수 있습니다. 추가로 소요된 시간은 참가자가 작업을 마치는 데 쓰인 총 시간에 더해집니다.

5. 참가자들의 그림을 모으고, 참가자들에게 자신들의 이전 기록을 깨고 싶은 지 묻습니다. 비어있는 해부학적 그림에 1-4단계를 반복합니다.

6. 참가자가 그림의 색칠을 완성하는데 보인 정확도와 속도에 따라 점수를 줍니다.

아동 집단

1. 참가자는 뒤집어진 상태의 해부학적 그림 종이를 받습니다. 참가자들에게는 녹색과 빨간색 크레파스가 주어집니다.

2. 집단 치료자의 신호에 따라, 참가자는 남이 만지거나 쳐다보는 것이 불편한 모든 해부학적 신체부위(소중한 부분, 입 등)를 빨간색으로 칠합니다. 작업을 마치는 데 쓰인 시간을 기록합니다.

3. 집단 치료자의 신호에 따라, 참가자들은 남이 만지거나 쳐다보아도 괜찮게 느껴지는 모든 신체부위를 초록색으로 칠합니다. 작업을 마치는데 쓰인 시간을 기록하고 이를 2단계의 시간에 더합니다.

4. 그림은 완성도와 정확도에 따라 체크합니다. 부정확하거나 미완성의 답은 집단 치료자가 이를 참가자에게 알려주고 완성하고/또는 수정할 기회를 줄 수 있습니다. 추가로 소요된 시간은 참가자가 작업을 완료하는데 쓰인 총 시간에 더해집니다.

5. 각 참가자가 작업을 정확하게 완료한 순위에 따라 점수를 줍니다(예: 1순위, 2순위)

동기부여 강화책

적극적인 참여에는 보상을 줍니다. 개인과 아동-보호자 합동 형태의 경우, 득점에 따라서 토큰을 보상으로 줄 수 있습니다. 아동 집단 형태일 때 보상은 게임 완료 시 팀 또/또는 개인의 순위에 따라 토큰을 줄 수 있습니다.

게임의 정리

이 게임으로 우리는 무엇을 배웠습니까? 참여하는 기분이 어땠나요? 이전에 얘기해본 적 없는, 누가 만지거나 보는게 편하지 않은 신체부위가 있었나요? 어떤 신체부위가 편하거나 불편한 것은 무엇 때문일까요? 빨간색으로 칠해진 부위를 누군가 보거나 만질 때 괜찮을 수도 있을 때가 있을까요??

임상적 고려 사항

그림에서 부위를 확인하여 칠하는 것에 어려움이 있는 아이들은 도와줍니다. 부위를 놓쳤거나 잘못 칠했을 경우, 치료자는 아동이 놓친 것을 알아채거나 잘못 칠한 것을 수정할 수 있도록 힌트를 줍니다.

괜찮아 안 괜찮아 게임(OK and NOT OK Game)

대상: 개인, 아동-보호자 합동, 아동 집단
추천 연령: 만 5-10세
기술: 적절한/ 부적절한 신체접촉
게임 개요: 이 게임은 적절한 접촉과 부적절한 접촉을 확인하고 구별하는 연습을 할 기회를 줍니다. 또 이 게임은 아동의 성적, 신체적 학대에 대한 논의를 시작할 수 있도록 돕습니다.
준비물: 괜찮아 안 괜찮아 표시판(OK/ NOT OK Touches Signs), 괜찮아 안괜찮아 신체접촉 질문지(OK/ NOT OK Touches Question sheet), 스카치테입

시행 방법
개인, 아동-보호자 합동
1. '괜찮아'와 '안 괜찮아' 표시판을 각각 방의 반대편에 둡니다.
2. 참가자들은 방의 가운데에 서서 다양한 시나리오를 듣고, 시나리오에 나온 신체접촉의 종류에 따라 해당 방향으로 갑니다.
3. 치료자는 괜찮아 안괜찮아 신체접촉 질문(OK/ NOT OK Touches Question sheet)의 시나리오를 읽습니다.
4. (만약 가능하다면) 방향을 선택한 참가자에게 그 이유를 설명해보도록 합니다. 설명이 맞다면 점수를 주고, 설명이 틀리다면 치료자가 참가자에게 교육을 합니다.
5. 참가자들이 모든 시나리오를 들을 때까지 단계 2-4를 반복합니다.

아동 집단

1. '괜찮아'와 '안괜찮아' 표시판을 각각 방의 반대편에 둡니다.
2. 참가자들은 방의 가운데에 서서 다양한 시나리오를 듣고, 시나리오에서 나온 신체접촉의 종류에 따라 해당 방향으로 갑니다.
3. 집단 치료자는 괜찮아 안괜찮아 신체접촉 질문지(OK/ NOT OK Touches Question sheet)의 시나리오를 읽습니다.
4. (만약 가능하다면) 방향을 선택한 참가자에게 그 이유를 설명해보도록 합니다. 설명이 맞다면 점수를 주고, 설명이 틀리다면 치료자가 참가자에게 교육을 합니다.
5. 참가자들이 모든 시나리오를 들을 때까지 단계 2-4를 반복합니다.

동기 부여 강화책

적극적인 참여에는 보상을 줍니다. 얻은 점수에 따라 토큰을 보상으로 줄 수 있습니다.

게임의 정리

우리는 이 게임으로 무엇을 배웠나요? 참여할 때 기분이 어땠나요? 다른 것보다 괜찮은지 여부를 더 결정하기 어려웠던 시나리오가 있나요? 괜찮은 신체접촉의 또 다른 예는 무엇이 있을까요? 괜찮지 않은 신체접촉의 또 다른 예가 있을까요?

임상적 고려사항

치료자는 괜찮아 안괜찮아 신체접촉 질문지(OK/ NOT OK Touches Question sheet)를 내담자들만의 필요에 따라 추가로 만들 수 있는 시나리오의 지침으로 삼을 수 있습니다. 아동- 보호자 합동 형태의 게임 중에는 보호자가 추가로 괜찮아 안괜찮아 시나리오를 만들어보도록 격려할 수도 있습니다.

학대 알기 카드게임 시합

대상: 개인, 아동- 보호자 합동, 아동 집단, 보호자 집단
추천 연령: 만 5-13세, 성인
기술: 아동성폭력, 신체 학대, 개인의 안전, 건강한 성(11-13세 대상)에 대한 마음교육
게임 개요: 이 게임은 아동 학대, 개인의 안전 및 건강한 성(11-13세, 성인)에 대한 정보를 제공하고 지식을 강화합니다. 또 아동학대 및 학대에 대한 일반적인 오해를 풀기 위해 이용할 수 있습니다. 동기 부여와 관심도를 높이기 위해 시합 형식을 사용합니다.
준비물: 학대알기 게임카드들- 초등학생용/중학생용, 주사위(개인, 아동-보호자 합동, 보호자 집단 형태)

시행 방법
개인, 아동 - 보호자 합동

1. 카드에 쓰인 숫자 순으로 카드를 쌓아놓습니다.

2. 참가자들은 순서에 따라 주사위를 굴려 그 수에 해당하는 카드를 뽑습니다. 예를 들어 참가자의 주사위가 4면, 쌓아둔 카드 묶음에서 4번 카드를 고릅니다.

3. 참가자의 답이 맞으면 1점을 얻습니다. 점수를 기록합니다.

4. 다음 참가자가 주사위를 굴려 카드를 고르는 순으로 게임을 계속 진행합니다.

5. 모든 카드를 답하거나 참가자들이 각각 다른 영역의 재료에도 익숙해지면 게임을 마칩니다.

아동 집단

1. 참가자들을 2개의 팀으로 나눕니다.

2. 집단치료자는 게임 카드를 큰 소리로 읽습니다.

3. 한 팀이 먼저 20초 내에 답합니다. 참가자들은 서로 토론을 한 뒤 팀의 답안을 발표합니다.

4. 답변이 틀리다면, 다른 팀이 답할 기회를 갖습니다.

5. 맞는 답을 한 팀이 1점을 받습니다.

6. 팀이 번갈아 3-5단계를 반복하며 게임을 진행합니다.

7. 모든 카드를 답하거나 참가자들이 각각 다른 영역의 재료에도 익숙해지면 게임을 마칩니다.

보호자 집단

1. 게임카드- 중학생용을 카드에 쓰인 숫자에 따라 쌓아놓습니다.

2. 참가자들은 주사위를 굴려 그 수에 해당하는 카드를 뽑습니다. 예를 들어 참가자의 주사위가 4면, 쌓아둔 카드 묶음에서 4번 카드를 고릅니다.

3. 참가자의 답이 맞으면 1점을 얻습니다. 점수를 기록합니다.

4. 다음 참가자가 주사위를 굴려 카드를 고르는 순으로 게임을 계속 진행합니다.

5. 모든 카드를 답하거나 참가자들이 각각 다른 영역의 재료에도 익숙해지면 게임을 마칩니다.

동기부여 강화책

적극적인 참여는 보상을 합니다. 개인, 아동-보호자 합동 형태일 때에는 얻은 점수에 따라 토큰으로 보상할 수 있습니다. 아동 집단 형태일 때는 팀 순위에 따라 토큰을 줄 수 있습니다.

게임의 정리

우리는 이 게임으로 무엇을 배웠나요? 참여할 때 기분이 어땠나요? 다른 질문보다 더 대답하기 어려운 질문이 있었나요?

임상적 고려사항

읽는 것이 어려운 아이들은 치료자가 도와줍니다. 건강한 성 카드는 11-13세와 보호자 용이지만, 임상적으로 적절하다고 판단될 경우에는 신체 학대 카드로 대체할 수 있습니다. 치료자는 카드의 질문을 사용해서 아동 학대에 대한 토론을 활발하게 하는 것이 권장되며, 이럴 경우 참가자의 반응을 검토하기 위해 시간을 추가로 줄 수 있습니다. 개인 및 아동-보호자 합동 형태일 때는, 치료자가 문화적 믿음과 가치들의 일관성을 유지하기 위해 게임 전 보호자와 질문 및 실행 가능한 답안을 미리 논의할 수 있습니다. 이런 논의는 게임 중 보호자가 느낄 수 있을 불편감을 줄여줍니다.

정보의 바퀴

대상: 개인, 아동- 보호자 합동, 아동 집단

추천 연령: 만 5-13세

기술: 아동성폭력, 신체 학대, 개인의 안전, 건강한 성(11-13세 대상)에 대한 마음교육

게임 개요: 이 게임은 아동 학대, 개인 안전 가술 및 건강한 성(11-13세)에 대한 지식을 알려주고 강화하기 위해 시합 형식을 사용합니다. 게임의 목적은 각 참가자가 정보의 바퀴를 완성하기 위해 각 범주의 두 가지 질문에 올바르게 답하는 것입니다.

준비물: 학대알기 게임카드- 초등학생용/중학생용, 정보의 바퀴- 초등학생용/중학생용, 주사위, 필기구, 이름표(아동 집단)

시행 방법
개인, 아동 - 보호자 합동
1. 학대알기 게임카드들은 카드 숫자에 따라 쌓아서 편평한 곳에 둡니다.
2. 각 참가자는 "정보의 바퀴"를 받습니다.
3. 참가자가 주사위를 굴리고, 주사위 수에 해당하는 더미의 가장 위 카드에 답합니다(즉, 참가자의 주사위에서 1이나 4가 나오면 성폭력 관련 질문에 답합니다).
4. 참가자의 답이 맞으면, 자신의 "정보의 바퀴" 해당 조각에 표시합니다. 틀리면 치료자가 맞는 답을 알려줍니다.
5. 다음 참가자가 3-4단계를 하며 게임을 진행합니다.
6. 참가자의 정보의 바퀴 모든 조각을 채우면 게임을 완료한 것입니다.
7. 게임은 모든 참가자가 완료할 때까지 합니다.
8. 완성 순서에 따라 점수를 줍니다(1위, 2위).

아동 집단
1. 각 참가자는 3개의 다른 영역(성폭력, 신체 학대, 개인 안전)에 해당하는 6조각의 원형으로 구성된 "정보의 바퀴"를 받습니다.
2. 3개의 영역에 해당하는 3개의 역을 방에 만듭니다. 각 역에는 영역에 맞는 카드들을 배정하고 카드의 숫자를 확인하여, 참가자의 "정보의 바퀴"에 맞춰 질문하게 됩니다.
3. 집단 치료자는 각 역에 배정되어, 자신의 셔츠에 역에 해당하는 수와 자신의 이름표를 표시합니다. 또 집단 치료자는 해당 영역의 질문들이 있는 카드 더미를 담당합니다.
4. 참가자는 순서에 따라 주사위를 굴려 해당하는 역에 갑니다(예컨대, 주사위에 1이나 4가 나오이면, 성폭력 영역의 역으로 갑니다). 주사위를 쓸 수 있게 되는 대로 다음 참가자가 주사위를 굴립니다.
5. 역에 도착하면, 참가자는 줄을 서서 질문에 답을 할 순서를 기다립니다.

6. 참가자가 해당 역의 집단 치료자를 만나면, 치료자는 그들에게 카드의 질문을 읽어줍니다.

7. 참가자의 답이 맞으면 자신의 "정보의 바퀴"의 해당 조각에 표시합니다. 참가자가 틀린 답을 하면, 치료자는 교육을 해주고, 참가자는 역 줄의 끝으로 가서 그 역에서 맞는 답을 할 때까지 질문에 답변을 시도합니다.

8. 참가자가 4-7단계를 완료할 때까지 게임을 진행합니다.

9. 참가자가 자신의 "정보의 바퀴"의 각 조각에 표시를 다 하면 게임을 완수한 것입니다.

10. 모든 아이들이 자신의 "정보의 바퀴"를 완성할 때까지 게임을 진행합니다. 완성 순서에 따라 참가자의 순위를 정합니다(예; 1위, 2위, 3위).

동기 부여 강화책

적극적인 참여는 보상을 줍니다. 참가자 순위에 따라 토큰을 상으로 줄 수 있습니다.

게임의 정리

우리는 이 게임으로 무엇을 배웠나요? 참여할 때 기분이 어땠나요? 어떤 질문이 다른 것보다 답하기가 어려웠나요?

임상적 고려사항

건강한 성 카드는 11-13세와 보호자 용이지만, 임상적으로 적절하다고 판단될 경우에는 신체 학대 카드로 대체할 수 있습니다. 치료자는 카드의 질문을 사용해서 아동 학대에 대한 토론을 활발하게 하는 것이 권장되며, 이럴 경우 참가자의 반응을 검토하기 위해 시간을 추가로 줄 수 있습니다. 개인 및 아동-보호자 합동 형태일 때는, 치료자가 문화적 믿음과 가치들의 일관성을 유지하기 위해 게임 전 보호자와 질문 및 실행 가능한 답안을 미리 논의할 수 있습니다. 이런 논의는 게임 중 보호자가 느낄 수 있을 불편감을 줄여줍니다. 아동 집단 형태의 게임을 할 때에는, 아이들이 여러 역으로 이동할 때 자기 몸을 잘 제어하고 안전 규칙을 지키도록 상기시켜줍니다.

십자말 풀이 시합

대상: 보호자 집단

추천 연령: 성인

기술: 아동 성폭력, 건강한 성 지식, 개인 안전 기술에 대한 지식

게임 개요: 이 게임은 보호자가 아동 성폭력, 건강한 성 지식, 개인 안전 기술들을 포함한 정보를 살펴보고, 논의하고, 다루는 기회가 됩니다. 동기부여와 흥미 유발을 위해 십자말 풀이는 시합 형식으로 진행됩니다.

준비물: 십자말 풀이, 필기구

시행방법
보호자 집단

1. 참가자들을 2개의 팀으로 나눕니다.
2. 각 팀에게 십자말 풀이가 주어집니다.
3. 신호에 따라 팀은 협력하여 최대한 빨리 십자말 풀이를 완성합니다.
4. 한 팀이 십자말 풀이를 완성할 때까지 게임을 진행합니다.
5. 치료자가 답안을 검토하고 논의합니다.

동기 부여 강화책
치료자는 게임 중에 긍정적인 칭찬과 지지를 제공합니다.

게임의 정리
게임하는 동안 기분이 어땠나요? 게임에 즐길 만한 요소가 있었나요? 무엇이 가장 덜 즐거운 부분이 있었나요? 게임을 해보기 전에는 몰랐던 것을 게임 중 알게 된 것이 있나요?

임상적 고려사항
십자말 풀이의 질문과 답을 살펴 볼 시간이 충분해야 합니다. 때로 이를 검토하면서 추가 질문 및 의견이 생길 수 있습니다.

글자로 만드는 정보

대상: 보호자 집단
추천 연령: 성인
기술: 아동 성폭력, 건강한 성 지식, 개인 안전 기술 지식, 성과 학대와 관련된 주제를 편안하게 다루기
게임 개요: 이 게임은 보호자가 아동 성폭력, 건강한 성 지식, 개인 안전 기술에 대한 지식을 살펴보고, 논의하고, 다룰 기회를 줍니다. 보호자는 사전에 정해진 글자로 시작하는 답을 만듭니다.
재료: 글자로 만드는 정보 활동지, 필기구

시행 방법
보호자 집단

1. 참가자들은 글자로 만드는 정보 활동지를 받습니다.
2. 시작 신호에 따라, 집단 치료자가 한 글자를 알려주고, 참가자가 그 글자를 이용하여 활동지t에 있는 영역 중 최대한의 많은 영역에 답을 쓰도록 합니다. 참가자는 각 단어에 1점을 얻고, 지정된 글자로 시작하는 단어를 여러 개 써서 문장을 만들 경우 보너스 점수를 받을 수 있습니다.
3. 5분 뒤, 참가자들의 답을 검토하고 각각의 적절한 답에 따라 점수를 받습니다.

4.   얻은 점수에 따라 순위를 정합니다(예: 1위, 2위).
5.   다른 글자로 게임을 반복할 수 있습니다.

동기부여 강화책

치료자는 게임 중에 긍정적인 칭찬과 지지를 제공합니다.

게임의 정리

게임하는 동안 기분이 어땠나요? 우리가 왜 이 게임을 할까요? 게임에 즐길 만한 요소가 있었나요? 무엇이 가장 덜 즐거운 부분이었나요? 게임을 해보기 전에는 몰랐던 것을 게임 중 알게 된 것이 있나요?

임상적 고려사항

각 답안을 논의할 충분한 시간이 있어야 합니다. 성과 학대와 관련된 재료를 다루는 중에도 편안할 수 있도록, 활동지를 완성하는 데 보호자들이 유머러스한 반응과 비속어, 유행어를 써보도록 합니다. 보호자들은 게임 자료들에 대한 자신들의 느낌과 의견을 토론해 볼 기회를 추가적으로 가질 수도 있습니다.

15

학대 기억의 처리

주제의 근거와 관련성

성폭력을 경험한 아이들이나 그의 가족들은 두려움과 수치심, 죄책감, 자책, 당황함 때문에 그 경험을 타인과 나누기를 꺼립니다. 많은 가족들이 성폭력 경험을 "그냥 지나가게 덮어두고" 그대로 잊어버리는 게 더 낫다고 믿습니다. 또 다른 가족들은 성폭력에 대해 이야기하는 것은 그 기억을 계속 살아있게 해서, 삶의 전진과 치유를 어렵게 할 것이라고 말합니다. 아이들은 외상성 사건을 떠올리게하는 것과 연관이 있는 불안을 줄이기 위해 이야기 하는 것을 피하려할 수 있습니다. 또 다른 사람들이 자신들에게 비판적이고 자신을 믿어주지 않을까 두려운 나머지 이야기하기를 꺼릴 수도 있습니다. 그 뿐 아니라 어떤 아이들은 다른 사람에게 감정적인 고통을 줄까봐 학대에 대해 이야기 하지 않으려고 할 수도 있습니다. 역설적이게도, 불안을 일으키는 기억요소들을 피하려는 바로 그 행동이 증상이 진행되고 문제가 지속되게 할 수 있습니다. 결과적으로 불안, 외상 관련 증상들을 줄이기 위해서는, 학대 기억을 다루는 것이 아동성폭력의 효과적인 치료에 결정적으로 중요합니다.

학대 기억의 처리에는 내담자의 학대를 다루고, 불안-유발 단서와 기억을 되살리는 것들에 직면하고 비적응적인 믿음과 편견을 탐색하고 도전할 기회가 포함됩니다. 치료자는 전체 치료시간 동안, 학대에 대해 이야기 할 경우 종종 동반되는 강렬한 감정을 고려하여 특히 치료의 노출 부분에서 내담자를 격려하고 지지해주며 안심시키는 것이 중요합니다.

학대 기억 처리를 위해, 아동과 보호자는 그들의 학대 경험의 공유에 다양한 매체(말하기, 쓰기, 캐릭터 인형)를 이용할 수 있습니다. 또 아이들이 사건을 밝혔을 때 보호자들이 이에 공감적이고 지지적으로 반응하도록 돕고자 역할놀이를 이용할 수도 있습니다. 학대처리 활동은 언어적 설명뿐 아니라 캐릭터 인형을 갖고 놀기, 그리기, 쓰기, 게임 참여를 포함합니다. 이 장에서는 공개 게임과 활동을 기본과 심화로 분류합니다. 기본 공개 활동은 아이와 보호자가 학대의 각각의 면을 인식하는 것을 다룹니다. 이 게임과 활동은 내담자가 비언어적이고 일부 언어적 반응에 통해 학대 특이적 내용을 직면할 기회를 줍니다. 심화 공개 활동은 내담자가 학대에 대해서 완전히, 더 자세하게 이야기하는 것입니다. 이 활동은 내담자가 학대 경험을 보다 완전하게 묘사하고 처리하도록 합니다. 치료자는 최종적으로 증상이 진정되기 전에, 학대의 처리 동안 때때로 외상 관련 증상이 심해지기도 한다는 것에 주의를 두어야 합니다.

주제에 관한 연구

게임 기반 인지행동치료에서 학대의 처리는 반응 막기와 점진적 노출에 기반하고 있습니다. 불안 증상이 지속되는 것은 회피가 기전이기 때문에, 사회불안장애(Heimberg, 2002), 공황장애(Mitte, 200), 범불안장애(Hoyer 등, 2009), 강박장애(Abramowitz, Taylor, & McKay, 2009), 특정공포증(Barlow, Moscovitch, & Micco, 2004), 외상후스트레스 장애(Foa, 2000)를 겪는 아이들과 성인에게서 노출이 정신치료의 가장 효과적이고 보편적인 기술 중 하나로 문헌에서 지목되었습니다. 이 기술은 상대적으로 짧은 시간에 긍정적인 임상 결과를 보이기 때문에 매우 효과적이고 효율적이라고 알려졌습니다(Rosqvist, 2005). 점진적 노출에서는 내담자의 공포 유발 자극의 정도가 적은 것에서 굉장히 심한 순으로 불안의 위계를 만드는 것을 치료자가 돕습니다. 그리고 내담자에게 더 강한 불안 유발 자극을 직면할 활동에 참여하도록 합니다(Kendall 등, 2005; Rosqvist, 2005).

성폭력의 근거기반치료에서는 치료자가 내담자와 함께 점진적 노출을 하는 것이 중요하다고 강조합니다(Sauners, Berlinger, & Hanson, 2004). 여기에는 아동과 보호자가 지지적이고 수용적인 환경 안에서 학대의 세부사항을 점진적으로 더 자세히 다루는 것을 포함합니다(Cohen, Mannarino, & Deblinger, 2006; Cohen, Mannarino, Deblinger, & Berliner, 2009; Hoch, 2009; Rubin, 2012). 성폭력을 겪은 아이들과 그 가족을 돕는데 쓰이는 일반적인 노출 방법은 외상 내러티브(이야기)를 구성하는 것입니다(Cohen, Deblinger, Mannarino, & Steer, 2004). 내담자가 학대의 경험을 다루고, 쓰고 그 이미지를 그리도록 하여 완성된 외상성 내러티브는 학대 관련 자극에 대한 불안과 공포를 줄이기 위한 것입니다(Deblinger 등, 2011). 치료자는 외상성 사건 묘사가 구성되면, 그것을 몇 번 검토하게 합니다. 그 과정에서 전형적인 학대 관련 사고와 기억이 탈감작화되고 결과적으로 불안이 감소하게 됩니다(Cohen 등, 2006). 대규모 무작위 연구에서는 외상성 사건 묘사의 형식적인 포함이 긍정적인 결과에 필수적이지는 않다는 결과를 냈지만, 성폭력 외상에서는 점진적 노출이 여전히 필수적이라고 결론지었습니다(Deblinger 등, 2011).

보호자를 위한 마음교육

종종 뒤따르는 불편함과 불안에도 불구하고, 아이의 학대에게 대해 생각하고 이야기해야함을 보호자들이 인식하도록 돕는 것이 치유과정에서 중요한 부분입니다. 학대에 대한 생각을 피하는 것이 나아 보일지라도, 회피는 역설적으로 증상을 유지시키고 심지어 외상후 증상과 비기능적 행동을 강화시킬 수도 있다는 것을 설명하여 이에 대한 근거를 알려주어야 합니다. 또한 아이의 학대와 관련된 정보와 기분을 공유하는 것이 처음에는 불안을 증가시키지만, 학대 관련 자료들을 점차적으로 처리해주어 그 정서적 강도를 없애고 안정을 되찾게 된다고 설명해 줄 수 있습니다.

학대의 처리는 많은 내담자에게 벅차고 위협적이기 때문에, 보호자에게 학대 탐색에 사용될 게임과 활동에 대해 잘 알려주는 것이 중요합니다. 명확한 기대와 가이드라인을 세우면 불안을 낮추어줄 수 있습니다. 보호자는 자신과 아이가 불안 위계에 따른 학대 관련 자료들을 다루게 될 것임을 안내받을 수 있습니다. 덜 자극적인 자료부터 다룬 뒤 좀 더 어려운 주제의 순서로 진행될 것입니다.

점진적 노출을 하는 이유를 보호자들에게 알려주는 것과 더불어, 보호자들은 공개 과정에서 자신이 아이들을 지지하는 것을 도와줄 정보를 받을 수 있습니다. 보호자가 치료 중 학대를 논의하는데 저항을 극복할 수 있도록, 학대에 흔히 동반되는 역동을 이해하는 것이 중요합니다. 보호자들에게 역동에는 학대를 인정하면 비난받거나 불신당하고, 거부당할 것이라는 아이들의 걱정도 포함되어 있을 수 있다고 알려줍니다. 보호자들에게, 아이를 안심시키고 격려해주면 아이가 자신의 학대 경험을 논의하고 처리하는데 도움이 될 수 있다고 알려줍니다.

아동을 위한 마음교육

아이들에게 성폭력에 대한 대화에는 종종 강렬한 부정적인 감정이 동반된다는 것을 알려주어, 그들의 반응을 정상화하고 자신의 감정을 자유롭게 표현할 수 있게 해줍니다. 치료를 시작한 많은 아이들이 처음에는 수치심, 죄책감, 당황, 그리고 그 외의 감정들을 비롯하여 여러 이유로 학대에 대해 말하는 것을 불안해한다고 알려주는 것이 도움이 될 수 있습니다. 아이들에게 다른 많은 아이들도 처음에는 꺼려하지만, 학대를 다루고 그들의 감정을 공유하며 결국 기분이 호전되고 자신이 해냈다는 것을 기뻐했다고 말해줄 수도 있습니다. 아이들에게 무슨 이야기를 공개하더라도 받아들여지고 수용되고 지지받을 것이라고 알려주는 것이 중요합니다. 덧붙여 일어난 일이 자신의 잘못이 아니라는 점을 재확인시켜주는 것이 아이들이 치료 중 자신의 학대 경험을 다루는 데 도움이 될 수 있습니다.

아이들이 노출 치료의 이론과 근거(예: 점진적으로 외상 사건 관련 자료를 깊이있게 논의함으로써 외상관련 증상이 시간이 지나면서 줄어들게 됩니다)를 이해하는 것이 도움이 됩니다. 치료에서 학대 처리 부분을 하는 동안에는 증상이 일시적으로 재발하는 것이 드물지 않다는 점을 아이들에게 알려주면, 장기적인 문제를 우려하는 아이들의 스트레스를 줄여줄 수 있습니다. 덧붙여 학대 경험의 처리는 힘들지만 궁극적으로 할 가치가 있고, 자신의 공포를 직접 마주함으로써 더 이상 두려워할 필요가 없다는 것을 배울 수 있다고 말해줄 수 있습니다.

학대 기억 처리 구조화된 치료적 게임

무슨 이야기지?

대상: 개인, 아이-보호자 합동, 아이 집단
추천연령: 만 5세~13세
기술: 성폭력의 기본 공개
게임 개요: 내담자가 점진적으로 더 편하게 학대에 대해 이야기 할 수 있도록 이야기 형식을 사용함

니다. 아이와 보호자는 상세한 이야기를 만들며 자신이나 자신의 아이가 당한 성폭력 경험의 세세한 부분을 합성하여, 자신의 경험과 극의 주인공을 연결시킬 기회를 갖습니다. 더 어린 아이들을 위한 유형(만 5~7세)은 '빈 칸 채우기' 형태를 사용하고, 만 8-13세 이상 아이들을 위한 유형은 협동 이야기를 만듭니다. 두 유형 모두 두 가지 이야기를 만드는 게임입니다. 하나는 신체적 학대를 경험한 경우이고, 다른 하나는 성폭력을 경험한 경우입니다.

준비물: 무슨 이야기지? (만 5-7세 빈칸 채우기 형태)

개인 및 아이-보호자 합동 지시사항

5~7세 유형:

1. 참가자는 이야기의 나머지 부분을 읽지 않고 인쇄물 위에 지정된 분야에서 각 빈칸을 채울 단어를 만듭니다. 신체 학대 이야기를 먼저 완성합니다.

2. 모든 단어가 채워지면, 치료자는 참가자들에게 이야기를 크게 읽어주는 동안 주의깊게 들어야한다고 안내합니다.

3. 치료자는 참가자가 채운 단어를 넣어서 완성된 이야기를 큰 소리로 읽습니다.

4. 읽은 뒤 치료자는 참가자의 기억을 확인하고 이해를 강화하기 위해 이야기에 대해 질문합니다.

5. 정확하게 한 대답마다 1점을 줍니다.

6. 성폭력 이야기로 1-5단계가 반복됩니다.

8~13세 유형:

1. 성인 참여자(들)는 아이들과 비슷한 연령대와 성별의 아이가 아빠에 의해 신체 학대를 겪는 이야기에 한 가지씩 세부사항을 추가하면서 채워나갑니다. 만일 성인 참여자가 한 사람이면(치료자 단독), 그 한사람이 이야기를 만듭니다. 성인 참여자가 여러 명이라면(치료자와 보호자들), 각자 이야기에 학대 동안과 전, 후 일어난 일에 대한 설명을 덧붙여가며 등장인물이 치료를 마치고 자신의 경험을 공개한 것에 대해 안전하고 행복하다고 느꼈다는 결론으로 이야기를 완성합니다.

2. 치료자는 참가자의 기억을 확인하고 이해를 강화하기 위해 이야기에 대해 질문합니다.

3. 정확하게 한 대답마다 1점을 줍니다.

4. 치료자는 참가자들에게 이번에는 모두 함께 협력하여 다른 이야기를 만들 것이라고 알려줍니다. 비슷한 나이와 성별의 아이가 삼촌에 의해 성폭력을 당한 이야기에 성인과 아이 참가자들은 각각 순서대로 세부 사항을 덧붙여 갑니다. 이야기에는 학대 동안과 전, 후 일어난 일에 대한 설명이 있어야하며, 등장인물이 치료를 마치고 자신의 경험을 공개한 것에 대해 안전하고 행복하다고 느꼈다는 결론을 맺습니다.

5. 치료자는 그 다음 참가자들의 기억을 테스트하고 표현을 강조하기위해 이야기에 대해 질문을 합니다.

6. 정확하게 한 대답마다 1점을 줍니다.

아동 집단 지시사항

5~7세 유형:

1. 아이들과 집단 치료자가 둥글게 앉습니다.
2. 집단 치료자가 참가자들에게 인쇄물의 해당 분야에 맞게 빈 칸을 채운 사람은 손을 들라고 알립니다. 신체적 학대 이야기를 먼저 완성합니다.
3. 모든 단어들이 채워지면, 집단 치료자는 참가자들에게 이야기를 크게 읽어주는 동안 주의깊게 들어야한다고 안내합니다.
4. 집단 치료자는 참가자들이 채운 단어를 넣어서 완성된 이야기를 큰 소리로 읽습니다.
5. 다음으로 집단치료자는 참가자의 기억을 확인하고 이해를 강화하기 위해 이야기에 대해 질문합니다. 질문에 대한 답을 한 개 이상 안다면 손을 들라고 참가자들에게 말해 줍니다.
6. 참가자들에게는 정확하게 한 대답마다 1점을 줍니다.
7. 성폭력 이야기에 대해서 2-6단계가 반복됩니다.

8~13세 유형:

1. 아이들과 집단 치료자들이 둥글게 앉습니다. 집단 치료자들은 치료 동안 아이들과 함께 있어야 합니다.
2. 집단 치료자들이 순서대로 아이들과 비슷한 연령대와 성별의 아이가 아빠에 의해 신체 학대를 겪는 이야기에 한 가지씩 세부사항을 추가하면서 채워나갑니다. 이야기에 학대 동안과 전, 후 일어난 일에 대한 설명을 덧붙여가며 등장인물이 치료를 마치고 자신의 경험을 공개한 것에 대해 안전하고 행복하다고 느꼈다는 결론으로 이야기를 완성합니다.
3. 집단치료자는 참가자들의 기억을 확인하고 이해를 강화하기 위해 이야기에 대해 질문합니다.
4. 질문에 대한 답을 한 개 이상 안다면 손을 들라고 참가자들에게 말해 줍니다.
5. 참가자들에게는 정확하게 한 대답마다 1점을 줍니다.
6. 치료자는 참가자들에게 이번에는 모두가 집단 치료자와 함께 협력하여 다른 이야기를 만들 것이라고 알려줍니다. 비슷한 나이와 성별의 아이가 삼촌에 의해 성폭력을 당한 이야기에 상세한 부분을 각각 순서대로 덧붙입니다. 이 이야기에는 학대 동안과 전, 후 일어난 일에 대한 설명이 있어야하며, 등장인물이 치료를 마치고 자신의 경험을 공개한 것에 대해 안전하고 행복하다고 느꼈고 결론을 맺습니다.
7. 다음으로 집단치료자는 참가자들의 기억을 확인하고 이해를 강화하기 위해 이야기에 대해 질문합니다. 질문에 대한 답을 한 개 이상 안다면 손을 들라고 참가자들에게 말해 줍니다.
8. 참가자들에게는 정확하게 한 대답마다 1점을 줍니다.

동기강화물

적극적으로 참여한 것에 대해 칭찬합니다. 게임하는 동안 얻은 점수에 대해 토큰을 제공할 수 있습니다.

게임 진행

우리는 이 게임에서 무엇을 배웠나요? 참가하는 것은 어떤 느낌이었나요? 어떤 상세한 설명들이 이 이야기에 덧붙이기가 더 쉽거나 어려웠나요? 이야기들 중 다른 이야기보다 더 좋다고 생각하는 이야기가 있나요?

임상적 고려사항

성폭력 경험에 대한 이야기는 그 유사성 때문에, 이 이야기가 아이들과 보호자들에게 미친 영향에 대해 이야기하는 시간을 추가로 가지는 것이 도움이 될 수 있습니다. 그리고 비록 나이에 따라 만 5-7세, 8-13세 대상 유형이 있지만, 임상적인 요구와 평가된 내담자의 능력에 따라 어떤 유형을 활용 할지 결정해야 합니다. 몇몇 아이들에게는 5-7세 유형 게임을 먼저 해보고, 8-13세 유형 게임을 하는 것이 효과적이었습니다. 이 이야기들은 아이들이 자신의 학대 경험에서 나온 내용이 포함될 수 있기 때문에, 보상은 단지 질문에 이야기를 회상하여 한 답에만 제공하고, 이야기를 만들어 나간 것에는 보상이 없는 것에 주목해야 합니다. 외부 보상을 얻고자 정확하지 않은 세세한 정보가 만들어지는 위험을 최소화하기 위해서입니다.

네 카드를 보여줘

대상: 개인, 아이-보호자 합동, 아이 집단
추천연령: 만 5세-13세
기술: 성폭력의 기본 공개
게임 개요: 이 게임은 개인 경험, 궁극적으로는 학대 경험의 다양한 측면을 인식하는 초기의 장을 여는 방법으로 비언어적 수단을 씁니다. 게임을 하는 동안 참여자들은 토론할 특정 상황을 만났다는 것을 다른 사람들에게 알릴 신호물을 들게 됩니다. 이후 이를 언어적으로 표현할 지는 선택하게 합니다.
준비물: 네 카드를 보여줘 질문, 내 카드

시행방법
개인 및 아이-보호자 합동 지시사항

1. 참가자들은 내 카드를 받고, 자신이나 자녀와 해당하는 상황이 있을 때마다 카드를 높이 들도록 안내받습니다.
2. 치료자는 '네 카드를 보여줘 질문'에서 한 가지 질문을 읽습니다. 이 질문들은 참가자들이 게임을 편하게 받아들인 뒤에 학대에 대한 질문을 받을 수 있도록 리스트의 순서대로 묻는 것이 중요합니다.
3. 다음 질문으로 넘어가기 전에, 참가자들이 그들의 대답에 대해 보다 자세히 설명하도록 요청합니다.
4. 모든 범주의 질문이 완료될 때까지 1~3단계를 반복합니다.

동기강화물

치료시간이 끝날 때 칭찬과 지지를 제공합니다.

게임의 정리

우리는 이 게임에서 무엇을 배웠나요? 참가하는 것은 어떤 느낌이었나요? 어떤 질문들이 대답하기가 더 쉽거나 어려웠나요?

임상적 고려사항

이 게임은 참가자들에게 정서적인 충격을 줄 가능성이 있습니다. 따라서 게임에 대한 반응들을 다루는 추가 시간이 준비되어야할 수 있습니다. 이 게임을 하는 동안 참가자들이 학대 경험에 있어 자세한 부분을 다루도록 독려받기 때문에 치료자들은 동기강화물의 사용에 주의해야 합니다. 외부 보상을 얻고자 정확하지 않은 세세한 정보가 만들어지는 위험을 최소화하기 위해서입니다.

어느 쪽에 있니?

대상: 아동집단
추천연령: 만 5세~13세
기술: 성폭력의 기본 공개
게임 개요: 이 비언어적 게임은 아이들이 자신의 또래와 공유하는 공통점들을 인식하도록 돕습니다. 가족, 학교, 집단의 영역에서 공통점들을 다루고 학대의 특징들로 마무리합니다. 아이들이 비언어적으로 특징을 표현하고, 이후 언어적인 표현을 할지 선택하게 합니다.
준비물: 끈 혹은 종이 몇 장, 어느 쪽에 있니? 질문지

시행방법

아동 집단 지시사항

1. 방을 끈이나 종이 몇 장을 이용하여 둘로 나눕니다(1면, 2면).
2. 모든 참가자들이 한쪽 벽에 줄을 서도록 지도합니다.
3. 집단 치료자가 '어느 쪽에 있니?' 질문지에서 한 범주에 속하는 질문들을 큰소리로 읽습니다. 집단 구성원들은 언급된 특징이 자신에게 해당하는지 아닌지 판단하도록 안내받습니다. 범주의 질문은 질문지에 수록된 순서대로 읽어야 합니다.
4. 집단 치료자는 참가자들 가운데 공통적인 경험을 보이기 위해, 게임 중 다양한 시간대에 현재 얼마나 많은 사람들이 이동했는지 혹은 얼마나 많은 사람이 그 방의 같은 면에 있는지를 알려줍니다.
5. 참가자들이 이동하거나 위치를 지킨 뒤, 좀 더 자세한 내용을 공유하도록 추가 질문을 할 수 있습니다.
6. 집단 치료자는 모든 참가자들이 2면에 서 있을 때까지 그 카테고리 안의 질문을 계속해야 합니다.

7. 한 범주의 질문을 마친 뒤, 집단 치료자는 참가자들의 경험의 공통성을 강조하기 위해 범주 요약문을 읽어줍니다.

8. 다음 범주로 2-7단계를 이어갑니다.

동기강화물

적극적으로 참여한 것에 대해 칭찬해 줍니다.

게임의 정리

이 게임으로부터 우리는 무엇을 배웠나요? 참가하는 것은 어떤 느낌이었나요? 나와 같은 면을 택한 다른 사람들을 보니 어땠나요? 결정이 더 쉽거나 어려웠던 때가 있었나요? 어떤 추가 질문들이 답하기 더 쉽거나 어려웠나요?

임상적 고려사항

게임을 시작할 때, 집단 치료자는 비밀 유지의 중요함을 다시 강조해 줍니다. 이것이 안전한 분위기를 조성해주고, 아이들이 집단과 함께 개인 정보를 공유할 의지를 강화해줍니다. 아이들에게 별칙이나 부정적인 결과 없이, 게임의 어느 부분에서나 참여를 거부할 기회가 주어져야합니다. 만일 한 참가자가 눈에 띄게 불편해하거나 집단 치료자와 개인적인 대화를 요청하면, 집단 치료자들은 회기 중간이나 혹은 회기 이후에 즉시 개인적인 지지를 제공할 수 있어야합니다. 만약 임상적으로 적응증이 된다면, 보호자와 함께 정보를 공유하고 처리합니다. 새로운 사건이 공개될 경우 아동보호지원이 연계되어야 합니다. 이 게임을 하는 동안 참가자들이 학대 경험에 있어 자세한 부분을 다루도록 독려받기 때문에 치료자들은 동기강화물의 사용에 주의해야 합니다. 외부 보상을 얻고자 정확하지 않은 세세한 정보가 만들어지는 위험을 최소화하기 위해서입니다.

모자 안에 누가, 무엇이, 어디에 있나?

형태: 아이 집단, 보호자 집단

권장나이: 만 5-13세, 성인

기술: 성폭력의 기본 공개

게임 개요: 이 게임은 학대 경험의 세부사항을 비언어적으로 공유하는 활동이 포함됩니다. 자신들에게 해당하는 학대의 특징이 다른 사람들에게도 적용되는 것을 보게 됨으로써, 집단구성원들간의 경험의 공통성 인식을 강화해줍니다.

준비물: 물건 담을 수 있는 통(예: 모자, 가방, 상자), 색종이, 필기구

시행방법

아동 집단 지시사항

1. 참가자들은 색종이를 한 장씩 받고, 누가 그들에게 성폭력을 했는가에 대한 답을 종이에 적습니다(즉 그 사람을 어떻게 아는 사이인지).

2. 참가자들은 종이를 접어 통 안에 넣습니다.

3. 참가자들은 다른 한 장의 색종이를 받습니다(다른 색). 그리고 성폭력이 일어났을 때 그들이 어디에 있었는지에 대해 적도록 합니다(예를 들어 어느 방에 있었는지).

4. 참가자들은 종이를 접어 통 안에 넣습니다.

5. 참가자들은 또 다른 색종이를 한 장씩 받고(즉, 앞에 받은 두 장과 다른 색), 성폭력을 겪는 동안에 무슨 일이 일어났는지에 대해 종이에 적습니다(예를 들어 다른 사람의 몸 어느 부분이 자신들 몸 어느 부분에 닿았는지).

6. 참가자들은 종이를 접어 통 안에 넣습니다.

7. 모든 대답들이 통에 모이면, 참가자들은 둥글게 모여 앉는다.

8. 집단 치료자는 통 안에 든 것을 부어서, 묻는 질문에 해당하는 색깔 별로 분류합니다.

9. 집단 치료자가 "누가 당신에게 성폭력을 가했나요?"질문에 대한 종이 한 장을 무작위로 집어서 대답을 큰 소리로 읽는다.

10. 참가자들에게 집단 치료자가 읽은 대답이 자신의 경험에 해당되면, 손을 들고 그대로 있으라고 지시합니다.

11. 치료자는 확장된 반응을 준비하고, 아직 손을 들지 않은 참가자들에게 다음의 경우가 그들에게 해당되면 손을 들라고 지시합니다. 예를 들어, 어떤 답은 가해자가 의붓 아버지라면, 집단 치료자는 가해자 영역을 친척으로 확장 할 수 있습니다. 이렇게 대답 영역을 확장하면, 참가자들간 경험의 공통성이 부각되도록 더 많은 참가자들이 손을 들 것입니다.

12. "누가 당신에게 성폭력을 했나요?"에 대한 추가적인 답안으로 9-11 단계를 진행하며 게임은 계속됩니다.

13. 집단 치료자는 "당신은 어디서 성폭력을 당했나요?"의 질문에 대한 답 종이 한 장을 무작위로 뽑습니다.

14. 참가자들에게 집단 치료자가 읽은 대답이 자신의 경험에 해당되면, 손을 들고 그대로 있으라고 지시합니다.

15. 치료자는 확장된 반응을 준비하고, 아직 손을 들지 않은 참가자들에게 그 질문이 그들에게 적용되면 손을 들라고 지시합니다. 예를 들어, 성폭력 장소가 자기의 침실이라는 답이 나왔다면, 집단 치료자는 그것을 확장하여 어느 침실로 해보고 다음으로는 모든 방으로 확장해볼 수 있습니다.

16. 같은 질문에 대해 다른 답안들로 13~15단계를 진행해갑니다.

17. 집단 치료자는 "다른 사람 몸 중 어떤 부위가 당신의 몸 어떤 부위와 닿았나요?"의 질문에 대한 대답이 적힌 종이 한 장을 무작위로 뽑습니다.

18. 참가자들에게 집단 치료자가 읽은 대답이 자신의 경험에 해당되면, 손을 들고 그대로 있으라고 지시합니다.

19. 치료자는 확장된 반응을 준비하고, 아직 손을 들지 않은 참가자들에게 다음의 경우가 그들에게 적용되면 손을 들라고 지시합니다. 예를 들어, 가해자의 손으로 참가자의 소중한 부분을 만졌다는 답이 나오면, 집단 치료자는 가해자 신체(중 아무 부위나)가 참가자의 소중한 부위에 닿은 경우로 질문을 확장할 수 있습니다.

20. 같은 질문에 대해 다른 답안들로 17~19단계를 진행해갑니다.

보호자 집단 지시사항

1. 참가자에게 색종이 한 장씩을 주고, 누가 자신의 아이에게 성폭력을 가했는지 종이에 적도록 지시합니다(즉 아이가 그 사람을 어떻게 아는 사이인지).

2. 참가자들은 종이를 접어 통 안에 넣습니다.

3. 참가자들은 다른 한 장의 색종이를 받습니다(다른 색). 그리고 성폭력이 일어났을 때 아이가 어디에 있었는지, 언제였는지 적도록 합니다(예를 들어 아이가 어느 방에 있었는지).

4. 참가자들은 종이를 접어서 통 안에 넣습니다.

5. 참가자들은 또 다른 색종이를 한 장씩 받고(즉, 앞에 받은 두 장과 다른 색), 성폭력을 겪는 동안에 아이에게 무슨 일이 일어났는지에 대해 종이에 적습니다(예를 들어 다른 사람의 신체 어떤 부분이 그들 아이들의 신체 어떤 부분에 접촉했는지).

6. 참가자들은 종이를 접어 통 안에 넣습니다.

7. 집단 치료자는 통 안에 든 것을 부어서, 묻는 질문에 해당하는 색깔 별로 분류합니다.

8. 집단 치료자는 "누가 당신 아이에게 성폭력을 가했나요?"라는 질문에 대한 답 종이 한 장을 뽑아서 큰 소리로 읽습니다.

9. 참가자들에게 집단 치료자가 읽은 대답이 자녀의 성폭력 상황에 해당되면, 손을 들고 그대로 있으라고 지시합니다.

10. 치료자는 확장된 반응을 준비하고, 아직 손을 들지 않은 참가자들에게 다음의 경우가 자녀의 경험에 해당되면 손을 들라고 지시합니다. 예를 들어, 어떤 답은 가해자가 의붓 아버지라면, 집단 치료자는 가해자 영역을 친척으로 확장 할 수 있습니다. 이렇게 대답 영역을 확장하면, 참가자들 간 경험의 공통성이 부각되도록 더 많은 참가자들이 손을 들 것입니다.

11. 같은 질문에 대해 다른 답안들로 9-11번 단계를 진행해갑니다.

12. 집단 치료자가 "어디서 당신 아이가 성폭력을 당했나요?"의 질문에 대한 답 종이를 무작위로 한 장 뽑아, 내용을 큰 소리로 읽습니다.

13. 참가자들에게 집단 치료자가 읽은 대답이 자녀의 성폭력 상황에 해당되면, 손을 들고 그대로 있으라고 지시합니다.

14. 집단 치료자는 확장된 반응을 준비하고, 아직 손을 들지 않은 참가자들에게 다음의 경우가 자녀의 경험에 해당되면 손을 들라고 지시합니다. 예를 들어, 성폭력 장소가 자기의 침실이라는 답이 나왔다면, 집단 치료자는 그것을 확장하여 아무 침실로 해보고 다음으로는 모든 방으로 확장해 볼 수 있습니다.

15. 같은 질문에 대해 다른 답안들로 13-15번 단계로 게임이 이어진다.

16. 집단 임상의는 "다른 사람의 신체 어떤 부위가 당신 아이 신체의 어떤 부위에 접촉하였나요?"의 질문에 대한 답이 포함 된 종이 한 장을 무작위로 뽑는다.

17. 참가자들에게 집단 치료자가 읽은 대답이 자녀의 성폭력 상황에 해당되면, 손을 들고 그대로 있으라고 지시합니다.

18. 집단 치료자는 확장된 반응을 준비하고, 아직 손을 들지 않은 참가자들에게 다음의 경우가 자녀의 경험에 해당되면 손을 들라고 지시합니다. 예를 들어, 가해자의 손으로 아이의 소중한 부분을

만졌다는 답이 나오면, 집단 치료자는 가해자 신체(중 아무 부위나)가 아이의 소중한 부위에 닿은 경우로 질문을 확장할 수 있습니다.

19. 같은 질문에 대해 다른 답안들로 17-19단계를 진행해갑니다.

동기강화물
적극적으로 참여한 것에 대해 칭찬하고 지지해 줍니다.

게임의 정리
우리는 이 게임에서 무엇을 배웠나요? 참여하는 느낌은 어땠나요? 집단 내 다른 구성원에 대해 무엇을 배웠나요? 집단 내 다른 구성원들과 공유하는 몇 가지 공통점은 무엇인가요?

임상적 고려사항
게임을 시작할 때, 집단 치료자는 비밀 유지의 중요함을 다시 강조해 줍니다. 이것이 안전한 분위기를 조성해주고, 아이들이 집단과 함께 개인 정보를 공유하고자 하는 의지를 강화해줍니다. 만약 아이들이 경험한 성학대가 복합적인 형태이면, 필요한 만큼 추가적인 종이를 제공할 수 있습니다. 아이들에게 벌칙이나 부정적인 결과 없이, 게임의 어느 부분에서나 참여를 거부할 기회가 주어져야합니다. 만일 한 참가자가 눈에 띄게 불편해하거나 집단 치료자와 개인적인 대화를 요청하면, 집단 치료자들은 회기 중간이나 혹은 회기 이후에 즉시 개인적인 지지를 제공할 수 있어야합니다. 만약 임상적으로 적응증이 된다면, 보호자와 함께 정보를 공유하고 처리합니다. 새로운 사건이 공개될 경우 아동보호 지원이 연계되어야 합니다. 이 게임을 하는 동안 참가자들이 학대 경험에 있어 자세한 부분을 다루도록 독려받기 때문에 치료자들은 동기강화물의 사용에 주의해야 합니다. 외부 보상을 얻고자 정확하지 않은 세세한 정보가 만들어지는 위험을 최소화하기 위해서입니다.

성폭력 시나리오 카드 게임

형태: 개인, 아동-보호자 합동
권장연령: 만 5-13세
기술: 성폭력의 심화 공개
게임 개요: 이 게임은 성폭력 경험의 공개와 처리를 격려합니다. 아이들과 보호자들에게 그들의 성폭력 경험 전, 중, 후를 자세하게 설명하여 외상 이야기를 발전시킬 기회를 주기위해 다양한 표현 형태가 사용됩니다.
준비물: 성폭력 시나리오 게임 카드, 종이 몇 장, 필기구, 캐릭터 모형 또는 인형(만 5-7세용)

시행방법
개인, 아동-보호자 합동 지시사항
1. 카드들을 세 무더기로 정리합니다: 표현 형태, 시간대, 성폭력의 특징.
2. 참가자들은 각 무더기마다 하나씩 카드를 뽑습니다. 뽑은 카드의 조합은 참가자의 설명 순서를

결정합니다. 예를 들어, 한 참가자가 ① 그림, ② 성폭력 후, ③ 아이의 카드를 뽑았다면 이 참가자는 아이가 성 학대를 당한 후 한 일에 대해 그림을 그립니다(예: 성폭력 사건 후에 보호자에게 알렸다).

3. 다음 참가자가 각 카드 더미에서 카드를 한 장씩 꺼내어 2번 단계를 완성시키면서 게임은 계속됩니다.

4. 성폭력 사건의 모든 양상이 다루어 질 때까지 게임은 계속됩니다.

동기강화물
적극적인 참여를 칭찬하고 지지해줍니다.

게임의 정리
우리는 이 게임에서 무엇을 배웠나요? 참여하는 동안 기분이 어땠나요? 어떤 표현 형태들이 다른 것보다 어려웠나요? 성폭력 이야기 중 어떤 부분이 다른 부분보다 공유하기 어려웠나요?

임상적 고려사항
나이가 너무 어려서 글을 쓸 수 없거나, 글쓰기를 어려워하는 아이는, 어른이 그들의 대답을 적어줄 수 있습니다. 그림이나 서술형 대답들을 책 같은 형태로 만들면 이야기의 요약 시간에 이용할 수 있고, 공개를 촉진하기 위해 다음 시간에도 다시 볼 수 있어 효과적일 수 있습니다. 치료자나 보호자가 잘 알지 못하는 성폭력 부분은 아이들에게 도움을 구해서 치료자나 보호자에게 어떻게 이 과제를 끝내면 될지 지시를 받을 수 있습니다. 아이들이 복합 형태의 성폭력을 겪은 경우에는 각각의 경험을 설명할 기회를 주어야합니다. 이 게임은 참가자들에게 강력한 정서적 반응을 일으킬 수 있으므로 충분한 시간이 준비되어있어야 합니다. 이 게임을 하는 동안 참가자들이 학대 경험에 있어 자세한 부분을 다루도록 독려받기 때문에 치료자들은 동기강화물의 사용에 주의해야 합니다. 외부 보상을 얻고자 정확하지 않은 세세한 정보가 만들어지는 위험을 최소화하기 위해서입니다.

길을 열어라

형태: 개인, 아동-보호자 합동

추천 연령: 만 5-13세

기술: 성폭력의 심화 공개

게임 개요: 이 게임에는 다양한 표현 형태(예: 말하기, 쓰기, 그리기 또는 어린 아이의 경우 인형놀이)를 써서 연속적으로 고안된 지시를 따르면서 외상 이야기를 상세히 기술하며 완성하는 것이 포함됩니다. 이 보드 게임을 하는 동안, 아이들과 보호자들은 외상 사건 전, 중, 후와 치료에서의 성과, 미래의 전망, 요약의 6단계를 마칩니다. 흥미와 참여를 높이기 위해 처음 5 단계들에는 웃음이 나오는 문제가 포함되고, 다음 단계로 가기 위해서는 세 개의 학대 관련 과제를 완성해야 합니다. 6번째와 마지막 단계는 한 개의 단순 요약 문제로, 게임에서 만들어진 외상 사건의 내용을 검토합니다(즉, 이야기 검토). 게임을 마치려면 6단계

를 모두 끝내야 합니다. 여러 번 치료 회기에 걸쳐 진행되는 경우가 많습니다.

준비물: 길을 열어라 게임 보드, 길을 열어라 게임 카드: 영유아용이나 아동용, 길을 열어라: 보호자용, 길을 열어라 도전 카드, 필기구, 종이 몇 장, 캐릭터 모형 또는 인형(만 5-7세)

시행방법

개인, 아동-보호자 합동 지시사항

1. 참가자들에게 각각 길을 열어라 게임 보드를 줍니다.
2. 치료자는 아이과 보호자에게 게임 보드의 각 공간에 해당하는 카드 묶음을 줍니다.
3. 참가자는 게임 보드 위 그들이 있는 곳에 해당하는 공간을 말합니다. 모든 참가자들은 1단계에서 시작합니다. 하지만 A, B, C, 또는 D를 선택할 수 있습니다(예: 1A).
4. 참가자는 해당 카드에 쓰인 과제를 읽고 완성합니다.
5. 만약 성공적으로 완성하였으면, 치료자는 참가자의 게임 보드 위의 해당 장소에 체크 표시를 합니다.
6. 다른 참가자도 3-5단계를 완성 시키면서 게임은 이어집니다. 단계 1부터 5까지 참가자들은 다음 단계로 넘어가기 전 각 단계마다 4개의 공간 모두를 완성해야합니다.
7. 단계 5를 완성한 후, 참가자들은 해당 단계를 완성하면서 만들어진 외상 이야기 내용을 검토해서 단계 6의 요약단계를 완성해야 합니다.

동기강화물

적극적인 참여를 칭찬하고 지지해줍니다.

게임의 정리

우리는 이 게임에서 무엇을 배웠나요? 참여하는 동안 기분이 어땠나요? 어떤 표현 형태들이 다른 것보다 어려웠나요? 어떤 이야기 부분이 다른 부분보다 공유하기가 어려웠나요?

임상적 고려사항

나이가 너무 어려서 글을 쓸 수 없거나, 글쓰기를 어려워하는 아이는, 어른이 그들의 대답을 적어줄 수 있습니다. 그림이나 서술형 대답들을 책 같은 형태로 만들면 이야기의 요약 시간에 이용할 수 있고, 공개를 촉진하기 위해 다음 시간에도 다시 볼 수 있어 효과적일 수 있습니다. 치료자나 보호자가 잘 알지 못하는 성폭력 부분은 아이들에게 도움을 구해서 치료자나 보호자에게 어떻게 이 과제를 끝내면 될지 지시를 받을 수 있습니다. 아이들이 복합 형태의 성폭력을 겪은 경우에는 각각의 경험을 설명할 기회를 주어야합니다. 이 게임은 참가자들에게 강력한 정서적 반응을 일으킬 수 있으므로 충분한 시간이 준비되어있어야 합니다. 이 게임을 하는 동안 참가자들이 학대 경험에 있어 자세한 부분을 다루도록 독려받기 때문에 치료자들은 동기강화물의 사용에 주의해야 합니다. 외부 보상을 얻고자 정확하지 않은 세세한 정보가 만들어지는 위험을 최소화하기 위해서입니다.

너를 표현해봐

형태: 아동 집단

추천 연령 : 만 5-13세

기술: 성폭력의 심화 공개

게임 개요: 이 게임은 개인의 성폭력 경험을 집단 치료자와 공유하고 더 큰 집단에서 공개하는 경험을 처리하는 과정입니다. 집단 치료자와의 대화에는 사건의 전, 중, 후에 일어난 일에 대한 정보가 포함됩니다. 집단 토론은 학대에 관한 감정의 공유와 공개 과정이 포함되고, 공유한 경험들을 강조할 기회를 줍니다.

준비물: 종이, 필기구, 너를 표현해봐 카드(만 5-7세 유형)

시행방법
아동 집단 지시사항

만 5-7세용

1. 집단 치료자는 참가자에게 자신의 성폭력 경험에 대한 그림을 그리게 합니다.
2. 집단 치료자는 개별적으로 각각의 참가자를 만나, 참가자들과 학대 경험과 느낌을 나누고 성폭력의 전, 중, 후에 일어난 일의 내용을 정리합니다.
3. 모든 참가자가 집단 치료자를 만난 뒤, 참가자는 둘 혹은 셋씩 팀을 만듭니다.
4. 한 집단 치료자는 각각의 팀을 맡습니다.
5. 각 팀에서 아이들은 순서대로 너를 표현해봐 카드 묶음에서 한 장을 뽑고, 목록의 질문에 대답을 합니다. 집단 치료자는 참가자의 대답을 기록합니다.
6. 팀들이 각 활동을 마치면, 참가자들은 다시 큰 집단으로 모입니다. 각 참가자는 전체 집단과 함께 너를 표현해봐 카드에 대한 그들의 대답을 공유합니다. 집단 치료자는 필요할 때 마다 지지하고 지도해주기 위해 기록한 노트를 이용합니다.

만 8-13세용

1. 집단 치료자들은 참가자들에게 그들의 성폭력 경험을 그리도록 합니다. 시간이 가능하다면 참가자들은 성폭력 사건의 전과 후 장면도 그립니다.
2. 집단 치료자는 개별적으로 각각의 참가자를 만나, 참가자들과 학대 경험과 느낌을 나누고 성폭력의 전, 중, 후에 일어난 일의 내용을 정리합니다.
3. 모든 참가자가 집단 치료자와 개별적으로 만난 뒤, 참가자들은 다 같이 둥그렇게 둘러앉아 그들의 경험 중 몇 부분을 공유합니다. 집단 치료자들은 다음과 같은 질문으로 토론을 촉진할 수 있습니다.
   - 신체접촉이 일어나기 전 너는 어디에서, 무엇을 하고 있었나? 네 기분은 어땠니?
   - 신체접촉이 일어났을 때 너는 어디에 있었니? 네 기분은 어땠니?
   - 신체접촉이 일어난 후 너는 어디에 있었니? 네 기분은 어땠니?
   - 너를 만졌던 사람은 누구니? 혹 너에게 신체 접촉을 하라고 시킨 사람이 누구니?

- 몇 번 신체접촉이 있었니?
- 신체 접촉이 있었을 때 네 나이가 몇 살이었지?
- 말을 한 지금 너의 기분은 어떠니?

4. 이런 질문들 뒤에, 참가자들은 서로에게 경험에 대한 일반적인 질문(세부 내용에 대한 것은 끊어 줍니다)이나 지지적인 말을 하는 시간을 갖습니다.

동기강화물
적극적인 참여는 칭찬하고 지지해줍니다.

게임의 정리
이 게임으로부터 우리는 무엇을 배웠나요? 참여하는 것이 어떻다고 느꼈나요? 게임의 어떤 부분이 가장 힘들었나요? 집단의 다른 아이들에 관해 새로운 것을 배웠나요?

임상적인 고려사항
게임을 시작할 때, 집단 치료자는 비밀 유지의 중요함을 다시 강조해 줍니다. 이것이 안전한 분위기를 조성해주고, 아이들이 집단과 함께 개인 정보를 공유하고자 하는 의지를 강화해줍니다. 아이들이 서로를 칭찬하고, 그들의 용기와 공통적인 경험을 인정하도록 격려합니다. 더불어 아이들에게 벌칙이나 부정적인 결과 없이, 게임의 어느 부분에서나 참여를 거부할 기회가 주어져야합니다. 만일 한 참가자가 눈에 띄게 불편해하거나 집단 치료자와 개인적인 대화를 요청하면, 집단 치료자들은 회기 중간이나 혹은 회기 이후에 즉시 개인적인 지지를 제공할 수 있어야합니다. 만약 아이가 다양한 형태의 성폭력을 겪었다면, 집단 치료자에게 각각의 경험을 설명할 기회를 주어야 합니다. 만약 임상적으로 적응증이 된다면, 보호자와 함께 정보를 공유하고 처리합니다. 새로운 사건이 공개될 경우 아동보호지원이 연계되어야 합니다. 이 게임을 하는 동안 참가자들이 학대 경험에 있어 자세한 부분을 다루도록 독려받기 때문에 치료자들은 동기강화물의 사용에 주의해야 합니다. 외부 보상을 얻고자 정확하지 않은 세세한 정보가 만들어지는 위험을 최소화하기 위해서입니다.

굴리고 말하기

형태: 보호자 집단
추천 연령: 성인
기술: 성폭력의 심화 공개
게임 개요: 이 게임은 보호자가 자녀의 성폭력 경험 내용과 이에 대한 자신의 기분을 집단과 공유할 기회를 제공합니다.
재료: 주사위

시행방법
보호자 집단

1. 한 참가자가 주사위를 던집니다.
2. 치료자는 주사위에서 나온 숫자에 해당하는 질문을 읽습니다.
   - 누가 당신의 아이를 가해했나요?
   - 그들이 어디에서 성폭력을 겪었나요?
   - 어떻게 가해를 당했나요?
   - 당신은 아이의 학대 사실을 언제 처음으로 알았나요?
   - 학대 사실을 알았을 때 어떤 기분을 느꼈나요?
   - 당신은 당신 아이가 어떻게 되었으면 하나요? 당신은 가해자가 어떻게 되기를 원하나요?
3. 참가자는 해당 질문에 대답합니다.
4. 치료자는 답이 나온 질문들을 정리합니다.
5. 모든 참가자들이 모든 질문에 답할 때까지 단계 1부터 3까지 이어갑니다.

동기강화물
적극적인 참여는 칭찬하고 지지해줍니다.

게임과정
우리는 이 게임에서 무엇을 배웠나요? 참여하며 어떤 느낌이 들었나요? 답하기 좀더 쉬웠던 질문이 있었나요? 다른 것보다 더 듣기 괴로웠던 대답이 있었나요? 다른 집단 구성원과 당신의 공통점으로 발견한 것이 있었나요?

임상적 고려 사항
게임을 시작할 때, 집단 치료자는 비밀 유지의 중요함을 다시 강조해 줍니다. 이것이 안전한 분위기를 조성해주고, 보호자들이 집단과 함께 개인 정보를 공유하고자 하는 의지를 강화해줍니다. 보호자들에게 벌칙이나 부정적인 결과 없이, 게임의 어느 부분에서나 참여를 거부할 기회가 주어져야합니다. 만일 한 참가자가 눈에 띄게 불편해하거나 집단 치료자와 개인적인 대화를 요청하면, 집단 치료자들은 회기 중간이나 혹은 회기 이후에 즉시 개인적인 지지를 제공할 수 있어야합니다. 만약 참가자의 아이가 다양한 형태의 성폭력을 겪은 경우라면, 집단 치료자에게 각각의 경험을 설명할 기회를 주어야 합니다.

인터뷰 게임

형태: 보호자 집단
추천 연령: 성인
기술: 성폭력의 심화 공개
게임 개요: 이 게임은 보호자가 자녀의 성폭력 경험 내용과 이에 대한 자신의 기분을 다른 사람과 공

유할 기회를 제공합니다. 보호자들은 이 정보를 더 큰 집단과 공유할 기회를 갖고, 게임의 질의응답 과정에서 다시 이 정보가 자신에게 전달되는 경험을 합니다.

준비물: 마커, 종이, 시계 또는 타이머

시행방법

보호자 집단 지시 사항

1. 참가자들을 두 팀으로 나눕니다.

2. 참가자들은 10분 동안 파트너 참가자와 그들 자녀의 성폭력 사건에 대해 인터뷰를 진행합니다. 참가자들은 상대방의 말을 집중해서 들되, 메모는 할 수 없습니다.

3. 10분 뒤, 답변을 한 참가자가 반대로 파트너 참가를 대상으로 그 자녀의 성폭력 사건에 대해 인터뷰합니다.

4. 한 번에 한 팀이 방 앞으로 나옵니다. 집단 치료자는 팀원들에게 자신의 파트너에 대한 다음의 질문 중 일부 또는 전부에 대한 답을 적도록 요청합니다.
    • 누가 당신의 아이를 가해했나요?
    • 그들이 어디에서 성폭력을 겪었나요?
    • 어떻게 가해를 당했나요?
    • 당신은 아이의 학대 사실을 언제 처음으로 알았나요?
    • 학대 사실을 알았을 때 어떤 기분을 느꼈나요?
    • 당신은 당신 아이가 어떻게 되었으면 하나요?
    • 당신은 가해자가 어떻게 되기를 원하나요?

5. 파트너들은 맞는 답인지 확인하기 위해 소리내어 대답할 수도 있습니다. 옳은 답변 마다 팀이 1점을 얻습니다.

6. 각 팀들이 나와 같은 형식으로 같은 수의 질문에 답을 합니다.

7. 제일 높은 점수의 팀이 게임에서 이기게 됩니다.

동기강화물

적극적인 참여에 대해 칭찬하고 지지해줍니다.

게임 과정

우리는 게임을 통해 무엇을 배웠나요? 참여하며 어떤 느낌이 들었나요? 자녀의 학대 경험에 대해 다른 사람보다 쉽게 이야기할 수 있는 부분이 있었나요? 다른 파트너들이 말한 그들 자녀의 성폭력 사건에서 당신이 다른 사람의 것보다 더 쉽게 기억할 수 있었던 부분이 있었나요?

임상적 고려사항

게임을 시작할 때, 집단 치료자는 비밀 유지의 중요함을 다시 강조해 줍니다. 이것이 안전한 분위기를 조성해주고, 보호자들이 집단과 함께 개인 정보를 공유하고자 하는 의지를 강화해줍니다. 보호자들에게 벌칙이나 부정적인 결과 없이, 게임의 어느 부분에서나 참여를 거부할 기회가 주어져야 합니다. 만일 한 참가자가 눈에 띄게 불편해하거나 집단 치료자와 개인적인 대화를 요청하면, 집단 치료자들은 회기 중간이나 혹은 회기 이후에 즉시 개인적인 지지를 제공할 수 있어야합니다. 만약 참가자의 아이가 다양한 형태의 성폭력을 겪은 경우라면, 집단 치료자에게 각각의 경험을 설명할 기회를 주어야 합니다.

부모 오디션

대상: 보호자 집단
추천 연령: 성인
기술: 성폭력 처리 심화
게임 개요: 이 게임은 보호자들이 그들의 자녀와 함께, 자녀가 겪은 성폭력 경험에 대해 자녀와 교대로 토론하는 역할극입니다. 보호자가 집단 앞에서 자녀를 인터뷰한 후, 집단은 이에 대해 평가하여 보호자가 더 적절히 반응하고, 개방을 촉진하고, 지지적일 능력을 키울 수 있도록 격려하고 지지하기 위해 보호자에게 피드백을 제공합니다.
준비물: 시계 또는 타이머

시행방법
보호자 집단 지시 사항

1. 집단치료자들이 먼저 역할극을 시연합니다. 여기서 한 집단 치료자가 보호자 역할을 하고, 다른 집단 치료자가 보호자의 아이 역할을 합니다.
2. 참가자가 호명되면 한 번에 한 명씩 방 앞 쪽으로 나옵니다. 그리고 10분 동안 자신의 아이 대역을 맡은 집단치료자와 성폭력 경험에 대해 대화하는 역할극을 합니다.
3. 참가자가 "아이"를 인터뷰한 후에, 다른 참가자들은 해당 참가자의 인터뷰가 (A) 지지적이었나, (B) 적절한 반응이었는가, (C) 개방을 촉진했는가의 세 기준을 달성했는지 평가합니다. 만약 해당 참가자가 평가 기준을 달성했다고 생각하면 손을 들도록 지시합니다.
4. 참가자가 달성하지 못한 평가 기준에 대해서는 평가를 한 참가자로부터 구체적이고 건설적인 피드백을 받습니다.
5. 달성한 평가 항목마다 1점을 받고, 점수를 기록합니다.

동기강화물
적극적인 참여를 칭찬하고 지지해줍니다.

게임 과정
우리는 게임을 통해 무엇을 배웠나요? 참여하며 어떤 느낌이 들었나요? 어떤 평가 조건이 다른 것 보다 달성하기 쉬웠나요? 어떤 평가 조건이 더 평가하기 쉬웠나요?

임상적 고려사항

게임을 시작할 때, 집단 치료자는 비밀 유지의 중요함을 다시 강조해 줍니다. 이것이 안전한 분위기를 조성해주고, 보호자들이 집단과 함께 개인 정보를 공유하고자 하는 의지를 강화해줍니다. 보호자들에게 벌칙이나 부정적인 결과 없이, 게임의 어느 부분에서나 참여를 거부할 기회가 주어져야합니다. 만일 한 참가자가 눈에 띄게 불편해하거나 집단 치료자와 개인적인 대화를 요청하면, 집단 치료자들은 회기 중간이나 혹은 회기 이후에 즉시 개인적인 지지를 제공할 수 있어야합니다. 만약 참가자의 아이가 다양한 형태의 성폭력을 겪은 경우라면, 집단 치료자에게 각각의 경험을 설명할 기회를 주어야 합니다.

16

개인 안정화 기술

주제의 근거와 관련성

성폭력 외상을 경험한 아이들은 재피해의 위험이 높고(Anda, 2002), 미래의 외상성 사건에 노출될 위험도 높아집니다. 따라서, 미래의 위험과 노출을 줄이는 것은 치료의 중요한 요소입니다. 보호자들은 잠재적인 부정적 영향을 줄이는 것을 도울 뿐 아니라, 안전하지 않은 상황과 아동의 접촉을 최소화하여 아동의 안전을 확실히 하는데 주된 책임을 맡고 있습니다. 보호자들이 교육, 체험적 실습 및 인식의 증진을 통해 학대 위험을 줄이는 데 상당히 능숙해질 수 있음을 보고한 문헌도 있습니다(Wurtele & Kenny, 2012). 그러나 적절한 교육과 실습이 있다고 하여도, 보호자가 아동이 어떤 위험과 위협적인 상황을 맞닥뜨리지 않도록 하는 것을 불가능하게 하는 수많은 요인이 있습니다. 이것은 보호자의 심리, 어려움뿐 아니라 끊임없는 지도감독이 실제적으로 불가능하고, 모든 상황마다 위험한 사람들을 예측할 수는 없기 때문일 수도 있습니다.

아동이 향후 위험/ 학대적인 사건을 절대 겪지 않을 것이라고는 어느 누구도 자신할 수가 없기 때문에, 아동에게 개인 안전 기술을 가르치는 개념이 발달되었습니다. 보호자의 보호 노력을 보완하는 이 개념은, 아동이 잠재적인 학대 상황을 알아채고 이해하며 사전에 이에 대응할 수 있는 능력을 줍니다. 개인 안전 기술은 아동을 더 안전하게 해줄 뿐 아니라 자율성, 역량, 자기 효능감을 올려주고 불확실한 미래의 위험에 대한 불안감을 줄여줍니다. 개인 안전 기술은 일반적으로, 잘못된 믿음과 오해를 밝히고 발생할 수 있는 다양한 위험 유형의 가능성과 상황에 대해 교육하고, 위험한 상황을 탐색할 실용적인 전략을 제공합니다. 게임 기반 인지행동치료에서 소개되는 개인 안전 기술은, 위험을 알아차리고 안전을 유지하기 위해 필요한 단계를 밟아 믿을 수 있는 어른들과 효과적으로 의사소통할 수 있는 아동의 능력을 키우기 위해 고안되었습니다. 안전 기술의 실습과 연습을 통해 아이들은 좀더 자기주장을 잘 하고 자신감이 있으며 위험한 상황에서도 어떻게 행동해야하는지에 대한 지식을 갖출 수 있습니다(Hoch, 2009).

이 장은 아동 성폭력의 피해를 입은 가족들이 개인 안전 기술을 향상시킬 수 있도록 고안된 활동들과 정보를 제공합니다. 이 장에서 소개되는 게임과 기술 연극들은 아동과 비가해 보호자가 성폭력의 위험을 최소화할 수 있는(예: 고위험 상황의 이해, 개인 안전 기술의 습득, 도움을 요청할 수 있는, 믿을 수 있는 어른 고르기 등) 개인 안전의 계획을 실행할 수 있도록 돕습니다. 또 여기 소개된 활동들을 통해, 아이들은 다양한 상황에서 일반적인 개인 안전을 위한 적절한 도움 요청의 중요성을 배우게 될 것입니다.

주제에 대한 연구

아동성폭력 피해를 입은 아이들의 개인 안전을 강화하는 것은 치료의 중점 요소로 여러 연구자에 의해 확인되었습니다(Cohen 등, 2006; Saunders, Berliner, & Hanson, 2004). 연구자들과 치료자들은 아동성폭력 피해자들과의 작업에서 개인 안전 기술을 제공하는 것의 치료적 가치를 강조합니다(Wurtele & Kenny, 2012). 개인 안전 기술의 중요한 부분은, 아동에게 자신의 감정을 명확하고 직접적으로 전달하는 방법을 가르치고, 자신의 "직감"에 주의를 기울이고, 믿을 수 있는 어른과 안전한 장소를 확인하고, 적절하고 부적절한 신체 접촉을 포함하여 자신의 몸에 대한 주인 의식을 배우게 하고, "비밀"을 지키는 것의 위험성, 도움 요청의 중요성을 가르치는 것입니다(Cohen 등, 2006; Hoch, 2009). 또 Wurtle 과 Kenny는 개인 안전 프로그램의 목표로, 아동이 안전하지 않은 상황을 알아차리고, 아이들이 "싫어요"라고 자기 주장을 하고, 위험한 상황에서 빠져나오도록 하고, 보고와 공개의 중요성, 그리고 피해자가 된 것은 절대 그들의 잘못이 아니란 점을 이해하도록 돕는 것이라고 했습니다(2012).

연구에 의하면, 아주 어린 경우를 포함해서 모든 연령의 아이들은 개입 프로그램을 통해 자기 안전 기술을 배울 수 있습니다(Finkelhor, 2007; Mikton & Butchart, 2009; Rispens, Aleman, & Goudena, 1997). 개인 안전을 강화하는 프로그램에는 아이들이 괴롭힘, 물질 사용과 남용, 그리고 청소년기에 흔히 겪을 수 있는 다른 위험한 상황들을 대처할 수 있는 기술을 배우게 하는 것도 포함될 수 있습니다. 문헌에서는 효과적인 개인 안전 개입의 중요한 요소들에 일련의 체계적인 지도와 새로운 기술의 적극적인 실습, 기술 획득을 위해 명확하게 정의된, 실현가능한 목표의 설정을 포함하였습니다(Durlak, Weissberg, & Pachan, 2010). 아이들은 수동적인 강의나 비디오 관람보다는, 체험적인 학습 활동인 역할극이나 교육 활동에 참여할 때 더욱 효과적으로 개인 안전 기술을 습득하는 것으로 보입니다(Davis & Gidycz, 2000). 이런 개입들을 통해 아이들이 재피해를 입을 경우에도 잘 보고할 수 있게 되고 자기 비난의 경험을 줄일 것으로 추정된다는 연구도 있습니다(Finkelhor, 2007).

보호자를 위한 마음교육

개인 안전 교육에 대한 마음교육은, 미래의 위험을 최소화하도록 보호자들을 돕는데 중요한 요소입니다. 이 교육은 보호자가 적절한 지도감독과 위험 상황을 구별하는데 사용할 수 있는 정보를 제공합니다. 보호자들 간, 보호자와 아이들, 그리고 아이들과 관련이 있는 다른 사람들(예: 선생님들, 베이비시터, 코치, 가족의 친구들)과의 열린, 잦은 의사소통의 중요성 역시 다룹니다. 열린 형태의 의사소통이 상호적인 신뢰와 이해의 토대를 만들어, 안전을 강화할 수 있다고 설명하는 것이 도움이 될 수 있습니다. 게다가 아이들은 자신이 보호자들과 평가, 처벌 또는 수치심의 불안 없이 민감한 주제에 대해 대화할 수 있다고 느낄 때, 위험하거나 잠재적으로 위험할 수 있는 상황을 만났을 때 보호자들에게 다가올 가능성이 높아집니다. 반대로 이런 편안함이 없다면 아이들은 보호자들에게 중요한 정보를 숨기고 또래로부터 조언을 구하려는 경향이 있습니다.

보호자를 위한 마음교육의 또 다른 요소는, 아이들의 안전한 상태를 유지하기 위한 정보와 전략을 제공하는 것입니다. 이 마음교육은 아이들이 개인 안전 계획(믿을 수 있는 어른과 안전 장소를 알아보고, 이 장의 뒷부분에서 소개하는 "소리치고-나가서-도움청하기" 단계를 포함한, 위험을 최소화하는 전략을 세우고, 지도 감독이 없는 집처럼 위험에 취약한 장소나 상황을 피하는 것)을 세우도록 돕는 것이 중요하다는 것을 강조합니다.

개인 안전 기술을 교육할 때에는, 이 교육에 직접적으로 영향을 미치는 민감할 수 있는 주제들에 대한 보호자들의 선호도, 신념과 문화적 시각을 미리 조사하는 것이 중요합니다. 예를 들어 아이들은 일반적으로 자신이 자기의 몸을 관리해야하며 남의 신체접촉을 허용할지 말지 정해야한다고 배웁니다. 하지만 아이들이 존경의 의미에서 친척이나 가족의 친구들의 포옹이나 키스를 허용해야만 한다고 믿는 일부 보호자들에게는 이 개념이 이상하게 들릴 수 있습니다. 이럴 경우에 치료자는 보호자와 협력하여 안전 메시지를 재정의해서, 보호자의 신념에 보다 잘 맞도록 만듭니다. 이 예의 경우 한 가지 방법은, 어떤 신체적 접촉이 허용되지 않는 것인지 명확하게 정의해서, 아동이 받아들일 것으로 예상되는 신체 접촉을 설명하는 것입니다. 이 책의 치료 재료 부분에 있는 '보호자를 위한 개인 안전 기술 정보지'를 지침 및 안내문으로 사용하세요.

아이들을 위한 마음교육

아이들을 위한 개인 안전 기술 마음교육은, 아동 성폭력 생존자들의 능력을 키우고 재 피해의 위험을 최소화 하는데 매우 중요합니다. 때로는 이것이 어려울 수 있지만 그래도 아이들이 안전하기 위해 중요한 것이기 때문에, "나쁜" 신체 접촉에 대한 정보를 아이들이 공유하도록 허락받고 격려 받습니다. 누군가 시도했거나 이미 학대를 했던 경우, 믿을 수 있는 어른에게 말하기는 더욱 중요합니다. 아이들을 학대하는 사람들은 종종 피해자가 말하지 못하도록 겁을 주지만, 학대가 있을 경우 아이들은 어떻게든 이를 말해야한다고 아이들에게 알려 줍니다. 아이들은 누군가 그들을 해치려 할 경우, 자신을 안전하게 지키기 위해 "소리치고-나가서-도움청하기" 안전 순서를 배웁니다.

아이들에게 누군가 그들을 성적으로 학대하려고 한다면 우선 자신이 할 수 있는 만큼 크게 "싫어요!"를 외치라고 가르칩니다. 다음으로 그 자리에서 나오거나 도망가서 최대한 빨리 그 상황을 벗어납니다. 마지막으로 믿을만한 어른에게 아까 무슨 일이 있었는지 알려야 합니다. 만약 상대 어른이 말을 듣고도 믿지 않거나 도와주지 않는다면, 누군가 자신을 믿어주고 행동을 취해줄 때까지 다른 어른에게 말하기를 계속해야한다고 가르칩니다. 안전 기술 부분의 순서로, 아이들은 자신이 안전하다고 느끼지 못하는 사건이 일어나는 다양한 상황에서 자신이 말할 수 있는 적어도 3명의 어른을 찾아내도록 배웁니다. "소리치고 나가서 도움청하기" 단계를 쓰는 것이 안전하지 않은 상황에서 할 수 있는 대체 전략을 아이들에게 알려주는 것도 중요합니다. 이럴 경우에는 안전하게 나갈 수 있는 순간이 되자마자 최대한 빨리 그 상황에서 벗어나 그들을 도울 수 있는 성인을 즉시 찾도록 아이들에게 가르칩니다. 특히 학대와 관련된 개인 안전 교육을 한 뒤에는, 아이들이 안전하게 지내고 다양한 상황에서 그들의 요구를 만족시킬 수 있도록, 도움 요청에 대한 전반적인 교육을 받습니다. 책의 치료 재료 부분에 있는 '아이를 위한 개인안전기술 정보지'를 지침과 안내문으로 활용하세요.

기술콩트: "싫어요" 소리치기

1. 누군가 무슨 행동을 하려는 건지 생각해요.
2. 그것이 "괜찮은지"("OK") "아닌지"("not OK") 결정합니다.
3. "안 괜찮다면" 목청껏 "싫어요" 라고 소리질러요

기술콩트: 도움을 청하기

1. 무엇이 문제인지 확인합니다.
2. 도와줄 수 있는 사람을 찾습니다.
3. 어떻게 도움을 청할지 결정합니다.
4. 다른 사람에게 다가가서 그들의 주의를 끌 때까지 기다립니다.
5. 다른 사람에게 문제를 알리고 도와달라고 합니다.

아이들은 다른 시나리오들을 시연해보면서 이 기술들을 연습해볼 수 있습니다. 다음의 몇 가지 기술-콩트 예시를 참고하세요:

1. 숙제 때문에 도움이 필요합니다.
2. 수업이 끝난 뒤 나를 때리려고 하는 누군가가 학교에 있습니다.
3. 거실을 청소하기 위해 도움이 필요합니다.
4. 학교에서 심하게 아프기 시작했습니다.
5. 학교 첫 날인데, 교실을 찾을 수가 없습니다.

개인안전기술 구조화된 치료적 게임

개인 안전 기술콩트 완성

대상: 개인, 아동- 보호자 합동, 아동 집단
추천 연령: 만 5-13세
기술: 가상 위험 상황에 대한 개인 안전 기술 연습
게임 개요: 개인 안전 기술 꽁트 완성은 아동의 안전에 위협이 될 수 있는 시나리오에 사용해볼 수 있는 변형된 기술-꽁트입니다. 아이들은 기술 꽁트에 결말을 만들어보면서, 주인공이 개인 안전기술을 써서 안전하고 효과적인 방식으로 극을 해결하도록 합니다.
준비물: 없음

시행방법
개인, 아동-보호자 합동
1. 치료자는 보호자와 치료자가 각각의 시나리오에서 배우를 할 것이라고 알려줍니다.
2. 배우들은 학대 시나리오의 시작 부분을 연기하다가 상황이 안전하지 않게 되면 치료자가 "얼음"을 외칩니다.
3. 아이들에게 배우들이 이 상황을 해결하기 위해서는 어떻게 해야할지 물어봅니다.
4. 배우들은 합의된 해결 방법을 써서 기술 꽁트를 완성합니다.

아동 집단
1. 집단 치료자는 아이들에게 치료자들이 각각의 시나리오에서 배우를 할 것이라고 알려줍니다.
2. 배우들은 학대 시나리오의 시작 부분을 연기하다가 상황이 안전하지 않게 되면 치료자가 "얼음"을 외칩니다.
3. 아이들에게 배우가 이 상황을 해결하기 위해서는 어떻게 해야할지 아이디어가 있으면 손을 들도록 합니다.
4. 배우들은 합의된 해결 방법을 써서 기술꽁트를 완성합니다.

기술-꽁트 시나리오의 예시
1. 새아버지와 TV를 보고 있습니다. 잠시 뒤, 그가 다 벗은 사람들이 나와 서로를 만지는 프로그램으로 TV 채널을 바꾸고는 당신도 그런 행동을 하고 싶은지 묻습니다.
2. 당신은 학교에 있는데, 관리인이 와서 방과 후에 교실을 청소하는 걸 도와주면 5천원를 주겠다고 합니다. 방과 후에 그를 만나자, 그는 당신이 5천원을 원한다면 교실을 청소하는 걸 돕고 당신의 소중한 부위를 그가 만질 수 있게 해야한다고 말했습니다.
3. 지난 주 게임 동안, 당신이 정말 잘 게임을 잘 했고 좋은 시간을 보냈습니다. 오늘은 당신의 부모님이 게임에 참여하는데, 당신은 당신이 얼마나 잘하는지 부모님에게 당장이라도 보여주고 싶습니다. 당신이 코치에게 오늘 부모님이 올 것이라고 말하자, 그는 만약 그가 당신의 소중한 부위를 만지게 해준다면 추가로 더 놀 수 있는 시간을 주겠다고 합니다.
4. 당신은 당신보다 나이가 많은 사촌의 집에 있습니다. 당신이 재미있게 비디오게임을 하고 있는데 사촌이 TV를 끄더니, 그가 당신의 소중한 부위를 만지게 해줘야만 게임을 할 수 있게 해주겠다고 합니다.
5. 당신에게 당신 엄마의 친구가 와서는, 사진작가가 되려고 연습 중인데 그가 보기에는 당신이 아주 좋은 모델이 될 것이라고 생각한다고 합니다. 그는 당신이 각각 다른 포즈로 웃는 사진을 찍었습니다. 그리고는 당신이 옷을 벗은 상태의 사진을 찍어보고 싶다고 말합니다.

다른 적용
위험한 다양한 상황의 추가적인 기술-꽁트 시나리오로 개인 안전 기술을 연습할 수 있습니다(신체학대, 학교 폭력, 가정 폭력 등).

동기강화물

각 기술-꽁트의 끝에는 연습에 쓴 안전 기술 아이디어를 제공한 아이에게 보상으로 토큰을 줄 수 있습니다.

게임의 정리

우리는 이 기술-연극으로 무엇을 배웠나요? 이 기술-연극들을 보면서 어떤 기분이 들었나요? 당신이 이런 시나리오 중 하나를 맞닥뜨리게 되었다면 어떤 기분이 들까요? 당신은 누구에게 말할 건가요?

임상적 고려사항

이 기술-꽁트 시나리오들은 민감한 주제이며 성인들에 의해서만 연기되어야합니다(즉 치료자와 보호자들). 상황에 따라 이 꽁트를 보다가 아이가 감정적인 반응을 하게될 수도 있습니다. 이 활동의 마무리 시간에 치료자는 이런 감정들을 이야기하고 다룰 충분한 시간을 가져야 합니다.

경험 바로잡기 기술콩트

대상 개인, 아동-보호자 합동, 아동 집단

추천 연령: 만 8-13세

기술: '소리치고-나가서-도움청하기' 개인 안전 순서, 학대공개(심층)

게임 개요: 아동과 보호자는 안전하고 지지적인 환경에서 아동의 학대 경험을 재연하고, 그 경험의 결과를 바꿀 기회를 갖습니다. 이것은 실제적인 자극을 통해 아동에게 권한을 주고, 아동이 자신의 개인 안전 기술을 연습해볼 기회를 줍니다. 또 이 활동은 외상 자극의 높은 수준의 노출 경험이 되므로, 자세한 트라우마 내러티브를 진행할 기회가 됩니다. 경험바로잡기 꽁트는 적극적인 학대공개 과정이 잘 완료된 후에만 진행하도록 합니다.

재료: 없음

시행 방법

개인, 아동- 보호자 합동

전제조건: 이 게임은 임상적으로 가능한 상황(즉 아동이 점진적인 노출 위계를 충분히 진행해 온 경우)에만 해야 합니다. 보호자도 자녀의 학대 경험에 충분히 탈감작되어있어야 하며 보호자 단독 회기를 통해 참여에 준비되어있어야 합니다. 보호자 준비 과정에서 치료자는 학대 경험의 세부 사항을 보호자와 논의하고, 보호자에게 자녀를 지지하는 반응을 해주도록 지도합니다. 그런 뒤에 치료자와 보호자가 역할극을 통해 아동의 공개를 듣고 보호자의 반응을 연습합니다. 치료자는 보호자에게 우리가 함께 자녀와 기술-꽁트에 참여할 것이며 아이들의 학대 시나리오가 재연될 것이지만, 학대가 시작되기 전에 아이들은 '소리치고-나가서-도움청하기' 순서를 따를 것임을 알려줍니다. 보호자는 보호와 지지를 제공할, 아이가 믿을 수 있는 어른의 역할을 맡도록 안내받습니다.

1. 치료자가 꽁트에서 가해자 역할을 맡을 수 있도록, 아이들에게 학대 경험 중 한 상황의 세부 사항

을 자세히 말해줄 것을 요청합니다. 이 대화를 통해, 아이들은 학대 행위에 대한 가해자의 표현 (예를 들어 "네 질을 만져볼거야")을 포함해서, 치료자가 학대가 일어날 때까지 해야 할 말과 행동들을 정합니다.

2. 아이들에게는 꽁트 동안 불편함이 느껴지면 개인 안전 기술을 사용하고, 학대자가 시도하려고 한 학대를 보호자에게 공개하도록 알려줍니다.

3. 보호자들은 학대가 공개되면 아이들을 지지하고 "나에게 말해줘서 고맙다, 네가 정말 자랑스럽구나, 네가 안전하도록 내가 도와줄게" 같은 격려의 말을 하도록 안내받습니다.

4. 경험 바로잡기 기술-꽁트는 추가 연습을 위해 1번 이상할 수 있습니다.

아동 집단
전제조건: 이 게임은 임상적으로 가능한 상황(즉 모든 아동이 점진적인 노출 위계를 충분히 진행해 온 경우)에만 해야 합니다.

1. 아이들은 방 밖에서 한 명씩 따로 집단 치료자와 만나, 치료자가 꽁트에서 가해자 역할을 할 수 있도록 학대 경험을 이야기합니다. 이 대화에서 아이들은 가해자가 의도한, 특징이 없는 학대 행위와 발언(예를 들어, 나는 네 소중한 부분을 만질 거야)을 포함하여 학대가 일어나기 전까지 치료자가 할 말과 행동을 정합니다. 여기에는 아이들이 외상성 재료에 노출되는 것을 최소화하기 위해, 학대 행위에 대한 세부 사항은 포함하지 않습니다.

2. 아이들은 꽁트를 하는 동안 불편함이 느껴지면 안전 기술(예를 들어 '소리치고-나가서-도움청하기')을 하고, 방에 있는 다른 집단 치료자(믿을 수 있는 어른 역할)에게 무슨 일이 있었는지 말합니다.

3. 학대가 공개되면, 믿을 수 있는 어른(다른 집단 치료자)은 아이들을 지지해주고 "나에게 말해줘서 고맙다, 네가 정말 자랑스럽구나, 네가 안전하도록 내가 도와줄게" 같은 격려의 말을 합니다.

4. 경험 바로잡기 기술-꽁트는 추가 연습을 위해 1번 이상 할 수 있습니다.

동기강화물
회기 마무리 시간에는 칭찬과 지지를 제공합니다. 부적절한 학대의 노출을 유도하지 않기 위해, 이 게임 동안에는 외부 보상을 제공하지 않도록 주의해야 합니다.

게임의 정리
우리는 이 게임에서 무엇을 배웠나요? 꽁트에서 배우를 할 때 기분이 어땠나요? 누군가 우리의 기분을 불편하게 만들 때 도움을 요청할 수 있을 사람은 누구일까요?

임상적 고려사항
이 게임의 민감한 특성으로 인해, 많은 임상적 지침이 필요합니다. 시작할 때 치료자는 기밀 유지의 중요성을 다시 강조합니다. 이는 안전한 분위기를 조성하고 집단과 개인 정보를 공유하려는 아동의 의지를 강화해줍니다. 또한 아이들이 서로 칭찬하고 자신의 용기와 경험의 공통점을 인정하도록 격려해 주어야 합니다. 아이들은 벌칙이나 부정적인 결과 없이 활동의 어떤 부분에는 참여를 거부할 기회가 있어야 합니다. 만약 한 아동이 눈에 띄게 화가 나거나, 자신의 감정에 대해 치료자와 이야기하고 싶어 할 경우, 그럴 수 있어야합니다. 집단 관리 중에 치료자는 게임 중과 이후에 개별적인 지원이 가능해야 합니다. 임상적으로 필요하다면, 보호자와 정보를 공유하고 진행합니다. 새로운 사건의 공개가 있을 경우 신고해야 합니다.

당신은 내 대장이 아니야!

대상식: 개인, 아동-보호자 합동, 아동 집단

추천 연령: 만 5-10세

기술: '소리치고-나가서-도움청하기' 1 개인 안전 순서 연습

게임 개요: 이 게임은 지시가 적절한 지 부적절한 지 결정하고, 부적절한 요청의 경우 어떻게 해야 할지 결정하는 연습의 기회가 됩니다. 아이들은 일하는 사람인 척하고 치료자는 "대장"인 척합니다. 게임을 하는 동안 아이들은 대장의 요구가 괜찮은지 안괜찮은지 확인한 다음, 그 지시에 대한 반응으로 무엇을 해야할지 결정합니다. 아이들에게는 누군가 말한 것을 하기 전에, 항상 그 요청의 적절성을 결정해야 한다고 말해줍니다. "대장"는 보통 "바닥을 쓸어요" 같은 적절한 지시를 내립니다. 하지만 때로는 부적절하거나 "나쁜" 지시를 내립니다. "대장"의 적절한 지시에 대해서는 아이들은 지시된 행동을 취합니다. 부적절한 요청에는 아이들은 '소리치고-나가서-도움청하기'를 사용하여 믿을 수 있는 어른에게 그들이 들은 지시를 말하도록 안내받습니다.

준비물: 없음

시행방법
개인, 아동-보호자 합동

전제조건: 치료자가 "대장"을 맡습니다. 보호자는 아동이 말할 대상인 믿을 수 있는 어른 역할을 합니다. 보호자는 "대장"의 부적절한 요청을 아이가 밝힌 것에 대해 지지적인 말을 하도록 안내받습니다.

1. 치료자는 중립적이고 비학대적인 지시로 시작합니다: 아이에게 묻습니다: 만약 "대장"이 너한테 전화하라고 하면 어떨까? 네가 어떤 행동을 하겠니?

2. 아동이 적절한 반응을 말하면(예; 전화해요) 치료자는 아이에게 "그렇게 하렴"이라고 말하고 아동은 그런 행동을 하는 척(전화걸기) 합니다. 다른 예들로는 나(대장)한테 인사하기, 책 읽기, 편지 쓰기, 컴퓨터 타이핑 하기, 바닥 쓸기, 그릇 닦기 같은 것이 있습니다.

3. 다음으로 치료자는 중립적 내용에 성적, 신체적 학대의 의미가 담긴 지시를 내립니다(이 전에, 아동이 지시를 이해하고 있는지 확인합니다). 아이에게 묻습니다: 만약 "대장"이 자신의 성기 부위를 너에게 만지라고 하면? 너는 어떻게 하겠니?

4. 아동이 적절한 대답을 하면(즉 "싫어요" 소리치고, 나가서, 다른 어른에게 말한다) 그들에게 그렇게 하라고 말합니다. 다른 예로는 다른 사람의 소중한 부분을 만지기, 남에게 키스하기, 자신의 소중한 부분을 노출하라고 하기, 다른 사람의 소중한 부분을 쳐다보기, 남을 때리기, 남을 밀치

기, 누군가를 놀리기 등이 있습니다.

5. 보호자는 아동이 이런 사건을 밝히면 "나한테 말해줘서 고맙다, 네가 자랑스럽구나. 네가 안전하도록 내가 도와줄게" 같은 지지와 격려의 말을 하도록 안내받습니다.

6. 게임을 마무리할 때, 참가자에게 "나쁜" 신체접촉에 대해 말했는데 어른이 믿어주지 않을 경우 어떻게 할 것인지를 묻습니다. 이럴 때 자신을 믿어주고 도와줄 수 있는 사람을 찾을 때까지 계속해서 다른 어른에게 말해야하는 것을 아이가 이해하고 있는 지 확인하는 것이 중요합니다.

아동 집단

전제조건: 집단 치료자가 "대장" 역할을 합니다. 다른 집단 치료자는 믿을 수 있는 어른 역할을 맡습니다. 어른 역의 집단 치료자는 때때로 아동의 말을 믿어주지 않는 연기를 해서, 아이가 믿을 수 있는 다른 어른을 찾는 기술을 연습할 수 있도록 합니다.

1. 집단 치료자는 중립적이고 비학대적인 말로 시작합니다. 중립적인 활동을 시킵니다: 참가자에게 묻습니다: 만약 "대장"이 너한테 전화하라고 하면 어떨까? 네가 어떤 행동을 하겠니?

2. 참가자가 적절한 반응을 답하면(예: 전화해요) 치료자는 아이에게 "그렇게 하렴"이라고 말하고 아동은 그런 행동을 하는 척(전화걸기) 합니다. 다른 예들로는 나(대장)한테 인사하기, 책 읽기, 편지 쓰기, 컴퓨터 타이핑 하기, 바닥 쓸기, 그릇 닦기 같은 것이 있습니다.

3. 다음으로 집단 치료자는 중립적 내용에 성적, 신체적 학대의 의미가 담긴 지시를 내립니다(이 전에, 아동이 지시를 이해하고 있는지 확인합니다). 참가자에게 묻습니다: 만약 "대장"이 자신의 성기 부위를 너에게 만지라고 하면? 너는 어떻게 하겠니?

4. 참가자가 적절한 대답을 하면(즉 "싫어요" 소리치고, 달려나가, 다른 어른에게 말한다) 그들에게 그렇게 하라고 말합니다. 다른 예로는 다른 사람의 소중한 부분을 만지기, 남에게 키스하기, 자신의 소중한 부분을 노출하라고 하기, 다른 사람의 소중한 부분을 쳐다보기, 남을 때리기, 남을 밀치기, 누군가를 놀리기 등이 있습니다.

5. 게임을 마무리할 때, 참가자에게 "나쁜" 신체접촉에 대해 말했는데 어른이 믿어주지 않을 경우 어떻게 할 것인지를 묻습니다. 이럴 때 자신을 믿어주고 도와줄 수 있는 사람을 찾을 때까지 계속해서 다른 어른에게 말해야하는 것을 아이가 이해하고 있는 지 확인하는 것이 중요합니다.

동기강화물

적절한 반응에는 토큰을 줍니다.

게임의 정리

이 게임으로 우리는 무엇을 배웠나요? 참여하면서 어떤 기분을 느꼈나요? 권위있는 대상이 우리에게 무언가를 하라고 할 때, 그것을 행동으로 옮기기 전에 생각하는 것이 왜 중요할까요? 우리에게 가깝거나 권위가 있는 성인들이 우리에게 부적절한 일을 하도록 시킬 수 있으며, 이러한 상황에서는 우리가 이에 따르지 말아야한다는 것을 강조해야 합니다.

임상적 고려사항

아이들이 게임 중에 부적절한 행동을 할 가능성을 최소화하기 위해, 아이들이 적절한 것과 적절하지 않은 지시의 차이를 잘 구분할 수 있고, 부적절한 지시에 대해 적절한 반응을 말할 줄 알아야 합니다.

모히키 섬의 해적

대상: 아동 집단

추천 연령: 만 5-10세

기술: 아이들이 도움을 요청하는 연습을 하게 됩니다.

게임 개요: 이 게임에서는 방이 섬으로 바뀌고, 아이들은 보물을 찾는 탐험가가 됩니다. 여기서 두 팀 간의 시합을 하게 되고 누가 지정된 보물을 먼저 모을 수 있는지를 확인합니다. 탐험가를 붙잡고 보물을 빼앗으려고 하는 해적들(집단 치료자들)에게서 구출되기 위해, 아이들은 팀원들에게 주기적으로 도움을 요청해야합니다.

준비물: 작은 퍼즐들(예: 25조각), '하모니' 새 소리를 위한 라디오나 전자 음악 기기

시행방법
아동 집단

1. 아이들에게 이것은 지시를 따르고, 도움을 요청하고, 다른 사람을 돕는 특별한 게임이라고 소개합니다. 게임의 룰은 (1) 내 몸을 잘 다룹니다. (2) 때리거나 밀거나 부딪치는 것은 안됩니다. (3) 시작과 멈춤 음악을 잘 듣습니다. (4) 음악이 멈추었을 때 안전지대에 있지 않은 사람은 누구나 안전지대에 있는 팀원에게 도와달라고 해야합니다. (5) 안전지대에 있는 팀원들은 요청을 한 팀원에게 상상의 밧줄을 던져서 안전지대로 구해주어야 합니다.

2. 참가자들을 두 팀으로 나누고, 각 팀의 안전지대에 머물게 합니다(방의 일부를 안전지대로 정합니다).

3. 게임을 시작하기 전에, 배경 이야기를 읽습니다, "모히키 섬의 해적"

모히키 섬 해적의 이야기

우리들은 모히키라는 아름다운 열대 섬의 보물을 찾아 떠난 탐험가들입니다. 태양은 밝게 빛나고 하늘은 맑고 파랗습니다. 모히키는 무성한 나무들을 사이로 날아가며 멋있고 차분한 노래를 부르는 '하모니'라는 이름의 커다란 무지개색 새로 유명한 곳입니다. 이 섬은 정말 천국입니다. 모히키 섬의 유일한 문제는, 무시무시한 해적들이 섬에 와서 보물들을 밤이고 낮이고 지킨다는 것입니다. 그들은 '하모니'의 노래를 사랑하기 때문에 그들의 보물을 모히키 섬에 묻으려고 합니다. 사실 '하모니' 새들이 날면서 아름다운 노래를 부르면, 해적들은 콧노래를 부르고, 춤추고, 긴장을 풀고, 느긋해져 버린답니다. '하모니' 새의 노래를 들을 때면 해적들은 너무 느긋해져서 주변에 무슨 일을 일어나는지 전혀 눈치를 못채요. 하지만 새의 노래가 멈추면 이 해적들은 매우 심술궂어지고 화가 나서 어떤 탐험가라도 잡으려 든답니다.

4. 각 팀은 방의 반대 쪽에 쌓여진 25조각의 퍼즐인 보물들을 찾아오려고 노력해야 합니다.

5. 참가자들은 '하모니'새의 노래가 나올 때면 최소한 1번 이상 안전지대를 벗어나 방 반대쪽에서 한 번에 1개씩의 퍼즐 조각을 자기 팀 쪽으로 가져와야 합니다.

6. 안전지대의 참가자들은 자기 팀원을 응원하고, 퍼즐을 모으는데 협력해야 합니다.

7. 음악이 멈추면, 안전지대 밖의 참가자들은 얼어붙어서 즉시(5초 내) 안전지대의 자기 팀원에게 "도와줘, 해적이 날 잡으려고 해"라고 말해서 도움을 요청해야 합니다. 참가자가 이것을 성공적으로 해내면, 안전지대로 퍼즐 조각과 함께 돌아올 수 있습니다. 하지만 만약 정해진 시간동안 적절하게 도움을 요청하지 못한다면, 퍼즐 조각을 해적에게 준 다음에 안전지대로 돌아갈 수 있습니다.

8. 게임을 시작하기 위해 음악을 연주합니다. 몇 분 뒤 소리가 안 들릴 정도까지 음량을 낮추면 이것이 안전지대에 있지 않은 참가자들을 해적이 잡는 신호입니다. 음악 소리를 다시 키우면 참가자들은 다시 퍼즐을 찾게 됩니다. 이 순서대로 한 팀이 퍼즐 조각을 다 모을 때까지 계속합니다.

동기강화물
퍼즐을 완성한 팀의 순위에 따라 토큰을 보상으로 줄 수 있습니다.

게임의 정리
우리는 이 게임으로 무엇을 배웠나요? 참여할 때 기분이 어땠나요? 해적에게 잡혔을 때 기분이 어땠나요? 도움을 요청할 때 어떤 기분이었나요?

임상적 고려사항
팀 멤버들의 발달 수준에 따라 퍼즐 조각의 수를 다양하게 합니다(10조각, 25조각, 또는 50조각).

응급 상황 게임

대상: 아동 집단

추천 연령: 만 5-10세

기술: 도움을 요청하는 기술을 강화하고, 도움을 요청하기에 적절한 사람을 확인하기

게임 개요: 이 게임은 아이들이 일반적인 문제 상황에 맞닥뜨렸을 때 어떻게 적절하게 반응할지 결정할 기회를 줍니다. 각각의 문제 시나리오에서 아동들은 특정 상황에서 신뢰할 수 있을 적절한 사람을 확인하고 효과적인 방법으로 도움을 요청해야 합니다. 아이들은 자신들이 할 수 있는 한 가장 빠르게 문제 시나리오들을 완료하고자 시합합니다.

준비물: 1-10까지 쓰인 종이들, 1장마다 문제 상황이 적힌 시나리오, 테이프, 필기구, 선생님, 소방관, 경찰관이라고 쓰인 이름표

시행방법

아동 집단

1. 치료자는 방 안에 10개의 각각 다른 역을 만듭니다(주의: 역의 수는 참가자의 수에 맞춰 조정합니다).

2. 각 역에는 특정 문제 상항이 적힌 시나리오가 있습니다.

   10개의 역에는 숫자가 쓰여있고 아래의 문제들로 구성되어 있습니다:

   1) 우리집에 불이 났어요!

   2) 누가 나한테 나쁜 신체 접촉을 하려고 해요!

   3) 누가 날 괴롭히려고 해요!

   4) 누가 가게에서 훔치려고 하는 걸 봤어요.

   5) 숙제를 해야하는데 도움이 필요해요.

   6) 학교의 누군가가 나를 때리려고 해요.

   7) 내 고양이가 나무에 있어요.

   8) 우리반 누구가 날 놀려요.

   9) 우리집 밖에서 서로 싸우는 사람들이 보여요.

   10) 수업 중인데 너무 아프기 시작했어요.

3. 각 참가자는 1-10까지 쓰인 종이를 받습니다.

4. 참가자들은 각각 다른 역에서 시작하도록 배정받습니다.

5. 참가자들은 배정받은 역의 문제 상황 시나리오를 읽도록 안내받습니다.

6. 참가자들은 문제를 해결해 줄 수 있는 사람이 누군지 질문 받고, 이름표(즉 선생님, 소방관, 경찰관)로 도움을 줄 수 있는 역할 연기를 맡고 있는 집단 치료자에게 가도록 안내받습니다.

7. 참가자가 적절한 전문가에게 가서 효과적으로 도움을 요청하면, 치료자는 각 종이에 표시를 잘 했다는 표시를 남깁니다.

8. 한번 참가자가 문제 시나리오를 성공적으로 해결하면, 번호 순서대로 방을 돌아 다음 역으로 가서 모든 번호에 표시를 받을 때까지 진행하도록 합니다.

동기강화물

아이들은 모든 시나리오를 성공적으로 완료한 순서에 따라 토큰을 보상으로 받을 수 있습니다.

게임의 정리

우리는 이 게임으로 무엇을 배웠나요? 참여할 때 기분이 어땠나요? 각 다른 상황에서 우리가 도움을 요청할 수 있었던 사람이 누구였나요? 왜 우리는 어떤 문제에는 도움을 요청해야할까요?

임상적 고려사항

어린 아이들이나 잘 읽지 못하는 아이들을 위해서는 게임 진행을 할 때 치료자가 문제 시나리오를 읽어주고, 집단 내 아이들에게 누가 도움을 줄 수 있는 전문가이고 어떻게 도움을 청해야하는지 확인합니다. 한번 시나리오를 완료하면 아이들은 다음 숫자의 역으로 가야 합니다. 팀 별로 어떤 팀이 문제 시나리오를 먼저 완수하는 지 경쟁하게도 할 수 있습니다. 치료자는 아동의 필요와 관심도에 따라 다른 문제 상황 시나리오를 만들거나 추가할 수 있습니다.

만약에... 보드 게임

대상: 개인, 아동-보호자 합동

추천 연령: 만 5-10세

기술: 아이들은 자신의 안전을 위협할 수 있는 다양한 시나리오를 검토하고 의논해볼 기회를 갖습니다.

게임 개요: 이 보드 게임은 아이들과 보호자들이 다양한 위험 상황에서 효과적인 대응을 할 수 있도록 돕기 위한 것입니다. 치료자는 게임의 진행자로써 참가자들에게 "만약에.. 개인 안전 질문지 목록"에 있는 질문을 하고, 참가자들이 대안이나 설명하려할 때 추가적인 힌트들을 주어 돕습니다.

준비물: 만약에.. 보드게임, 만약에.. 개인 안전 질문 목록, 주사위, 게임 조각들(예: 게임동전, 말)

시행방법

개인, 아동-보호자 합동

1. 참가자들에게 자신의 게임 조각이 보드게임의 최종선까지 가야 하는 게임이라고 알려줍니다.
2. 참가자들은 개인 안전 질문지 목록의 질문을 받습니다.
3. 참가자들이 맞는 답을 하면 주사위를 굴려 나온 수 만큼 보드의 공간을 이동할 수 있습니다. 질문에 대한 답변이 적절하지 않으면 참가자는 현재 공간에 남고 다음 참가자가 차례를 얻습니다.
4. 게임은 한 참가자가 최종 선에 도착할 때까지 계속됩니다. 처음으로 도착한 참가자가 게임의 승자가 됩니다.

동기강화물

게임 동안 아이들의 통찰력있는 답에는 토큰과 칭찬을 제공합니다.

게임의 정리

우리는 이 게임으로 무엇을 배웠나요? 참여하는 기분이 어땠나요? 다른 상황에서 도와달라고 부탁할 수 있는 사람이 누구일까요? 왜 우리는 어떤 문제에는 도움을 요청해야하나요?

임상적 고려사항

이 게임은 아동과 보호자들에게 위험한 상황을 최소한 줄이는 것을 포함하는 개인 안전, 적절한 지도감독, 인터넷 안전, 아동 음란물, 물질 사용, 괴롭힘, 가정폭력, 화재 안전 등 다양한 주제들에 대한 시각을 탐색하고 토론할 다양한 기회를 줍니다. 많은 경우 보호자들은 자신의 아이와 이런 주제들에 대해서는 말해 본 적이 없기 때문에, 치료자는 이런 주제들에 대한 토론을 촉진할 기회를 찾아보아야 합니다.

개인 안전 상식 퀴즈시합

대상: 보호자 집단

추천 연령: 성인

기술: 개인 안전 교육

게임 개요: 이 게임은 보호자들이 개인 안전 기술을 배울 기회를 주고, 그들의 아이들이 미래의 성폭력 위험을 최소화할 수 있는 전략을 얻을 수 있게 돕습니다.

준비물: 개인 안전 상식 퀴즈 질문과 답안지, 필기구, 종이

시행방법

보호자 집단

1. 참가자들은 개인으로 또는 소수의 팀으로 참여할 수 있습니다.
2. 그룹 임상의는 개인 안전 상식 퀴즈 질문지에 있는 질문을 읽습니다.
3. 참가자 또는 팀은 질문에 대한 자세한 답을 생각해서 적습니다.
4. 참가자 또는 팀은 자신(들)의 답을 집단 앞에서 읽습니다.
5. 맞는 답이면 1점을 얻습니다.
6. 다른 질문들에 대해서도 단계 3-5를 반복해나갑니다.
7. 게임의 마지막에 가장 많은 점수를 가진 사람 또는 팀이 승리입니다.

동기강화물

게임동안 칭찬과 지지를 제공합니다.

게임의 정리

우리는 이 게임으로 무엇을 배웠나요? 참여할 때 어떤 기분을 느꼈나요? 어떻게 나의 아이를 안전하게 지킬 수 있을 지에 대해서 배운 것이 있나요?

임상적 고려사항

치료자는 점수를 매길 때 자신의 판단을 사용합니다. 때때로 퀴즈 답안지에는 없지만 보호자의 답이 적절한 답이 될 수도 있습니다.

17

기술검토 및 미래계획 세우기

주제의 근거와 관련성

치료 종결은 심리 치료의 중요한 요소이며, 치유에 필수과정입니다. 종료 과정은 마지막 치료 회기 이전부터 시작됩니다. 이 시간 동안 내담자가 배운 기술들을 검토하고, 그동안의 진도를 되돌아보며, 치료를 끝내는 것에 대한 자신의 감정을 이야기하게 됩니다. 또한 이 시간은 미래를 생각하면서 목표를 세워볼 수 있는 기회이기도 합니다. 치료가 끝나갈 때 내담자는 종종 복잡한 감정을 느끼게 됩니다. 아동과 가족은 자신이 이룬 성과와 배운 기술들을 자랑스러워 할 수 있습니다. 그들은 또한 치료자나 다른 아이들과 헤어지는 것에 대해 슬픔을 느낄 수도 있습니다(그룹 치료의 경우). 더불어 치료 종결은 치료자가 내담자의 치료 진행에 대한 정보를 수집하고 추가적인 도움이 필요하지는 않은지 확인할 기회를 줍니다. 또 이러한 평가를 통해 내담자는 치료자가 치료의 질을 개선할 수 있도록 치료 만족도와 치료자의 문화적 역량에 대한 자신의 의견을 제공해 줄 수 있습니다. 이 장의 게임 및 활동은 치료 종결에 대한 감정을 처리하고, 긍정적으로 종결할 수 있도록 하며, 기술들을 강화하고, 성공을 축하하여 향후 지속적인 발전 및 성장을 촉진할 수 있도록 돕습니다. 보호자와 함께 치료 "졸업" 행사를 계획하고, 이 행사에 무엇을 포함할지(예: 상품, 증서, 풍선, 치료, 연설 등) 의견을 얻는 것이 도움이 될 수 있습니다.

주제에 관련된 연구

치료 종결은 정보를 통합하고 치료 관계의 마지막을 적절하게 처리할 수 있게 한다는 점에서 심리 치료의 필수이고 중요한 구성 요소입니다(Gelso & Woodhouse, 2002). 이 때는 내담자가 기술의 사용을 통합, 확장하고, 향후의 위험 요소 및 증상 재발 가능성에 대해 이해할 수 있는 시간입니다(Cohen 등., 2006; McElheran 등., 2012). 치료자들은 어떤 이론을 바탕으로 하는가에 따라 치료 종결의 서로 다른 측면을 강조할 수 있지만, 심리치료 분야에서 치료 종결은 일반적으로 이후의 성장에 대한 동기를 불어넣을 기회로 간주됩니다(Gelso & Woodhouse, 2002; Joyce, Piper, Ogrodniczik & Klein, 2007). 건강한 치료 종결이란, 치료자와 내담자가 의학적 필요와 성취에 대해 의논한 후, 서로 합의된 시간에 이루어지는 상호 협력 과정입니다(Geslo & Woodhouse, 2002; Westmacott, Hunsley, Best, Rumstein-McKean & Schindler, 2010).

치료 종결은 특히 아동 외상 치료에 있어서 중요한 시간입니다. 과거 힘든 이별을 겪었던 아동들이 안전하고 적절하며 지지받는 이별을 경험할 수 있는 기회가 되기 때문입니다(Many, 2009). 또 아동 성폭력 치료 문헌에 의하면, 끝맺음을 상징하도록 졸업식이나 기타 행사를 하는 것이 과거를 극복하고 미래에 대한 계획을 세우는 데 도움이 된다고 합니다(Briggs, Runyon & Deblinger, 2011).

보호자를 위한 마음교육

치료를 끝내기 전부터 보호자와 치료 종결에 대해 이야기하여, 보호자들이 치료 종결 전환기에 보호자 본인과 자녀가 준비되도록 하는 것이 좋습니다. 이 때, 보호자에게 치료의 종결은 기술들을 공고화하고, 통합시키고, 스스로 기술을 활용하는 것을 촉진한다는 점에서 치유의 중요한 부분이라고 설명해주는 것이 중요합니다. 보호자는 아동이 치료가 끝나갈 때 여러 감정과 생각을 동시에 느끼는 경우가 일반적이라는 사실을 아는 것이 도움이 될 수 있습니다. 여기에는 슬픔, 두려움, 자만심, 안도감 및 행복감 등이 있습니다. 또한 보호자는 치료자의 도움 없이는 자녀가 필요로 하는 걸 적절하게 도울 수 없을 것이라는 생각이 들 수도 있습니다. 반대로 그들은 이제 더 많은 시간을 가질 수 있고 일상생활로 돌아갈 수 있다는 생각에 기쁠 수도 있습니다. 또 보호자들은 종종 복합적인 감정, 즉 치료적 목표를 달성했다는 자부심부터 치료자와 그룹 구성원들과 헤어지는 데에서 오는 슬픔 등을 겪을 수 있다는 것을 알아야 합니다. 이렇게 아이들에게서 여러 반응이 나타날 수 있다는 점을 보호자가 알게 되면, 그들은 아동들이 치료 종결을 진행하고 종결에 적응하는 데 도움을 줄 수 있습니다.

미래의 긍정적인 성장과 종결의 느낌을 만들어주기 위해, 종결을 축하 행사로써 끝내는 것이 좋습니다. 또한, 보호자들이 자녀에게 치료 종결을 "졸업식"으로 이야기하도록 권하면, 아이들이 치료가 끝나는 것을 기대하고, 두렵지 않도록 할 수 있습니다. 마지막으로 이 시기는, 보호자가 자신과 아이가 치료 과정에서 성취한 것들을 복습할 기회이자 치료 과정에 대해 정직하고 성찰적인 피드백을 할 기회를 줍니다.

아동을 위한 마음교육

치료 종결이란 치료 목표를 성공적으로 성취했다는 뜻임을 강조하면서 시작하는 것이 좋습니다. 치료 중에 배웠던 구체적인 기술들 및 주제들을 검토하고 토론하는 것은, 치료 중 배우고 습득한 도구들의 활용도와 깊이를 강조하는 데 유용합니다. 이러한 점을 설명해줌으로써, 아이들은 자신이 기술이 있다는 것을 인식할 수 있고, 필요할 때 사용할 수 있습니다. 이러한 의논을 통해, 앞으로 기술을 써야 할 수도 있는 어려운 상황에 어떤 게 있을지 아이들이 생각해보는 미래 계획의 시작점이 될 수 있습니다.

치료자는 종결 과정과 관련된 감정을 탐색할 기회를 줄 수도 있습니다. 치료자는 일반적으로 느끼는 감정들의 예를 들어주고 종결과 관련된 감정 전체를 표현해도 된다고 허락해서, 아이로 하여금 종결과 관련된 내적 반응들을 이야기하게 격려할 수 있습니다. 아이들은 그들이 배운 기술로 과거와 미래의 사건에 더 잘 대처할 수 있을 뿐만 아니라 다른 사람들의 어려움도 도울 수 있음을 알게 됩니다. 이를 통해 자신감과 성취감이 더 향상될 수 있습니다.

기술 검토 및 미래 계획 세우기 구조화된 치료적 게임

무얼 배웠니

대상: 개인/ 아동-보호자 합동, 아동 집단

추천연령: 만 5-13세

기술: 치료적 기술 검토 및 치료종결 처리

게임 개요: 이 게임은 아동과 보호자가 치료기간 동안 배웠던 개념과 기술들을 검토할 많은 기회를 줍니다. 게임에 나오는 주제들에는 개인 공간과 경계, 감정 표현, 감정 조절, 대처 기술, 아동성폭력에 관한 마음교육, 그리고 개인안전기술 등이 포함됩니다. 관심과 동기를 유발하기 위해 카드게임 형식을 씁니다. 각각의 카드에는 위에 언급된 영역 중 하나에 대한 질문이 있고, 점수가 적혀져있습니다. 또 치료자는 이 게임으로 내담자가 여러 가지 주제에 대해 어느 정도 지식을 갖고 있는지 파악하고, 개선이 필요한 영역의 기술을 향상시킬 기회를 갖게 됩니다.

준비물: 치료검토 게임 카드- 초등학생용 혹은 치료검토 게임 카드 – 중학생용

시행 방법

개인/ 아동-보호자 합동

1. 치료검토 카드를 섞어서 책상 위에 올려놓습니다.
2. 게임 참가자가 카드 더미로부터 카드 한 장을 선택해서 질문에 답합니다.
3. 만약 정답을 맞추면, 참가자는 카드에 적힌 숫자만큼의 점수를 얻습니다. 점수를 기록합니다.
4. 다음 참가자가 카드를 선택하고 3번 단계를 진행합니다.
5. 총점을 계산합니다.

아동 집단

1. 게임 참가자들은 동그랗게 둘러앉습니다.
2. 각각의 참가자들은 치료검토 카드를 선택하고 질문에 답합니다.
3. 만약 정답을 맞추면, 참가자는 카드에 적힌 숫자만큼의 점수를 얻습니다. 점수를 기록합니다.
4. 다음 참가자가 카드를 선택하고 3번 단계를 진행합니다.
5. 총점을 계산합니다.
6. 게임 총점에 따라 참가자의 순위(예: 1위, 2위 등)가 정해집니다.

동기강화물

게임 진행동안 칭찬과 지지를 제공합니다. 개인 및 아동-보호자 합동으로 게임을 할 때에는 얻은 점수에 따라 토큰을 제공합니다. 아동 집단으로 게임을 진행할 때에는 게임 순위에 따라 토큰을 제공할 수 있습니다.

게임의 정리

이 게임을 통해서 어떤 걸 배웠나요? 게임에 참여하니까 어떤 기분이 들었나요? 더 대답하기 힘든 질문들도 있었나요? 조금 더 살펴보고 싶은 내용이 있었나요?

임상적 고려사항

읽기가 어려운 아동의 경우 도와줍니다. 치료자는 아동과 보호자가 내용을 확실히 이해했는지 확인하기 위해, 그들의 대답에 대해 더 자세히 말해보도록 격려합니다. 만약 잘 모르는 부분이 있다면 그에 대한 추가적 교육을 할 수 있습니다.

이별편지와 사진

대상: 개인/ 아동-보호자 합동
추천 연령: 만 5-13세
기술: 치료 종결과 미래 계획 세우기
게임 개요: 이 게임에는 그 동안의 내용을 검토하고 종결과 관련된 감정을 표현할 수 있도록 쓰기와 그리기를 활용합니다. 게임을 하는 동안, 아동과 보호자는 치료과정에서 이야기했던 주제들을 떠올려 통합하고, 치료 과정과 종결에 대한 감정을 처리하고, 미래 계획을 세우게 됩니다.
준비물: 그리기 도구(크레용, 색깔 마커, 색연필 등), 필기구, 종이

시행 방법
개인/ 아동-보호자 합동

1. 참가자들에게 종이 몇 장, 그리기 도구와 필기구를 나눠줍니다.
2. 1라운드에서, 참가자들은 성폭력 가해자인 사람에게 편지를 쓰거나 그림을 그리도록 합니다. 내용에는 그들이 치료를 통해 무엇을 배웠고, 가해자에 대한 현재 감정이 어떤지를 포함하도록 합니다.
3. 그림이나 편지를 완성한 후, 참가자는 다른 사람들에게 그들의 작품에 대해 설명하고, 치료 과정 중 배운 것과 관련된 내용 각각에 대해 점수를 받습니다. 점수를 기록합니다.
4. 2라운드에서, 참가자는 성폭력 피해를 입었지만 아직 치료를 받지는 않은 상상의 아이에게 편지를 쓰거나 그림을 그립니다. 내용에는 치료에 어떤 것들이 있었는지를 포함하게 해서, 그동안 배운 것을 확실히 다질 수 있게 합니다.

5. 그림이나 편지를 완성한 후, 참가자들은 다른 사람들에게 그들의 작품에 대해 설명하고, 치료 과정 중 배운 것과 관련된 내용 각각에 대해 점수를 받습니다. 점수를 기록합니다.

6. 2번의 라운드에서 얻은 점수를 더합니다. 2라운드에서 1라운드보다 더 높은 점수를 받았으면 보너스 1점을 더 받습니다.

7. 3라운드에서는, 치료에 참가했던 각각의 참가자에게 편지를 쓰거나 그림을 그리도록 합니다. 내용에는 치료 과정에서 어떤 것들이 있었고, 치료 과정의 순간순간에 느꼈던 감정들을 포함하도록 하여, 학습과 종결 과정을 확실히 다질 수 있게 합니다.

8. 그림이나 편지를 완성한 후, 치료 과정에서 배운 내용이 언급될 때마다 점수를 줍니다. 점수를 기록합니다.

9. 그림이나 편지를 완성한 후, 참가자는 다른 사람들에게 작업한 내용을 공유하고, 치료 과정에서 배운 내용이 언급될 때마다 얻은 점수를 확인합니다.

10. 3라운드 점수가 2라운드보다 높으면 보너스 점수를 얻습니다.

동기강화물

게임 동안 칭찬과 지지를 제공합니다. 게임 중 얻은 점수에 따라 토큰을 제공할 수 있습니다.

게임의 정리

이 게임을 통해 무엇을 배웠나요? 이 게임을 하는 게 어땠나요? 가해자에게 편지를 쓰거나 그림을 그리니 기분이 어땠나요? 성폭력을 경험했지만 아직 치료를 받지는 않은 아이에게 편지를 쓰거나 그림을 그리는 건 기분이 어땠나요? 편지/그림에 포함시키기 더 쉬운 내용들도 있었나요?

임상적 고려사항

아동은 편지쓰기나 그림그리기 중 선택할 수 있습니다. 발달 특성을 고려해야 하며, 어려움이 있는 아동들은 도와줘야 합니다. 아동과 보호자에게 가해자나 다른 피해자에게 쓴 편지나 그림은 실제로 다른 사람에게 꼭 보여주기 위한 것은 아니며, 치료 과정의 활동이라는 점을 알려주어야 합니다.

누구의 카드일까

대상: 아동 집단, 보호자 집단

추천 연령: 만 5-13세, 성인

기술: 치료 종결

게임 개요: 이 게임에서는 아동과 보호자가 서로에게 칭찬과 지지적인 말을 해주며 치료 종결 과정을 촉진합니다. 참가자는 익명으로 서로를 칭찬하고, 아동과 보호자는 누가 그 칭찬을 했는지 맞추도록 합니다.

준비물: 종이, 필기구, 통

시행 방법
아동 집단과 보호자 집단

1. 집단이 모이기 전, 집단 치료자는 각각 참가자의 이름을 종이에 적고, 종이를 접어서 통 속에 넣습니다.
2. 각각 참가자는 통에서 참가자의 이름이 적힌 종이를 하나씩 뽑습니다.
3. 참가자들은 5분 동안 뽑은 종이에 적혀있던 참가자의 이름을 적고 다음 질문에 대한 답을 적습니다. "이 사람은 당신에게 무엇을 가르쳐 주었습니까? 혹은 집단에 어떻게 기여했습니까?"
4. 통 속에 답변을 넣습니다.
5. 집단 치료자는 통에서 종이를 무작위로 선택하여 집단에게 읽어줍니다.
6. 참가자들은 그 답변이 누구에 대한 것인지를 투표합니다.
7. 정답을 알려주고, 정답을 맞춘 사람에게는 점수를 줍니다. 각각의 참가자에 대한 점수가 기록되고 이전 점수와 합산됩니다.
8. 다음으로, 설명의 주인공이었던 참가자는 누가 그 칭찬을 했는지 맞춰보도록 합니다. 만약 참가자가 정답을 맞추면, 맞춘 참가자에게 점수를 줍니다. 점수는 기록되고 이전 점수와 합산됩니다.
9. 모든 답변들을 읽을 때까지 5단계부터 8단계를 반복합니다.
10. 얻은 점수에 따라 순위가 정해집니다(예: 1위, 2위 등).

동기강화물
게임 동안 칭찬과 지지를 제공합니다. 아동 집단 치료에서는 아동의 순위에 따라 토큰을 제공할 수 있습니다.

게임의 정리
이 게임을 통해 무엇을 배웠나요? 참석해보니 어떤 기분이 들었나요? 다른 사람에게 칭찬을 하거나 지지적 발언을 하니까 기분이 어땠나요? 다른 사람에게 칭찬을 받으니 기분이 어땠나요?

임상적 고려사항
쓰기가 어려운 참가자는 도와줍니다. 이 경우, 집단 치료자가 아동과 따로 만나 칭찬 카드를 쓰는 것을 도와주는 것이 좋습니다. 아동들이 답변을 쓸 충분한 시간이 있도록 추가적인 시간을 주어야 합니다. 여러 번 게임을 반복하여 아동과 보호자가 다른 사람에게도 칭찬하도록 할 수 있습니다.

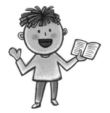 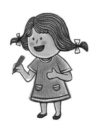

Part 5

치료 활동지

이름 : _____

별 포상차트

회기	지시 따르기	신체 조절하기	예의 바르게 행동하기
1			
2			
3			
4			
5			
6			
7			
8			
9			
10			
11			
12			
13			
14			
15			

일일 점수 카드

아동의 이름 : _____

회기 번호: _____

날짜 : _____

목표	점수
예의바르게 행동하기	
적극적으로 참여하기	
책임감있게 행동하기	

점수 설명: 0 기준을 충족하지 못함
　　　　　 1 기준을 조금 충족함
　　　　　 2 기준을 모두 충족함

1. 예의바르게 행동하기: 얌전하고, 다른 사람의 이야기를 경청하고, 개인 공간을 존중하고, 적절하게 옷을 입고, 적절한 언어를 사용하는 것
2. 적극적으로 참여하기: 대화에 참여하기, 게임을 하기, 의미있는 조언을 하기
3. 책임감있게 행동하기: 규칙을 따르기, 불평하지 않기, 필요한 비판을 받아들이기, 도와주기

이름 : _____

별 집계 차트

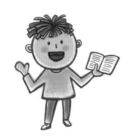 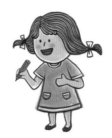

회기	5					10					15					20				
1																				
2																				
3																				
4																				
5																				
6																				
7																				
8																				
9																				
10																				
11																				
12																				
13																				
14																				
15																				

이름 : _____

왕별 집계 차트

회기		5					10					15					20			
1																				
2																				
3																				
4																				
5																				
6																				
7																				
8																				
9																				
10																				
11																				
12																				
13																				
14																				
15																				

이름 : _____

회기 번호 _____ 시간 : _____

회기 날짜 : _____

지금 내 기분이 어떤지 – 초등학생

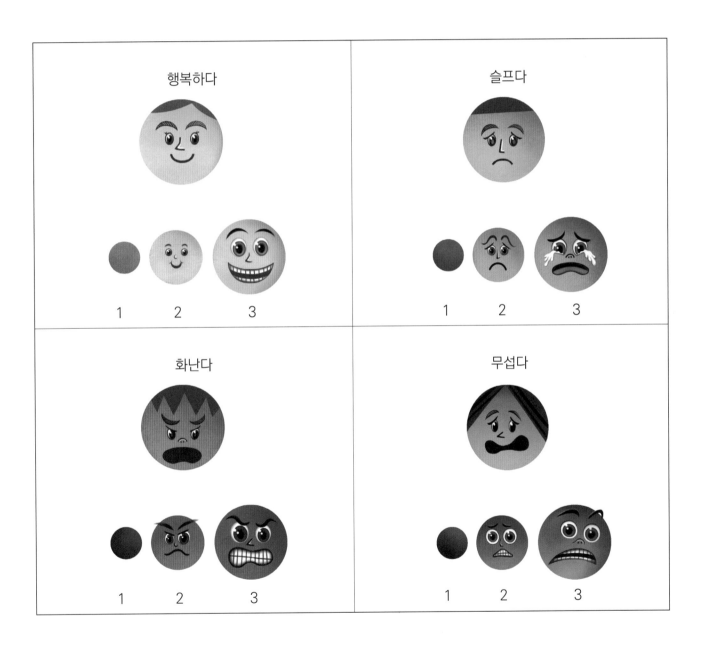

기분(SUDs) 점수

이름 : _____

회기 번호 _____ 시간 : _____

회기 날짜 : _____

행복하다	슬프다	화난다	불안하다	죄책감이 든다
8 최고로	8 최고로	8 최고로	8 최고로	8 최고로
↑	↑	↑	↑	↑
7	7	7	7	7
↑	↑	↑	↑	↑
6 매우	6 매우	6 매우	6 매우	6 매우
↑	↑	↑	↑	↑
5	5	5	5	5
↑	↑	↑	↑	↑
4 약간	4 약간	4 약간	4 약간	4 약간
↑	↑	↑	↑	↑
3	3	3	3	3
↑	↑	↑	↑	↑
2 조금	2 조금	2 조금	2 조금	2 조금
↑	↑	↑	↑	↑
1	1	1	1	1
↑	↑	↑	↑	↑
0 전혀	0 전혀	0 전혀	0 전혀	0 전혀

1점
내가 가장 좋아하는 영화는?

2점
나는 커서 뭐가 되고 싶나요?

1점
내가 가장 좋아하는 노래(장르)는?

2점
내가 두려워하는 것은?

1점
내가 가장 좋아하는 음식은?

2점
내가 가족과 함께 뭘 하는 것을 가장
좋아하나요?

1점
내가 가장 좋아하는 게임은?

2점
내가 자랑스러워 하는 것은?

1점
함께 살고 있는 사람들과
그 사람들의 나이

2점
슬플 때 내가 하는 것은?

1점
내가 사는 곳은?

2점
만약 내 가족에 대해 무언가 바꿀 수
있다면 뭘 바꾸고 싶나요?

1점
내가 가장 좋아하는 선생님은?

2점
내 인생에서 가장 슬펐던 날은?

1점
어느 학교(직장)를 다니는지?

2점
내 인생에서 가장 행복했던 날은?

너에 대해 알아가기- 초등학생 카드

너에 대해 알아가기- 초등학생 카드

너에 대해 알아가기- 초등학생 카드

너에 대해 알아가기- 초등학생 카드

너에 대해 알아가기- 초등학생 카드

너에 대해 알아가기- 초등학생 카드

너에 대해 알아가기- 초등학생 카드

너에 대해 알아가기- 초등학생 카드

1점
내 생일은?

2점
날 행복하게 하는 것은?

1점
내가 가장 좋아하는 계절은?
이유는?

2점
내 보호자에 대해 내가
좋아하는 점은?

1점
내가 가장 좋아하는 공휴일은?
이유는?

2점
화났을 때 내가 하는 일은?

1점
가장 좋았던 방학은?

2점
치료에서 뭘 배우고 싶나요?

1점
내가 가장 좋아하는 디저트는?

2점
내가 가보고 싶은 곳은?

1점
내가 잘하는 것은?

2점
내가 잘 못하는 것은?

1점
생일선물로 받고 싶은 것은?

2점
내가 도움이 필요한 것은?

1점
내가 가장 좋아하는(좋아했던) 과목은?

2점
내가 잘하는 것은?

너에 대해 알아가기- 초등학생 카드

너에 대해 알아가기- 초등학생 카드

너에 대해 알아가기- 초등학생 카드

너에 대해 알아가기- 초등학생 카드

너에 대해 알아가기- 초등학생 카드

너에 대해 알아가기- 초등학생 카드

너에 대해 알아가기- 초등학생 카드

너에 대해 알아가기- 초등학생 카드

1점
내가 가장 좋아하는 색깔은?

2점
우리 가족에 대해
어떻게 생각하나요?

1점
내가 가장 좋아하는 운동은?

2점
만약 어디에서든 살 수 있다면
어디에 살고 싶나요?

1점
같이 살고 있는 사람들에 대해
내가 좋아하는 점은?

2점
같이 살고 있는 사람들에 대해
내가 안 좋아하는 점은?

1점
내가 가장 좋아하는 게임은?

2점
치료에 오는 것에 대해
어떻게 생각하나요?

1점
내가 가장 좋아하는 영화는?

2점
미래에 대해 내가 걱정하는 것은?

1점
나를 행복하는 하는 것은?

2점
나를 슬프게 하는 것은?

너에 대해 알아가기- 초등학생 카드

너에 대해 알아가기- 초등학생 카드

너에 대해 알아가기- 초등학생 카드

너에 대해 알아가기- 초등학생 카드

너에 대해 알아가기- 초등학생 카드

너에 대해 알아가기- 초등학생 카드

1점
내가 가장 좋아하는 영화는?

2점
난 커서 뭐가 되고 싶나요?

1점
내가 가장 좋아하는 노래(장르)는?

2점
내가 두려워하는 것은?

1점
내가 가장 좋아하는 음식은?

2점
나는 가족과 함께 뭘 하는 걸
가장 좋아하나요?

1점
내가 가장 좋아하는 게임은?

2점
내가 자랑스러워 하는 것은?

1점
내가 함께 살고 있는 사람들과
그 사람들의 나이

2점
슬플 때 내가 하는 것은?

1점
내가 사는 곳은?

2점
만약 내 가족에 대해 뭔가를
바꿀 수 있다면 뭘 바꾸고 싶나요?

1점
내가 가장 좋아하는 선생님은?

2점
내 인생에서 가장 슬펐던 날은?

1점
어느 학교(직장)에 다니는지?

2점
내 인생에서 가장 행복했던 날은?

너에 대해 알아가기- 중학생 카드

너에 대해 알아가기- 중학생 카드

너에 대해 알아가기- 중학생 카드

너에 대해 알아가기- 중학생 카드

너에 대해 알아가기- 중학생 카드

너에 대해 알아가기- 중학생 카드

너에 대해 알아가기- 중학생 카드

너에 대해 알아가기- 중학생 카드

1점
내 생일은?

2점
날 행복하게 하는 것은?

1점
내가 가장 좋아하는 계절은?
이유는?

2점
내 보호자에 대해 내가 좋아하는 점은?

1점
내가 가장 좋아하는 공휴일은?
이유는?

2점
화날 때 내가 하는 것은?

1점
가장 좋았던 방학은?

2점
치료에서 뭘 배우고 싶은지?

1점
내가 가장 좋아하는 디저트는?

2점
내가 가보고 싶은 곳은?

1점
내가 잘하는 것은?

2점
내가 잘 못하는 것은?

1점
생일선물로 받고 싶은 것은?

2점
내가 도움이 필요한 것은?

1점
내가 가장 좋아하는(좋아했던) 과목은?

2점
내가 잘하는 것은?

너에 대해 알아가기- 중학생 카드

너에 대해 알아가기- 중학생 카드

너에 대해 알아가기- 중학생 카드

너에 대해 알아가기- 중학생 카드

너에 대해 알아가기- 중학생 카드

너에 대해 알아가기- 중학생 카드

너에 대해 알아가기- 중학생 카드

너에 대해 알아가기- 중학생 카드

1점
내가 사는 곳은?

3점
부모 역할에서 어려운 점은?

1점
내가 가장 좋아하는 영화는?
그 이유는?

3점
내가 가장 후회하는 일은?
당시 상황에서 뭘 다르게 하고 싶은지?

1점
내가 가장 좋아하는 음식은?

3점
치료를 통해 내가 얻고 싶은 것은?

1점
내가 가장 좋아하는 TV 프로그램은?
그 이유는?

3점
부모로서 내가 가장 후회하는 점은?

1점
나의 직장은? (내가 일하는 곳은?)

3점
내 아이가 치료를 통해 어떤 것을
얻었으면 좋겠는지?

1점
내가 성장한 곳은?

3점
나의 약점은?
혹은 나에게 어려운 일은?

1점
가족 구성원의 이름과 나이

3점
자녀와 함께 하고 싶은 일은?

1점
재미로 해보고 싶은 일은?
이유는?

3점
왜 여기에 왔는지?

너에 대해 알아가기- 보호자 카드

너에 대해 알아가기- 보호자 카드

너에 대해 알아가기- 보호자 카드

너에 대해 알아가기- 보호자 카드

너에 대해 알아가기- 보호자 카드

너에 대해 알아가기- 보호자 카드

너에 대해 알아가기- 보호자 카드

너에 대해 알아가기- 보호자 카드

1점
자녀와 뭘 함께 하는 게 가장 즐거운지?
그 이유는?
3점
스트레스를 어떻게 푸는지?

1점
내가 가장 좋아하는 여행 장소는?
3점
자녀의 미래에 대해 어떤 바램이
있는지?

1점
휴식을 취할 때 뭘 하는지?
3점
살면서 가장 감명깊었던 일은?
그 이유는?

1점
내가 가장 좋아하는 공휴일은?
그 이유는?
3점
미래에 나 자신을 위해 어떤 계획을
갖고 있는지?

1점
내가 잘하는 것은?
3점
내 자녀의 장점은?

1점
내가 가장 좋아하는 계절은
그 이유는?
3점
스스로가 자랑스러웠던 적에
대해 말해주세요

1점
내가 가장 좋아하는 디저트는?
3점
죽기 전에 내가 하고 싶은 일은?

1점
내 생일은?
3점
내 삶에서 어떤 점이 달랐으면
좋겠는지?

너에 대해 알아가기- 보호자 카드

너에 대해 알아가기- 보호자 카드

너에 대해 알아가기- 보호자 카드

너에 대해 알아가기- 보호자 카드

너에 대해 알아가기- 보호자 카드

너에 대해 알아가기- 보호자 카드

너에 대해 알아가기- 보호자 카드

너에 대해 알아가기- 보호자 카드

대화 찾기 게임

질문

내가 가장 좋아하는 색깔	네가 가장 좋아하는 색깔
내가 가장 좋아하는 음식	네가 가장 좋아하는 음식
내가 가장 좋아하는 TV 프로그램	네가 가장 좋아하는 TV 프로그램
내가 가장 좋아하는 가수	네가 가장 좋아하는 가수
나의 학년	너의 학년

만나고, 인사하고, 맞춰보기 인터뷰 종이

내 이름 : _____   상대방 이름: _____

내가 가장 좋아하는 색깔	네가 가장 좋아하는 색깔
내가 가장 좋아하는 음식	네가 가장 좋아하는 음식
내가 가장 좋아하는 TV 프로그램	네가 가장 좋아하는 TV 프로그램
내가 가장 좋아하는 음악 장르	네가 가장 좋아하는 음악 장르
내가 가장 좋아하는 과목	네가 가장 좋아하는 과목
내가 가장 좋아하는 가수/그룹	네가 가장 좋아하는 가수/그룹
내가 가장 좋아하는 운동	네가 가장 좋아하는 운동
내가 가장 좋아하는 영화	네가 가장 좋아하는 영화
내가 가장 가고싶은 여행 장소	네가 가장 가고싶은 여행 장소
내가 갖고 싶은 직업	네가 갖고 싶은 직업
나의 형제자매 수	너의 형제자매 수
내가 가장 좋아하는 취미	네가 가장 좋아하는 취미

아기 걸음으로 한 걸음 앞으로

아기 걸음으로 두 걸음 앞으로

아기 걸음으로 한 걸음 뒤로

아기 걸음으로 두 걸음 뒤로

보통 걸음으로 한 걸음 앞으로

보통 걸음으로 두 걸음 앞으로

보통 걸음으로 한 걸음 뒤로

보통 걸음으로 두 걸음 뒤로

전진 앞으로 카드

전진 앞으로 카드

전진 앞으로 카드

전진 앞으로 카드

전진 앞으로 카드

전진 앞으로 카드

전진 앞으로 카드

전진 앞으로 카드

거인 걸음으로 한 걸음 앞으로

거인 걸음으로 두 걸음 앞으로

거인 걸음으로 한 걸음 뒤로

거인 걸음으로 두 걸음 뒤로

전진 앞으로 카드

전진 앞으로 카드

전진 앞으로 카드

전진 앞으로 카드

바꾸던지 놔두던지 활동지

활동 목록	바꾸거나 (X) 놔두거나 (O)
1. 방금 만난 사람 안아주기	
2. 더 나이가 많은 사람이나 어른들과 어울리기	
3. 나체인 사람들의 사진을 보기	
4. 친구와 하이파이브 하기	
5. 어른에게 성관계에 대해 이야기하기	
6. 다른 사람의 대화에 끼어들기	
7. 잘 모르는 사람 위에 눕기	
8. 통금 시간을 어기면서 친구와 놀기	
9. 관심을 끌기 위해 다른 사람의 어깨를 두드리기	
10. 학교 파티에서 누군가와 춤추기	
11. 술을 마시고 있는 사람들과 어울리기	
12. 어른의 말을 거절하기	
13. 대화하면서 상대방 만지기	
14. 학교가 끝난 뒤 부모님에게 알리지 않고 놀러가기	
15. 내 나체 사진을 친구에게 메세지로 보내기	
16. 사람들에게 물 뿌리기	
17. 수업시간에 떠들기	
18. 학교가 끝난 뒤 애인과 애무하기	
19. 교실에서 방구뀌기	
20. 공공장소에서 성기 부위를 긁기	
21. 다른 사람의 체중에 대해 놀리기	
22. 친구에 대한 소문을 페이스북에 올리기	
23. 엄마가 집안일 하시는 걸 돕기	
24. 인터넷에서 알게된 사람을 만나기	
25. 친구와 같은 빨대로 음료수 마시기	
26. 다른 사람이 실수했을 때 놀리기	
27. 아기를 안고 뛰기	
28. 다른 사람의 엉덩이 때리기	
29. 모르는 사람의 짐을 들어주기	
30. 학교 복도에서 다른 사람 몸에 비비기	

기분 퀴즈 게임 시나리오

이럴 때 어떤 기분이 들까

1. 교실 아이들이 널 놀릴 때

2. 생일에 큰 선물을 받았을 때

3. 부모님이나 보호자가 너에게 소리를 지를 때

4. 밤에 혼자 방에 있는데 큰 폭발음이 들릴 때

5. 학교 친구가 자기 집에서 하는 파티에 널 초대했을 때

6. 너의 가장 친한 친구가 너랑 더 이상 놀고싶 지 않다고 할 때

7. 아무 할 일도 없이 집에 있어야 할 때

8. 가족 중 한 명이 다치거나 아파서 병원에 있을 때

9. 선생님이 나보고 똑똑하다고 말해줄 때

10. 부모님이나 보호자에게 거짓말을 하다가 들켰을 때

행복하다

무섭다

화난다

신난다

심심하다

외롭다

혼란스럽다

놀랍다

감정 카드

감정 카드

감정 카드

감정 카드

감정 카드

감정 카드

감정 카드

감정 카드

슬프다

창피하다

피곤하다

부끄럽다

외롭다

희망적이다

우울하다

질투심이 든다

감정 카드

감정 카드

감정 카드

감정 카드

감정 카드

감정 카드

감정 카드

감정 카드

자랑스럽다

용감하다

긴장된다

지친다

수치스럽다

죄책감이 든다

역겹다

충격을 받았다

감정 카드

감정 카드

감정 카드

감정 카드

감정 카드

감정 카드

감정 카드

감정 카드

행동한다

그림을 그린다

말을 한다

행동한다

그림을 그린다

말을 한다

표현방법 카드	표현방법 카드
표현방법 카드	표현방법 카드
표현방법 카드	표현방법 카드

얼굴 표정 경주 연습지

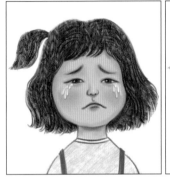 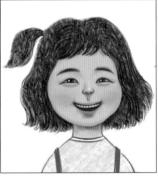 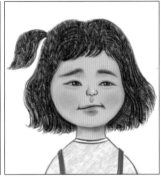 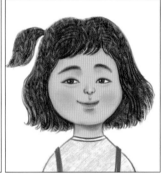

_____

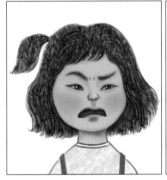 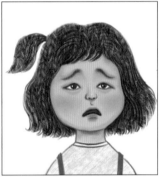 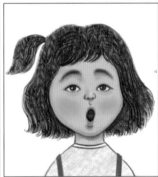 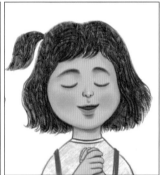

_____

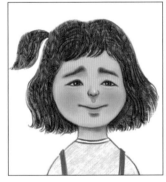 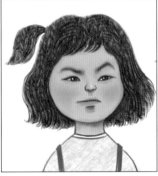 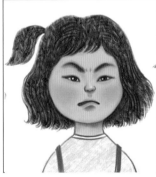 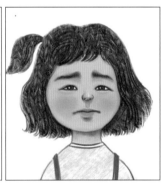

_____

얼굴 표정 경주 답안지

슬프다	행복하다	죄책감이 든다	희망적이다
매우 화가 났다	무섭다	놀랐다	황홀하다
창피하다	의심스럽다	화가 난다	우울하다

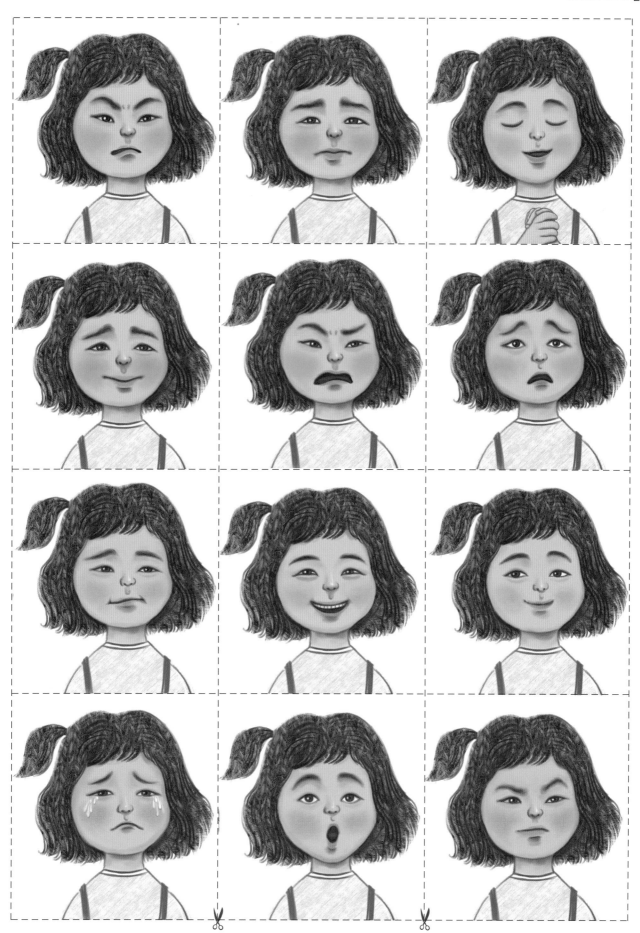

표정 카드	표정 카드	표정 카드
표정 카드	표정 카드	표정 카드
표정 카드	표정 카드	표정 카드
표정 카드	표정 카드	표정 카드

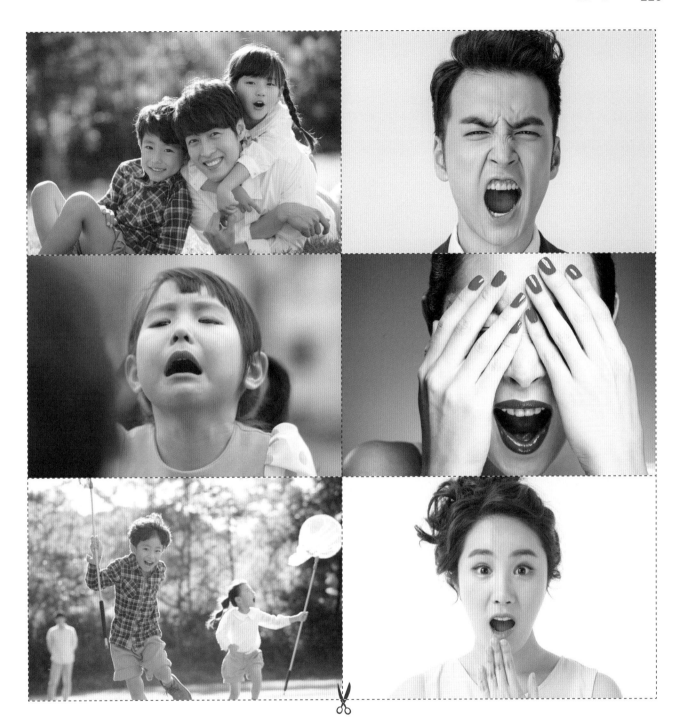

얼굴 사진 카드

얼굴 사진 카드

얼굴 사진 카드

얼굴 사진 카드

얼굴 사진 카드

얼굴 사진 카드

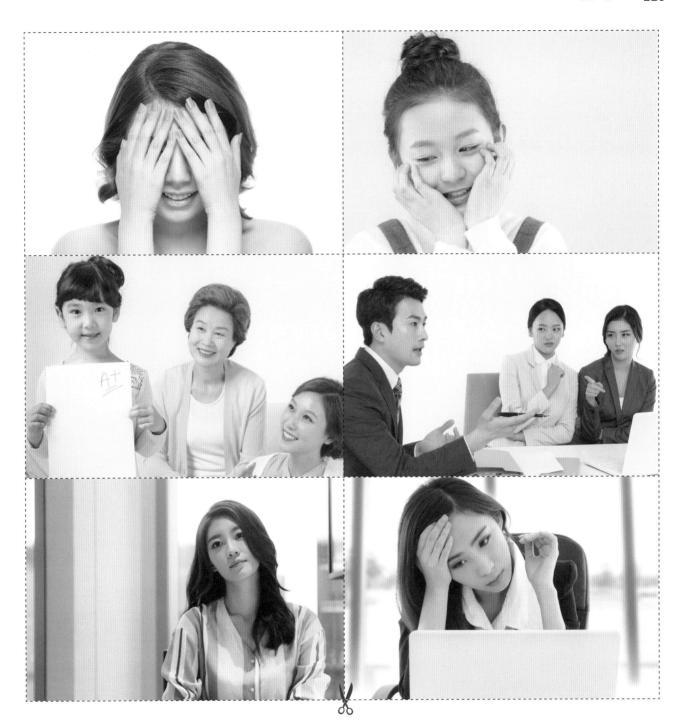

얼굴 사진 카드

얼굴 사진 카드

얼굴 사진 카드

얼굴 사진 카드

얼굴 사진 카드

얼굴 사진 카드

행복하다 (1)
혹은
창피하다 (2)

화가 난다 (1)
혹은
부끄럽다 (2)

슬프다 (1)
혹은
자랑스럽다 (2)

무섭다 (1)
혹은
질투심이 난다 (2)

신난다 (1)
혹은
외롭다 (2)

놀랐다 (1)
혹은
매우 지쳤다 (2)

피곤하다 (1)
혹은
역겹다 (2)

심심하다 (1)
혹은
우울하다 (2)

기분을 모르는 덤덤이/무심이 카드

기분을 모르는 덤덤이/무심이 카드

기분을 모르는 덤덤이/무심이 카드

기분을 모르는 덤덤이/무심이 카드

기분을 모르는 덤덤이/무심이 카드

기분을 모르는 덤덤이/무심이 카드

기분을 모르는 덤덤이/무심이 카드

기분을 모르는 덤덤이/무심이 카드

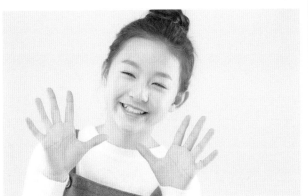

내가 만나고 싶었던 친구와 만났다.

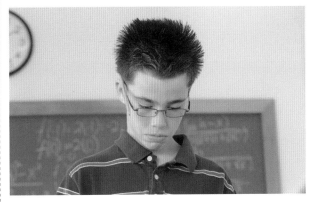

내가 깨트린 물건인데 동생이 깨트린 줄 알고 부모님이 동생을 혼낸다.

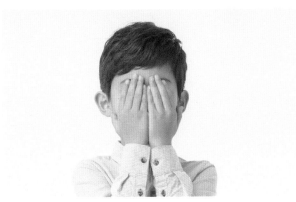

시험시간에 친구것을 보다가 선생님에게 들켰다.

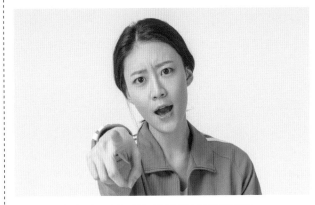

내가 어렵게 만든 물건을 동생이 망가뜨렸다.

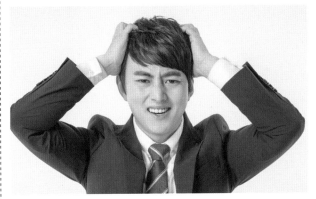

약속시간에 늦었는데, 길 한가운데서 차가 고장났다.

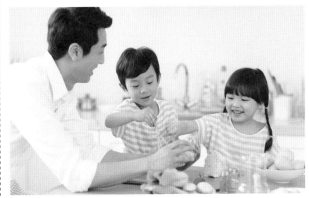

제일 좋아하는 음식을 친구와 함께 만든다.

상황사진 카드

상황사진 카드

상황사진 카드

상황사진 카드

상황사진 카드

상황사진 카드

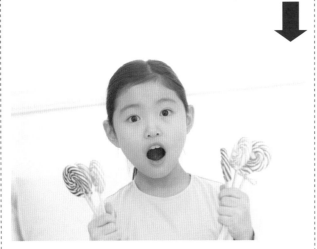

친구들이 깜짝 파티를 열어준다.

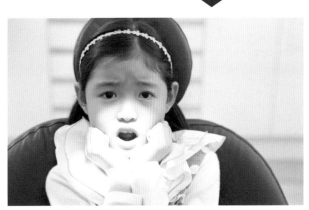

나 혼자 있는데 어디선가 으스스한 소리가 들린다.

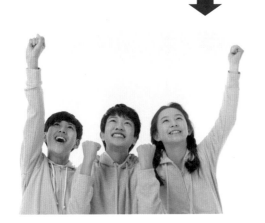

너무 너무 가고 싶었던 콘서트에 당첨이 됐다.

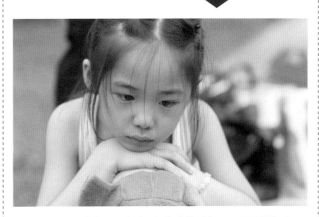

아끼던 강아지가 죽어서 장례식을 치르고 돌아왔다.

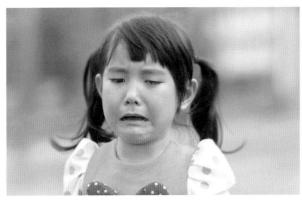

친한 친구가 이사가게 되어 이제 마지막 인사를 한다.

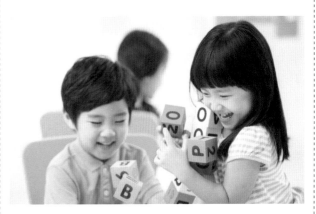

쉬는 시간에 짝꿍이랑 한 주사위 게임이 재미있다.

상황사진 카드

상황사진 카드

상황사진 카드

상황사진 카드

상황사진 카드

상황사진 카드

행복하다
또는
미소짓는다

무섭다
또는
두렵다

신난다
또는
행복하다

슬프다
또는
불행하다

화난다
또는
몹시 분노한다

긴장된다
또는
걱정이 된다

매우 지친다
또는
피곤하다

혼란스럽다
또는
확실하지 않다

이거 또는 저거 카드

이거 또는 저거 카드

이거 또는 저거 카드

이거 또는 저거 카드

이거 또는 저거 카드

이거 또는 저거 카드

이거 또는 저거 카드

이거 또는 저거 카드

황홀하다
또는
행복하다

죄책감이 든다
또는
부끄럽다

의심된다
또는
죄책감이 든다

신경질이 난다
또는
운다

불만스럽다
또는
짜증이 난다

자신있다
또는
확신한다

창피하다
또는
부끄럽다

짖궂다
또는
교활하다/ 엉큼하다

이거 또는 저거 카드

이거 또는 저거 카드

이거 또는 저거 카드

이거 또는 저거 카드

이거 또는 저거 카드

이거 또는 저거 카드

이거 또는 저거 카드

이거 또는 저거 카드

역겹다
또는
구역질이 난다

두렵다
또는
무섭다

분노가 치민다
또는
화가 난다

부끄럽다
또는
창피하다

조심스럽다
또는
조심한다

의기양양하다
또는
자만하다

우울하다
또는
슬프다

감당이 안 된다
또는
스트레스를 받는다

이거 또는 저거 카드

이거 또는 저거 카드

이거 또는 저거 카드

이거 또는 저거 카드

이거 또는 저거 카드

이거 또는 저거 카드

이거 또는 저거 카드

이거 또는 저거 카드

희망적이다
또는
긍정적이다

외롭다
또는
난 혼자다

질투심이 난다
또는
부럽다

심심하다
또는
졸리다

차분하다
또는
느긋하다

놀랐다
또는
신났다

수줍다
또는
내성적이다

불안하다
또는
충격을 받다

이거 또는 저거 카드

이거 또는 저거 카드

이거 또는 저거 카드

이거 또는 저거 카드

이거 또는 저거 카드

이거 또는 저거 카드

이거 또는 저거 카드

이거 또는 저거 카드

흥미롭다
또는
재미있다

짜증난다
또는
불만스럽다

억울하다
또는
분하다

배신을 당하다
또는
속임에 넘어가다

차분하다
또는
느긋하다

편안하다
또는
평화롭다

동정심이 든다(안쓰럽다)
또는
친절하다

용기있다
또는
용감하다

이거 또는 저거 카드

이거 또는 저거 카드

이거 또는 저거 카드

이거 또는 저거 카드

이거 또는 저거 카드

이거 또는 저거 카드

이거 또는 저거 카드

이거 또는 저거 카드

용감하다 또는 힘이 세다	좌절하다 또는 실망하다
아주 기쁘다 또는 행복하다	부럽다 또는 질투가 난다
기쁘다 또는 행복하다	싫다(싫어한다) 또는 화가 난다
배려심이 많다 또는 친절하다	기쁘다 또는 즐겁다

이거 또는 저거 카드

이거 또는 저거 카드

이거 또는 저거 카드

이거 또는 저거 카드

이거 또는 저거 카드

이거 또는 저거 카드

이거 또는 저거 카드

이거 또는 저거 카드

자랑스럽다
또는
만족스럽다

인내심이 있다
또는
이해심이 있다

만족스럽다
또는
성취감이 든다

확실하지 않다
또는
확신이 안 든다

공포스럽다
또는
매우 무섭다

관대하다
또는
친절하다

이기적이다
또는
욕심이 많다

친근하다
또는
따뜻하다

이거 또는 저거 카드

이거 또는 저거 카드

이거 또는 저거 카드

이거 또는 저거 카드

이거 또는 저거 카드

이거 또는 저거 카드

이거 또는 저거 카드

이거 또는 저거 카드

피곤하다
또는
지쳤다

고마운 줄 모른다
또는
인정받지 못한다

불편하다
또는
괴롭다

속상하다
또는
화난다

이거 또는 저거 카드

이거 또는 저거 카드

이거 또는 저거 카드

이거 또는 저거 카드

행복하다

'웃음이 나온다'라는 말은 하지 마세요

무섭다

'두렵다'는 말은 하지 마세요

신난다

'행복하다'라는 말은 하지 마세요

슬프다

'불행하다'라는 말은 하지 마세요

화난다

'성난다'라는 말은 하지 마세요

긴장된다

'걱정된다'라는 말은 하지 마세요

지친다

'피곤하다'라는 말은 하지 마세요

혼란스럽다

'확실하지 않다'는 말은 하지 마세요

황홀하다

'행복하다'라는 말은 하지 마세요

죄책감이 든다

'부끄럽다'는 말은 하지 마세요

의심된다

'죄책감이 든다'는 말은 하지 마세요

신경질이 난다

'운다(울 거 같다)'는 말은 하지 마세요

불만스럽다

'짜증이 난다'는 말은 하지 마세요

자신있다

'확신한다'는 말은 하지 마세요

창피하다

'부끄럽다'는 말은 하지 마세요

짓궂다

'엉큼하다'는 말은 하지 마세요

역겹다

'구역질이 난다'는 말은 하지 마세요

두렵다

'겁난다'는 말은 하지 마세요

분노하다

'화난다'는 말은 하지 마세요

부끄럽다

'창피하다'는 말은 하지 마세요

신중하다

'조심스럽다'는 말은 하지 마세요

의기양양하다

'자만하다'는 말은 하지 마세요

우울하다

'슬프다'는 말은 하지 마세요

감당이 안된다

'스트레스 받는다'는 말은 하지 마세요

희망적이다

'긍정적이다'라는 말은 하지 마세요

외롭다

'혼자 있다'는 말은 하지 마세요

질투가 난다

'부럽다'는 말은 하지 마세요

심심하다

'졸리다'는 말은 하지 마세요

차분하다

'느긋하다'는 말은 하지 마세요

놀랐다

'신난다'는 말은 하지 마세요

수줍다

'내성적이다'는 말은 하지 마세요

불안하다

'충격을 받다'는 말은 하지 마세요

신기하다

'**재미있다**'라는 말은 하지 마세요

짜증이 난다

'**불만스럽다**'는 말은 하지 마세요

억울하다

'**분하다**'는 말은 하지 마세요

배신당하다

'**속임을 당하다**'는 말은 하지 마세요

차분하다

'**느긋하다**'는 말은 하지 마세요

편하다(편안하다)

'**평화롭다**'는 말은 하지 마세요

동정심이 든다(안쓰럽다)

'**친절하다**'는 말은 하지 마세요

용기있다

'**용감하다**'는 말은 하지 마세요

용감하다

'힘이 세다'는 말은 하지 마세요

좌절하다

'실망시키다'는 말은 하지 마세요

반갑다

'행복하다'는 말은 하지 마세요

부럽다

'질투가 난다'는 말은 하지 마세요

기쁘다

'행복하다'는 말은 하지 마세요

싫다(싫어한다)

'화가 난다'는 말은 하지 마세요

따듯하다(따듯함이 느껴지다)

'친절하다'는 말은 하지 마세요

즐겁다

'기쁘다'는 말은 하지 마세요

자랑스럽다

'만족스럽다'는 말은 하지 마세요

인내심이 있다

'이해심이 있다'는 말은 하지 마세요

만족스럽다

'성취감이 든다'는 말은 하지 마세요

확실하지 않다

'확신이 안 든다'는 말은 하지 마세요

공포스럽다

'두렵다'는 말은 하지 마세요

관대하다

'친절하다'는 말은 하지 마세요

이기적이다

'욕심이 많다'는 말은 하지 마세요

친근하다

'따뜻하다'는 말은 하지 마세요

피곤하다
'**지쳤다**'는 말은 하지 마세요

고마운 줄 모른다
'**인정받지 못한다**'는 말은 하지 마세요

불편하다
'**괴롭다**'는 말은 하지 마세요

속상하다
'**화난다**'는 말은 하지 마세요

행복하다	무섭다	신난다	심심하다
미소짓다 웃다 좋다	두렵다 공포스럽다 떨린다	행복하다 펄쩍 뛴다 (기뻐서) 소리지른다	얼굴을 찌푸리다 속상하다 불행하다

화난다	긴장된다	지친다	혼란스럽다
속상하다 분노하다 행복하다	손톱을 물어뜯는다 걱정이 된다 불안하다	피곤하다 졸리다 힘이 쭉 빠진다	모르겠다 확실하지 않다 물어본다

황홀하다	죄책감이 든다	의심스럽다	신경질이 난다
행복하다 신난다 붕 뜬 기분이다	부끄럽다 결백하다 감옥같다	교활하다 응큼하다 죄책감이 든다	운다 감정적이다 속상하다

불만스럽다	자신있다	창피하다	짓궂다
짜증난다 신경질이 난다 삐졌다	확실하지 않다 자랑스럽다 확신한다	얼굴이 빨개지다 부끄럽다 얼굴을 가린다	교활하다 응큼하다 못됐다

아무 말도 하지 마 게임 카드-심화	아무 말도 하지 마 게임 카드-심화	아무 말도 하지 마 게임 카드-심화	아무 말도 하지 마 게임 카드-심화
아무 말도 하지 마 게임 카드-심화	아무 말도 하지 마 게임 카드-심화	아무 말도 하지 마 게임 카드-심화	아무 말도 하지 마 게임 카드-심화
아무 말도 하지 마 게임 카드-심화	아무 말도 하지 마 게임 카드-심화	아무 말도 하지 마 게임 카드-심화	아무 말도 하지 마 게임 카드-심화
아무 말도 하지 마 게임 카드-심화	아무 말도 하지 마 게임 카드-심화	아무 말도 하지 마 게임 카드-심화	아무 말도 하지 마 게임 카드-심화

역겹다	두렵다	분노가 치민다	부끄럽다
구역질이 난다 징그럽다 분노하다	무섭다 겁난다 공포에 질린다	화난다 삐친다 격노하다	창피하다 당황하다 굴욕당하다
조심스럽다	**의기양양하다**	**우울하다**	**감당이 안된다**
주저한다 조심한다 경계한다	자만하다 오만하다 잘난척하다	슬프다 처량하다 불행하다	스트레스 받는다 혼란스럽다 눈코 뜰 새 없이 바쁘다
희망적이다	**외롭다**	**질투가 난다**	**심심하다**
낙관적이다 기대된다 긍정적이다	버림받았다 동떨어져 있다 혼자다	부럽다 샘이 난다 억울하다(분하다)	졸리다 관심없다 하품이 나온다

아무 말도 하지 마 게임 카드-심화	아무 말도 하지 마 게임 카드-심화	아무 말도 하지 마 게임 카드-심화	아무 말도 하지 마 게임 카드-심화
아무 말도 하지 마 게임 카드-심화	아무 말도 하지 마 게임 카드-심화	아무 말도 하지 마 게임 카드-심화	아무 말도 하지 마 게임 카드-심화
아무 말도 하지 마 게임 카드-심화	아무 말도 하지 마 게임 카드-심화	아무 말도 하지 마 게임 카드-심화	아무 말도 하지 마 게임 카드-심화

심심하다	깜짝 놀라다	수줍다	놀라다
다리를 떤다 몽상을 한다 혼자 집에 있다	신난다 충격적이다 파티하는 기분이다	조용하다 무섭다 내성적이다	충격을 받다 속상하다 걱정이 된다
신기하다	**짜증이 난다**	**억울하다**	**배신당하다**
흥미롭다 재미있다 만족스럽다	불만스럽다 약오르다 화나다	질투하다 분하다 뚱하다	배신자 불성실하다 속이다
차분하다	**편안하다**	**동정심을 느끼다 (안쓰러워하다)**	**용기있다**
평화롭다 느긋하다 진정하다	안락하다 따뜻하다 느긋하다	보살피다 사랑이 가득하다 친절하다	용감하다 자신있다 의지가 강하다
용감하다	**실망하다**	**아주 기쁘다**	**부럽다**
힘이 세다 결심하다 군인	슬프다 기대를 저버리다 만족스럽다	행복하다 즐겁다 붕 뜬 기분이다	질투가 난다 샘이 난다 억울하다

아무 말도 하지 마 게임 카드-심화	아무 말도 하지 마 게임 카드-심화	아무 말도 하지 마 게임 카드-심화	아무 말도 하지 마 게임 카드-심화
아무 말도 하지 마 게임 카드-심화	아무 말도 하지 마 게임 카드-심화	아무 말도 하지 마 게임 카드-심화	아무 말도 하지 마 게임 카드-심화
아무 말도 하지 마 게임 카드-심화	아무 말도 하지 마 게임 카드-심화	아무 말도 하지 마 게임 카드-심화	아무 말도 하지 마 게임 카드-심화
아무 말도 하지 마 게임 카드-심화	아무 말도 하지 마 게임 카드-심화	아무 말도 하지 마 게임 카드-심화	아무 말도 하지 마 게임 카드-심화

기쁘다	증오하다	보살펴주다	기쁘다
행복하다 신난다 미소짓는다	화난다 싫다 경멸한다	친절하다 기쁘다 훌륭하다	행복하다 즐겁다 훌륭하다
자랑스럽다	인내심이 있다	만족스럽다	잘 모른다
자만하다 자신있다 만족스럽다	차분하다 이해심이 있다 참는다	기쁘다 배부르다 충족감이 든다	확실하지 않다 혼란스럽다 자신이 없다
공포스럽다	관대하다	이기적이다	친근하다
무섭다 두렵다 머리가 쭈뼛 선다	준다 돈 친절하다	욕심이 많다 돈 비열하다	보살피다 미소짓다 따뜻하다
피곤하다	고마움을 모른다	불편하다	속상하다
지친다 잔다 술에 취했다	준다 비열하다 화난다	아프다 즐겁다 통증	화나다 약이 오른다 짜증이 난다

아무 말도 하지 마 게임 카드-심화	**아무 말도 하지 마** 게임 카드-심화	**아무 말도 하지 마** 게임 카드-심화	**아무 말도 하지 마** 게임 카드-심화
아무 말도 하지 마 게임 카드-심화	**아무 말도 하지 마** 게임 카드-심화	**아무 말도 하지 마** 게임 카드-심화	**아무 말도 하지 마** 게임 카드-심화
아무 말도 하지 마 게임 카드-심화	**아무 말도 하지 마** 게임 카드-심화	**아무 말도 하지 마** 게임 카드-심화	**아무 말도 하지 마** 게임 카드-심화
아무 말도 하지 마 게임 카드-심화	**아무 말도 하지 마** 게임 카드-심화	**아무 말도 하지 마** 게임 카드-심화	**아무 말도 하지 마** 게임 카드-심화

네가 **자랑스럽게 느꼈을 때**를 말해줘

네가 **화가 났을 때**를 말해줘

네가 **행복했을 때**를 말해줘

네가 **혼란을 느꼈을 때**를 말해줘

네가 **무서웠을 때**를 말해줘

네가 **질투를 느꼈을 때**를 말해줘

네가 **배신당했다고 느꼈을 때**를 말해줘

네가 **창피했을 때**를 말해줘

네가 **외롭다고 느꼈을 때**를 말해줘

네가 **당황했을 때**를 말해줘

기분 바꿔치기 게임 카드

기분 바꿔치기 게임 카드

기분 바꿔치기 게임 카드

기분 바꿔치기 게임 카드

기분 바꿔치기 게임 카드

기분 바꿔치기 게임 카드

기분 바꿔치기 게임 카드

기분 바꿔치기 게임 카드

기분 바꿔치기 게임 카드

기분 바꿔치기 게임 카드

아이가 태어났을 때
기분이 어땠나요?

모임에 속해있는 것이 어떤가요?

아동 보호 서비스를
받고있는 것이 어떤가요?

법 집행기관에 대해
어떻게 느끼나요?

가해자에 대해 어떻게 느끼나요?

아이에 대해 어떻게 느끼나요?

아이의 잘못된 행동을 볼 때
어떻게 느끼나요?

아이가 개인적인 성취를
이뤘을 때 어떻게 느끼나요?

당신 앞에 누군가 새치기를 하면
어떻게 느끼나요?

당신의 이웃에 대해
어떻게 느끼나요?

기분 바꿔치기 게임 카드

기분 바꿔치기 게임 카드

기분 바꿔치기 게임 카드

기분 바꿔치기 게임 카드

기분 바꿔치기 게임 카드

기분 바꿔치기 게임 카드

기분 바꿔치기 게임 카드

기분 바꿔치기 게임 카드

기분 바꿔치기 게임 카드

기분 바꿔치기 게임 카드

초등학생을 위한 점진적 근육이완 대본

아이들에게 점진적 근육 이완 요법을 가르치는 목적은 분노, 불안, 그리고 다른 어려운 감정들을 다룰 도구를 주려고 하는 것입니다. 이 회기 동안 좀더 느긋한 분위기가 되도록, 낮고 차분한 음성으로 진행하며 부드럽고 편안한 배경음악을 틀어놓는 것이 도움이 될 수 있습니다. 아이에게 점진적 근육 이완을 가르칠 때는 아래의 대본을 순서대로 따라해주세요.

우리가 집중해야할 6 부분이 있습니다:
1. 발
2. 다리
3. 배
4. 팔과 손
5. 얼굴
6. 전신

1. 발:

"눈을 가볍게 감고 앉아서 네가 커다란 모래밭에서 놀 있다고 생각해보자. 갑자기 네가 모르는 아이가 달려와서 네가 앉아있는 모래 위에 자기 양동이의 물을 쏟았어. 넌 화가 나기 시작한 걸 느꼈지만 화를 내는 대신 네 맨 발가락으로 젖은 모래를 꽉 움켜잡아보기로 했어. 모래를 쥐고 발가락을 정말 세게 돌돌 뭉쳐보자(3-5초간 멈춤). 자 네 발을 이제 풀어주렴. 젖은 모래를 꽉 쥐었을 때 어떻게 느꼈는지, 그리고 풀어주었을 때 얼마나 편하고 좋았는지 잘 느껴보렴."

이 긴장과 이완 순서를 2-3번 반복합니다.

2. 다리:

"이제 우리는 우리의 다리 근육이 얼마나 단단해지고 풀어질 수도 있는지 배우기 위해 상상력을 써볼 거야. 눈을 가볍게 감고 앉아서 다시한번 모래밭에서 있다고 상상해보자. 그런데 이번에는 한 아이가 네 옆자리에 물을 쏟아서 넌 네 다리 근육을 꾹 쥐어볼 거야. 그러기 위해서 넌 마치 그 모래밭의 바닥을 아래로 밀어넣는 것처럼, 네 다리가 모래 밑으로, 밑으로, 밑으로 빠지도록 힘을 줘야해! 더 세게(3-5초간 멈춤). 이제 다리를 풀어줘. 다리에 힘을 주었다 풀어주었을 때 얼마나 진정이 되고 다리가 편안한지 느껴보렴."

이 긴장과 이완 순서를 2-3번 반복합니다.

3. 배:

"우리의 배 근육을 어떻게 이완시킬지를 배우려면, 먼저 배에 힘을 주어서 최대한 단단하고 홀쭉하게 만들어본 다음에 힘을 풀어서 배가 원래 모양으로 돌아가게 할거야. 이렇게 하려면 눈을 감고, 문이 더 열리지 않는 문 사이를 통과해야 한다고 생각해보자. 문 사이 공간은 네가 배를 최대한 집어 넣어야만 간신히 통과할 정도야. 배를 당겨, 홀쭉하게 홀쭉하게 홀쭉하게(3-5초간 멈춤). 이제 큰 숨을 쉬며 배를 놓아줘(쉭!) 네 배가 얼마나 단단했는지, 지금은 얼마나 편안하고 좋은지 생각해봐."

이 긴장과 이완 순서를 2-3번 반복합니다.

4. 팔과 손:

"지금 우리는 우리 몸의 각각 다른 근육을 살펴보고 있는데, 이번에는 팔과 손 차례야. 네가 놀이터에서 널 지금 막 고무공으로 때렸다고 상상해보자. 넌 공을 집어들고 널 맞춘 아이한테 다시 던져버리는 대신, 네 손으로 이 공을 최대한 쥐어짜볼거야. 네 손가락끼리 꽉 움켜고(아이들이 따라할 것이 필요하다면 시범을 보여주세요) 공을 찌부러트리는 척 해보자. 할 수 있을 만큼 세게 해보자, 더, 더, 더! 네 힘으로 이 공이 튕겨져 나갈 만큼! (3-5초간 멈춤) 이제 힘을 풀어. 네 손에서 공을 떨어져 네 발 주변에서 굴러다니게 하렴. 차분하게 숨을 쉬고 네 파과 손의 느낌이 얼마나 좋고 편안해졌는지 보렴."

이 긴장과 이완 순서를 2-3번 반복합니다.

5. 얼굴:

"우리는 마침내 우리 몸의 꼭대기까지 왔어: 얼굴이야! 여기를 위해서는 난 네가 눈을 감고 지금 누군가 너에게 아주 신 레몬 조각을 줬다고 상상했으면 해. 네 이로 레몬을 깨물고 그게 얼마나 신지 느껴봐! 네 입이 오무라들고, 네 코가 찡그려지고, 눈이 꽉.꽉.꽉 감기다못해 네 눈썹이 이마까지 올라가는걸 느껴봐! (3-5초간 멈춤) 이제 얼굴을 풀어주자. 얼굴 근육들이 긴장했다가 풀때 기분이 얼마나 좋은지 보렴."

이 긴장과 이완 순서를 2-3번 반복합니다.

6. 전신:

"드디어, 우리는 우리 몸의 모든 근육을 이용해서 온 몸을 풀어주고 차분하게 해볼 거야. 눈을 감고 네가 소름끼치는 커다란 소리를 들었다고 생각해보자. 순간 네 온 몸이 굳었어. 발가락을 오므리고 다리 근육을 꽉 쥐고 주먹을 쥐고 네 팔 근육에도 힘을 주고 배를 잡아당기고 얼굴에 힘을 줘. 잠깐만 그대로 멈춰..(3-5초간 멈춤) 이제 깊은 숨을 쉬며 풀어주자. (쉭) 부드럽게 네 머리를 한쪽에서 다른 쪽으로 돌리고, 손가락을 꼼지락 거리고, 의자에서 다리가 축 늘어지게 하고(아니면 아이가 앉아있는 아무것에서나) 네 얼굴과 배의 모든 근육에서도 힘을 풀어줘. 조용하게, 깊게, 차분하게 숨을 쉬자. 네 온 몸이 얼마나 편안하고 긴장이 풀렸는지 느껴봐. 각 근육이 어떻게 네 몸을 편안하게 해주었는지, 우리가 한 것이 얼마나 좋은 느낌인지 느껴보렴."

이 긴장과 이완 순서를 2-3번 반복합니다.

중학생을 위한 점진적 근육이완 대본

아이들에게 점진적 근육 이완 요법을 가르치는 목적은 분노, 불안, 그리고 다른 어려운 감정들을 다룰 도구를 주려고 하는 것입니다. 이 회기 동안 좀더 느긋한 분위기가 되도록, 낮고 차분한 음성으로 진행하며 부드럽고 편안한 배경음악을 틀어놓는 것이 도움이 될 수 있습니다. 아이에게 점진적 근육 이완을 가르칠 때는 아래의 대본을 순서대로 따라해주세요.

우리가 집중해야할 6 부분이 있습니다:

1. 발
2. 다리
3. 배
4. 팔과 손
5. 어깨와 목
6. 얼굴
7. 전신

1. 발:

"우리는 힘들거나 화가 날 때, 우리 몸의 근육이 각각 다른 방식으로 우리 몸을 차분하고 이완이 될 수 있도록 돕는 걸 연습해볼 거야. 편안하게 앉아서 눈을 감고, 조용히 차분하게 숨을 쉬자. 네가 체육 수업중인데, 반 애가 갑자기 달려와 눈치 챌 틈 없이, "미안해" 말도 없이 부딪쳤어. 그 애와 싸우는 대신, 네가 서 있는 곳에 그대로 서 있어봐. 네 발이 단단하게 땅을 딛고 서서, 네 신발 안으로 최대한 할 수 있는 만큼 발가락을 오무려보자. 힘을 준 채로 잠시 그대로 있자(3-5초간 멈춤). 이제 힘을 풀어봐. 네 근육을 풀어주면 기분이 어떤지, 너도 좀 차분해진 것이 느껴질거야."

이 긴장과 이완 순서를 2-3번 반복합니다.

2. 다리:

"다음으로 우리가 화가 났을 때 우리의 다리근육을 이용해서, 우리가 차분해지도록 연습할거야. 다시 한번 네가 체육관에 있다고 생각하고, 아까의 그 애가 또 사과도 없이 네게 뛰어온다고 생각해보자. 이번에는 다리에 힘을 줄 차례야. 각 근육이 점점 더 강해져서 땅을 밀어내는걸 느껴봐 네가 튼튼한 동상이라 아무도 널 쓰러트릴 수 없다고 상상해! 조금만 이대로 버텨보자(3-5초간 멈춤). 이제 힘을 빼. 숨을 크게 내쉬면서 다리의 힘을 풀어주렴. 네 다리가 얼마나 이완이 되고 편해졌는 지 느껴보렴."

이 긴장과 이완 순서를 2-3번 반복합니다.

3. 배:

"우리 배의 근육을 어떻게 이완시킬지 배우기 위해, 우리는 먼저 우리의 배를 빨아여서 할 수 있는 만큼 최대한 단단하고 홀쭉하게 만들어야 해. 그대로 몇 초간 버티다가 큰 숨을 내쉬어서 내쉬는 동안 네 배가 원래대로 돌아가도록 하자. 네 배의 근육이 최대한 단단하게 당겨져야 한다는 걸 기억해. 숨을 내쉰다음에는 네 배가 얼만큼 이완이 되고 편한 지 잘 느껴봐."

이 긴장과 이완 순서를 2-3번 반복합니다.

4. 팔과 손:

"지금 우리는 우리 몸의 각각 다른 근육을 살펴보고 있는데, 이번에는 팔과 손 차례야. 네 손으로 단단하게 주먹을 쥐렴. 네 팔 근육이 네 손을 더 단단하고 단단하게 만들도록 해. 누군가 널 막 밟고 서서, 팔과 손에 힘을 줘서 반응하지 않고 진정하려고 애쓴다고 상상해보자. 3-5초 정도 그대로 힘을 주고 있어. 이제 근육을 풀렴. 팔을 다시 네 어깨 아래에 늘어떨어트리고, 손가락을 꼼지락 거리고 숨을 천천히 차분하게 쉬렴. 네 팔과 손이 편하게 이완되어 있을 때 느낌이 어떻게 좋은지 보렴."

이 긴장과 이완 순서를 2-3번 반복합니다.

5. 어깨와 목:

"우리는 이제 우리의 어깨와 목에 집중할거야. 어깨를 쭉 치켜들어서 귀까지 닿도록 하고 네 턱은 늘어뜨려서 가슴까지 떨어뜨려보자. 그 자세로 몇 간 버텨서 그 근육들을 단단하게 힘을 줄거야. 자 이제 힘을 풀어봐. 네 고개를 한쪽에서 반대쪽으로 돌려보고 근육이 다시 풀리게 해보렴. 한 뒤에 어깨와 목이 편해졌는지 느낌이 어떤지를 한번 봐봐."

이 긴장과 이완 순서를 2-3번 반복합니다.

6. 얼굴:

"마침내 우리 몸의 꼭대기인 얼굴을 할 차례야! 혐오스럽다는 표정을 해봐, 입술을 오므리고 코를 찡그리고 눈을 꽉 감고 눈썹을 찌푸리는거야. 이 얼굴로 몇 초간 버티다 풀어주자. 네 얼굴에 있는 모든 근육이 풀리게 한숨처럼 숨을 내쉬어보자. 한번 힘을 주었다가 풀어주니 기분이 어떤지에 대해 집중해봐."

이 긴장과 이완 순서를 2-3번 반복합니다.

7. 전신:

"드디어, 우리는 우리 몸의 모든 근육을 이용해서 온 몸을 풀어주고 차분하게 해볼 거야. 그러기 위해 네 온몸의 근육을 한 번에 긴장시켜야 해. 발가락을 움켜쥐고 다리 근육을 꽉 쥐고 주먹을 쥐고 네 팔 근육에도 힘을 주고 배를 잡아당기고 얼굴에 힘을 줘. 몇 초간 이대로 버티다가 깊은 숨을 내쉬어서 풀어내자. 부드럽게 네 머리를 한쪽에서 다른 쪽으로 돌리고, 손가락을 꼼지락 거리고, 다리의 힘을 풀고 네 얼굴과 배의 모든 근육의 힘을 풀자. 조용하게, 깊게, 차분하게 숨을 쉬자. 네 온 몸이 얼마나 편안하고 긴장이 풀렸는지 느껴봐. 각 근육이 어떻게 네 몸을 편안하게 해주었는지, 우리가 한 것이 얼마나 좋은 느낌인지 느껴보렴."

이 긴장과 이완 순서를 2-3번 반복합니다.

보호자를 위한 점진적 근육이완 대본

보호자들에게 점진적 근육 이완 요법을 가르치는 목적은 분노, 불안, 그리고 다른 어려운 감정들을 다룰 도구를 주기 위한 것입니다. 이 회기 동안 좀더 느긋한 분위기가 되도록, 낮고 차분한 음성으로 진행하며 부드럽고 편안한 배경음악을 틀어놓는 것이 도움이 될 수 있습니다. 아이에게 점진적 근육 이완을 가르칠 때는 아래의 대본을 순서대로 따라해주세요.

우리가 집중해야할 6 부분이 있습니다:

1. 발
2. 다리
3. 배
4. 팔
5. 손
6. 어깨와 목
7. 얼굴
8. 전신

1. 발:

"우리는 힘들거나 화가 나는 상황에서, 우리의 근육을 통해서 우리 몸이 차분하고 이완이 될 수 있도록 돕는 걸 연습할 것입니다. 편안하게 앉아서 눈을 감고, 조용히 차분하게 숨을 쉬세요. 땅에 발이 단단히 닿은 것을 느끼면서, 신발 안에서 발가락을 최대한 말 수 있을만큼 구부려 말아보세요. 그대로 단단하게 유지해보세요(3-5초간 멈춤). 이제 풀어주세요. 어떤지 느껴보세요, 근육이 이완되면서 또한 진정이 되는 기분을 느낄 수 있습니다."

이 긴장과 이완 순서를 2-3번 반복합니다.

2. 다리:

"다음으로 우리는 무언가로 인해 화가 났을 때, 다리 근육을 이용해서 진정되는 것을 느낄 수 있는 것을 연습할 것입니다. 이번에는 다리를 긴장시킵니다. 각 근육이 점점 강해지는 것을 느끼면서 땅을 밀어냅니다. 그대로 잠시 버팁니다(3-5초간 멈춤), 이제 풀어주세요. 다리 근육을 이완시키면서 큰 숨을 내쉽니다. 이제 다리가 얼마나 편하고 안정이 되었는지 살펴보세요."

이 긴장과 이완 순서를 2-3번 반복합니다.

3. 배:

"우리의 배의 근육을 이완시키기 위해서는, 먼저 우리 근육을 이용해서 배를 최대한 단단하고 홀쭉하게 만들어 배를 당겨 주세요. 그대로 몇 초간 유지한 뒤 큰 숨을 내쉬면서 배 근육을 풀어 이완시킵니다. 처음에 배를 최대한 단단하게 당겨야 한다는 걸 기억하세요. 숨을 크게 내쉬고 나면 배가 얼마나 이완이 되고 편하게 느껴지는 지에 집중합니다."

이 긴장과 이완 순서를 2-3번 반복합니다.

4. 팔:

"이번에는 팔을 해 보겠습니다. 팔 근육을 긴장시키려면, 두 팔을 감싸 스스로 크게 안아주는 것처럼 해주세요. 팔의 앞부분과 이두근쪽 각 근육이 단단하고 딱딱하도록 몇 초간 꽉 스스로를 안습니다, 3-5초간 버티세요. 이완할 때는 팔이 양쪽으로 자연스럽게 떨어지도록 둡니다. 양 팔을 좌우로 움직여 팔 근육이 이완된 것을 확인하세요. 팔 근육을 긴장시킨 뒤 풀어준 것이 얼마나 편안한지 느껴보세요."

이 긴장과 이완 순서를 2-3번 반복합니다.

5. 손:

"손을 연습하려면 간단히 주먹을 공처럼 꽉 쥐어줍니다. 이 주먹 상태로 5초간 버티세요. 주먹을 풀면 손가락을 꼼지락 거리고 차분하고 편하게 숨을 쉽니다. 팔이 편하게 이완되어 있는 지금이 얼마나 좋은 지 느껴보세요."

이 긴장과 이완 순서를 2-3번 반복합니다.

6. 어깨와 목:

"다음 순서로는 어깨와 목에 집중합니다. 어깨가 거의 귀에 닿을 만큼 들어올리고, 턱은 가슴 방향으로 끌어내려보세요. 이 근육들을 최대한 단단하게 긴장시켜 이 상태로 몇 초간 버팁니다. 이제 풀어주세요. 머리를 양쪽으로 기울여 이 근육들을 풀어줍니다. 이 운동 후에 어깨와 목이 어떻게 좋아졌는지 보세요."

이 긴장과 이완 순서를 2-3번 반복합니다.

7. 얼굴:

"이제 우리는 우리 몸의 가장 꼭대기까지 마침내 올라왔습니다, 얼굴이지요! 혐오스러운 표정, 입술을 오므리고 코를 찌푸리고 눈을 꽉 감고 눈썹을 찌푸립니다. 이 표정으로 몇 초간 버티고 풀어줍니다. 얼굴의 모든 근육에 힘을 풀어주면서 안도의 한숨을 내쉽니다. 긴장을 시켜본 뒤 근육을 풀어준 것이 얼마나 좋은 느낌인지 집중해보세요."

이 긴장과 이완 순서를 2-3번 반복합니다.

8. 전신:

"마지막으로 우리는 우리가 편하게 진정이 되도록 우리 몸의 모든 근육을 사용할 것입니다. 이렇게 하기 위해서는 한순간에 우리 몸의 모든 근육을 긴장시킵니다. 발가락을 찌그러뜨리고 다리에 힘을 주고 주먹을 쥐고 팔에 힘을 주고 배를 당기고 얼굴에 힘을 줍니다. 이 상태로 몇 초를 버티다 크고 깊은 숨을 쉬면서 이완시킵니다. 부드럽게 머리를 양쪽으로 움직여보고 손가락을 꼼지락 거리고 다리를 풀어주고 얼굴과 배의 모든 근육에 힘을 빼세요. 차분하고, 깊고, 안정된 숨을 쉽니다. 지금 내 전신이 얼마나 편안해지고 이완되었는지 느껴봅니다. 내 온 몸의 근육이 어떻게 내가 차분해지도록 도왔는지 살펴보고 우리가 다 해 낸 것이 얼마나 좋은 기분인지 봅니다."

이 긴장과 이완 순서를 2-3번 반복합니다.

시각화 유도 대본: 초등학생

이 시각화 도움을 아이들에게 가르치는 이유는, 아이들이 이 기술을 사용하여 방해가 되고 침입적인 생각을 대체할 수 있게 하려는 것입니다. 이 회기 동안 낮고 차분한 음성으로 진행하면서 부드럽고 차분한 음악을 배경으로 틀어놓는 것이 좀더 이완이 되는 분위기를 만드는 데 도움이 될 수 있습니다. 아이들에게 시각화 도움을 가르치려면 제공된 대본을 따라하세요.

우리는 차분하고 깊고 편안한 숨쉬기로 시작할 거야. 편안하게 앉으렴. 네 몸이 편안한지 확인하고. 코를 통해 숨을 들이쉬고 입을 통해 천천히 숨을 내쉬어. 우리는 네가 기분이 나쁘거나 화가 났을 때 갈 수 있는 내 마음 속 "안전한 장소"를 만들어낼 거야. 네가 지루하거나 괴로운 생각이 불쑥 떠올랐을 때도 갈 수 있는 곳이야.

눈을 감고 차분히 숨을 쉬는 것으로 시작하자. 이제 네 마음속에 조용하고 안전한 바닷가를 떠올려보렴. 해는 빛나고, 너의 맨 발과 발가락 아래 모래는 부드럽고 시원해. 눈부시게 파란 바다가 네 앞에 펼쳐져 있고, 잔잔한 파도가 부서지고 있어. 다른 아이들도 해변에서 놀고 있는데, 모래성을 쌓거나 수영을 하고 있어. 웃으면서 너는 모랫가를 가로질러 바다쪽으로 걷기 시작했어. 파도 소리가 들리고 바닷가에 발을 담궜어. 처음엔 약간 차가운 기분이 들지만 곧 따뜻해져 와. 바다 공기를 들이 쉬렴; 네 얼굴에 얼마나 부드럽게 공기가 와닿는지 느껴봐. 신선한 바다 공기 가득 크고 깊은 숨을 쉬어봐! 이제 너는 바닷가에서 수영을 해볼 거야. 네 팔과 다리를 부드럽게 움직여보렴. 너는 다른 아이들을 지나쳐서 조용한 곳으로 수영을 해나가. 네 주변에서 부드럽게 흐르는 바다를 느껴보렴. 바다에 몸을 담그면 마치 네가 거품 안에 있는 것 같고, 밖의 세상으로부터 완전히 안전한 것 같아. 바다 밑은 너무도 조용하고 평화로워. 숨을 쉬기 위해 고개를 들고 주변을 보면 돌고래들과 바다표범이 헤엄치고 물에서 돌고 있는 게 보여. 너는 그들을 향해 다가가고 그들은 그들의 즐거운 게임에 널 초대해. 바다 동물들이 춤추고 놀면서 네 얼굴에 물이 취는 것을 느껴봐. 넌 정말 편안하고 평화로운 상태야. 이게 바로 세상에 관심이 없는 안전한 장소야. 네가 원한다면 언제든 놀거나 쉬기 위해 여기에 올 수 있어.

이제 우리는 다시 돌아갈거야. 이 아름다운 장소를 떠날 시간이지만 너무 오래 떠나있지는 않을거야. 이 곳이 바로 *너만의* 안전한 장소라는 걸 기억해. 넌 네가 원할 때면 언제든 만들고, 필요할 때 언제나 이 곳에 갈 수 있어. 우리가 천천히 방으로 돌아오는 동안 숨을 차분하고 깊게, 코로 들이 쉬고 천천히 입으로 내쉬렴. 네 몸이 편안하게 힘이 풀린 상태에서 천천히 눈을 떠.

시각화 유도 대본: 중학생

이 시각화 도움을 아이들에게 가르치는 이유는, 아이들이 이 기술을 사용하여 방해가 되고 침입적인 생각을 대체할 수 있게 하려는 것입니다. 이 회기 동안 낮고 차분한 음성으로 진행하면서 부드럽고 차분한 음악을 배경으로 틀어놓는 것이 좀더 이완이 되는 분위기를 만드는 데 도움이 될 수 있습니다. 아이들에게 시각화 도움을 가르치려면 제공된 대본을 따라하세요.

나는 네가 네 집중력을 모두 내면으로 돌려서, 네 주변의 모든 걸 잠시 뒤에 두고 잊었으면 해. 네 마음이 널 다른 곳으로 갈 수 있게 해주었으면 하는구나. 이 장소는 네가 안전하고 편하게 느끼는 곳이야; 널 이렇게 느끼게 할 수 있는 어떤 곳도 가능해. 네가 그 장소 안에서 보고, 듣고, 냄새를 맡고 느껴보도록 하렴. 편안하게 힘을 풀고 네가 그 장소를 탐색하는 데에만 집중하자.

나는 이제 다른 안전한 장소에 우리가 함께 가보려고 해. 이 곳은 시원한 하얀 모래와 아름다운 녹푸른 색의 바다가 있는 해변가야. 보이니? 우리 마음 속에서 이곳으로 가자(아이가 이 장소에 집중하도록 합니다). 자, 이제 우리는 안전한 장소에 있어, 탐색해보자. 바다를 따라 좀 걸어보자(아이가 "이동"하도록 기다립니다). 태양은 참 밝고 따듯하구나. 네 피부로 따스함이 느껴지니? 시원한 바람이 불어 얼굴을 간지럽혀. 소금 냄새가 네 코를 자극하는구나. 공기 중에 냄새가 느껴지니? (아동이 "냄새를 맡도록" 합니다.) 우리 발 아래 모래가 참 곱구나 – 단단한 돌은 하나도 없이 부드럽고 작은 조개껍질들만 점점이 보여. 네 발가락 사이로 느껴지니? 부드럽게 모래 밑으로 잠기게 발을 넣어보자(아이들이 "발을 밀어넣어보도록" 합니다. 자, 이제 우리 발의 모래를 털고 바다 쪽으로 걸어가보자.

이제 물 가장자리에 왔어. 물은 참 투명하고 작은 파도가 치는구나. 보이니? 우리 발을 물에 좀 담궈보자. 오, 차갑고 시원하구나! 태양은 따뜻해. 이제 물을 조금 떠서 얼굴에 뿌려 시원하게 해보자(아이들이 물을 "뿌리도록" 합니다). 이제 우리 얼굴이 젖었으니 닦아야겠다. 여기 해변에 좋은 푹신한 수건이 있구나. 가지러 가보자. 젖은 모래장 위로 수건을 가지러 걸어가보자(아동이 "걷게" 합니다). 여기 모래는 젖었고 질척이는구나, 네 발 바닥에 모래가 묻어있는게 느껴지니?

이제 수건있는 곳에 다 왔다. 수건을 집어올려보자, 와! 정말 부드럽구나! 느껴지니? 이걸로 얼굴을 닦아보자(아이들이 얼굴을 "닦도록" 합니다). 오, 냄새도 참 좋아, 네가 제일 좋아하는 섬유유연제 냄새같아. 향이 느껴지니?

난 좀 다른 냄새가 나는구나. 아하! 음식 냄새같아! 너도 맡을 수 있니? 저기 큰 모래 사장 뒤에서 풍기는 거 같네. 내 생각엔 우리가 그쪽으로 가보는게 좋겠어. 우리 수건은 다시 아래에 두고 걸어가보자. 저기 큰 모래 더미가 보이니? 저걸 모래 언덕이라고 해. 저 언덕을 올라가보자. 발 아래 모래가 참 좋은데, 이렇게 부드러운 건 처음 느껴보는 거 같아. 언덕 꼭대기까지 올라가보자(아이들이 좀 "올라가" 보도록 합니다).

우리가 해냈어! 와, 내가 보는 게 너도 보이니? 작은 해변가 음식 가판대가 있어! 저기 무슨 음식이 있나 가보자. 저기로 걸어가보자(아이들이 "걸어"가게 합니다). 피자와 아이스크림이네. 좀 먹어볼까? 오, 가판대에 있는 여자분이 참 좋은 분이라 우리한테 피자 한 조각씩을 주시는구나.

먹자. 와, 이건 내가 본 중에 가장 큰 피자인걸! 이걸 먹으려면 두 손을 다 써야겠어. 너도 두 손으로 잡고 한 입 먹어봐. 냠냠! 정말 맛있다! 짜릿한 토마토 소스, 부드럽게 끈적이고 짭조름한 치즈와 바삭 바삭 버터 같은 윗부분엔 네가 좋아하는 토핑이 가득이구나. 너도 그 맛이 나니? 우리 잠시 이걸 다 먹고 얘기하자(아이가 피자를 "다 먹을" 시간을 주세요).

음~내가 먹어본 중 최고의 피자였어. 하지만 배가 가득 차지는 않았네. 넌 배가 부르니? 만세! 가판대 여자분이 우리한테 아이스크림 콘도 하나씩 주시네. 네 손에 너 것을 받아. 네가 제일 좋아하는 맛일거야! 이거 먹어보자. 냠냠. 크림같고 시원해서 정말 기분이 좋다. 이제 우리 아이스크림을 다 먹어보자(아이가 아이스크림을 "다 먹을" 시간을 주세요).

이제 우리 수건 있던 데로 돌아가야할 거 같아. 모래 언덕을 다시 올라가서 수건 쪽으로 가자. 음, 모래가 참 따뜻하고 발이 정말 편해! 네 발은 느낌이 어때? 얼마나 좋은 산책이니. 거의 수건 있는 곳에 다 왔구나(아이가 수건을 향해 "걸어가게" 하세요). 다왔어! 따뜻하고 부드러운 모래 위를 걸으니 나한테 좋은 생각이 떠올랐어. 수건 위에 누워서 해변에 편하게 있어보는게 어떨까. 수건을 펼쳐서 누워보자(아이가 "이렇게" 하도록 하세요). 좋아. 자 이제 편하게 있자, 해변의 소리들을 들으면서. 난 파도가 부서지는 소리와 우리 머리 위를 날아가면서 갈매기들이 우는 소리가 들려. 너도 들리니? 해변가의 냄새도 나, 나한테는 짠 물 냄새하고 맑은 공기가 느껴지네. 너도 그러니? 우리 발을 모래아래에 묻어보자. 시원하고 편해, 너도 느껴지니? (아이들이 발을 "묻게" 합니다.)

난 네가 나와 함께 이 특별한 안전한 장소에 같이 와서 참 기뻐, 네가 필요할 때면 언제든 이 곳으로 오길 바라. 자 이제 힘을 빼고 편하게 있자. 숨을 들이 쉬고, 내쉬고. 숨을 들이쉬고, 내쉬고...

시각화 유도 대본: 보호자

이 시각화 도움을 보호자들에게 가르치는 이유는, 보호자가 이 기술을 사용하여 방해가 되고 침입적인 생각을 대체할 수 있게 하려는 것입니다. 이 회기 동안 낮고 차분한 음성으로 진행하면서 부드럽고 차분한 음악을 배경으로 틀어놓는 것이 좀더 이완이 되는 분위기를 만드는 데 도움이 될 수 있습니다. 보호자들에게 시각화 도움을 가르치려면 제공된 대본을 따라하세요.

우리는 차분하고, 깊고, 부드럽게 숨을 쉴 겁니다. 편하게 앉으세요. 몸이 편한 상태인지 확인하세요. 눈을 감고 안정적으로 숨을 쉽니다. 이제 조용하고 안전한 해변가를 떠올려 보세요. 태양은 빛나고 모래는 맨 발과 발가락 아래에 부드럽고 시원하게 느껴집니다. 해변가를 따라 작은 파도가 부서지는 투명하게 파란 바다가 당신 바로 앞에 보이네요. 웃으면서 당신은 모랫가를 걸어 바다쪽으로 갑니다. 파도 소리를 들으며 바다에 발을 담가 보세요. 처음엔 발에 좀 차갑게 물이 느껴지지만 곧 따뜻해지네요. 바닷바람을 들이쉬어보세요. 얼마나 당신 얼굴에 부드럽게 닿는지 느껴보세요. 크고 깊게 신선한 바닷바람을 마셔보세요! 이제 바다 수영을 해봅시다. 팔과 다리를 부드럽게 움직여보세요. 잔잔한 해류가 부드럽게 당신을 따라 다니는 것을 느껴보세요. 얼굴을 수면 아래로 묻어보면, 당신은 마치 안전한 고치, 바깥 세상으로부터 완벽히 보호된 안식처에 있는 듯 합니다. 바다 아래는 참으로 조용하고 평화롭습니다. 수면 위로 고개를 내밀어보면 물 주변으로 헤엄을 치고 돌고 있는 돌고래와 바다 표범이 보입니다. 바다의 삶과 당신은 조화를 이루고 있네요. 여기서 얼마나 당신이 보호받고 안정된 느낌인지 보세요. 여기는 세상에는 관심이 없는 안전한 장소입니다. 언제든 당신이 필요하다고 느낄 때면 이곳으로 돌아와 놀거나 편하게 지낼 수 있습니다.

이제는 우리가 돌아가야할 시간입니다. 이 아름다운 장소를 떠날 시간이지만 오래는 아닐 거에요. 여기는 *당신의* 안전 지대라는 것을 기억하세요. 당신이 무엇을 원하든 여기에 만들 수 있고 언제든 원할 때 갈 수 있습니다. 우리가 방으로 천천히 돌아오는 동안 차분하고 깊게 숨을 쉬세요, 코로 들이 쉬고 천천히 입으로 내쉽니다. 눈을 천천히 뜨면서 몸은 이완된 상태로 계세요.

생각 알아차리기 게임 아이템 리스트

이 순서대로 읽으세요

자기 대화 아이템	반응
1. 난 호감이 갈 만한 사람이다.	
2. 난 감사할 만한 일이 많이 있다.	
3. 난 나쁜 사람이다.	
4. 난 내 머리 스타일이 마음에 든다.	
5. 내 친구들은 날 신경써준다.	
6. 아무도 날 이해하지 못한다.	
7. 왜 나는 좋은 가족을 갖지 못한거지?	
8. 난 학교가 매우 중요하다고 생각한다.	
9. 난 내 학교 친구들을 정말 좋아한다.	
10. 내 선생님들은 내가 할 수 있는 한 최고가 되길 원하신다.	
11. 뭔가 잘못되고 있을 때는 항상 내 잘못이다.	
12. 삶은 점점 좋아질 것이다.	
13. 힘든 일에 계속 노력한다면 나는 결국 성공할 것이다.	
14. 내 가족들은 언제나 날 힘들게 한다.	
15. 만약 내가 좋은 사람이라면, 난 삶에서 성공할거야.	
16. 나쁜 일이 일어난다고 언제나 내 잘못은 아니다.	
17. 얼마나 노력하든지간에, 난 절대 성공하지 못할 것이다.	
18. 세상 사람들 대다수는 좋은 사람들이다.	
19. 다른 사람에게 친절하게 대하고 배려하는 것이 중요하다.	
20. 내 부모와 선생님들이 나에게 하라고 했던 것들을 해서는 안됐었다.	
21. 난 어떤 일이든 제대로 할 수 없다.	
22. 일이 어려우면 나는 최선을 다할 것이다.	
23. 난 마음만 먹으면 무엇이든 할 수 있다.	
24. 인생은 그냥 공평하지 않다.	
25. 젊고 에너지가 가득하니 기분이 좋다.	
26. 난 내 삶이 좋다.	
27. 내 인생은 항상 엉망이 된다.	
28. 만약 일이 잘못되어가도, 언젠가는 좋아질 것이다.	
29. 난 내 삶의 일들을 바꿀 힘이 있다.	
30. 내가 뭘 하든 언제나 잘못될 것이다.	

생각 알아차리기 게임 답 열쇠

다음의 아이템은 부정적인 자기대화를 의미합니다; 3, 6, 7, 11, 14, 17, 20, 21, 24, 27, 30

상황 #1 게임 보드: 네 여자친구/남자친구가 다른 남자아이/여자아이와 이야기하고 있는 걸 봤다.

+	생각	감정	행동
–	생각	감정	행동

상황 #1 게임 타일: 네 여자친구/남자친구가 다른 남자아이/여자아이와 이야기하고 있는 걸 봤다.

+	내 남자친구/여자친구는 참 친절해	자랑스럽고 행복하다	나중에 남자친구/ 여자친구를 칭찬한다
–	내 남자친구/여자친구는 더 이상 날 좋아하지 않아	슬프고 상처받았다	남자친구/여자친구의 전화/문자를 무시한다

상황 #2 게임 보드: 네 남자친구/여자친구가 너와 헤어지려고 한다.

+	생각	감정	행동
−	생각	감정	행동

상황 #2 게임 타일: 네 남자친구/여자친구가 너와 헤어지려고 한다.

+	어쨌든 그/그녀는 나한테 맞는 사람이 아니었어	마음이 놓인다	다른 친구들과 어울린다
−	아무도 날 사랑하지 않아; 난 다시는 남자친구/여자친구를 사귀지 못할 거야	슬프고 우울하다	울고 학교에 가지 않고 집에만 있는다

상황 #3 게임 보드: 방과 후에 친구들과 어울리고 싶은데, 학원에 가야한다.

+	생각	감정	행동
−	생각	감정	행동

상황 #3 게임 타일: 방과 후에 친구들과 어울리고 싶은데, 학원에 가야한다.

+	다른 때 놀 수 있어	신난다	학원 시간 이후에 친구에게 전화한다
−	친구들이 날 떠날거야	슬프고 외롭다	울고 학교에 가지 않고 집에만 있는다

상황 #4 게임 보드: 코치가 추가 운동을 위해서 연습 후에도 네가 남아있길 원한다.

+	생각	감정	행동
−	생각	감정	행동

상황 #4 게임 타일: 코치가 추가 운동을 위해서 연습 후에도 네가 남아있길 원한다.

+	코치는 내가 잘 할 수 있기를 바란다	자랑스럽고 행복하다	평소보다 더 빨리 트랙을 뛴다
−	난 잘 못해/충분히 빠르지 않아	슬프고 낙담한다	팀을 관둔다

상황 #5 게임 보드: 친구가 너에 대해 창피한 소문을 퍼뜨리고 있다.

+	생각	감정	행동
−	생각	감정	행동

상황 #5 게임 타일: 친구가 너에 대해 창피한 소문을 퍼뜨리고 있다.

+	내 진짜 친구들은 그걸 믿지 않을거야	긍정적이고 용기를 낸다	평소처럼 친구들과 대화한다
−	아무도 나와는 더 이상 어울려주지 않을 거야	창피하고 외롭고 슬프다	울고 학교에 가지않고 집에만 있는다

상황 #6 게임 보드: 열심히 공부한 과목의 시험에서 나쁜 성적을 받았다.

	생각	감정	행동
+	생각	감정	행동
−	생각	감정	행동

상황 #6 게임 타일: 열심히 공부한 과목의 시험에서 나쁜 성적을 받았다.

+	시험이 정말 어려웠어; 누구나 잘못 봤어	희망을 가진다	다음 시험 때 또 열심히 하자; 선생님에게 조언을 구하자
−	나는 너무 멍청해; 난 이 학급에서 낙제할거야	의기소침하고 우울하다	수업에 집중하길 그만둔다; 다음 시험에 공부하지 않는다

상황 #7 게임 보드: 친구가 한 것에 대해 선생님이 나를 야단쳤다.

+	생각	감정	행동
−	생각	감정	행동

상황 #7 게임 타일: 친구가 한 것에 대해 선생님이 나를 야단쳤다.

+	선생님은 실제로 무슨 일이 일어났었는지 보시지 못한게 틀림없어	행복하고 확신한다	수업시간 끝날 때 선생님에게 가서 무슨 일이 있었던 것인지 설명한다
−	선생님은 날 싫어해	우울하다	수업을 그만둔다

상황 #8 게임 보드: 내 형제자매가 내가 가장 아끼는 옷/게임/가방을 가져갔다.

+	생각	감정	행동
−	생각	감정	행동

상황 #8 게임 타일: 내 형제자매가 내가 가장 아끼는 옷/게임/가방을 가져갔다.

+	그 애는 그냥 빌려간 거고 나중에 돌려줄 거야	행복하고 양보한다	형제자매에게 언제 그걸 돌려줄 것인지 물어본다
−	그 애가 내 것을 훔쳤어	화가 난다	형제자매에게 소리친다; 그 애 것을 나도 뺏는다

상황 #9 게임 보드: 친구와 다퉜다.

+	생각	감정	행동
−	생각	감정	행동

상황 #9 게임 타일: 친구와 다퉜다.

+	친구란 언제나 다툴 수 있어	희망을 가진다	학교가 끝나고 친구에게 얘기하자고 전화를 한다
−	내 친구는 날 싫어해; 우리는 다시는 친구가 될 수 없을 거야	슬프고 화가 난다	학교에서 그 친구를 피한다.

상황 #10 게임 보드: 엄마/아빠/보호자가 네 형제 자매의 일을 너보고 하라고 한다.

+	생각	감정	행동
−	생각	감정	행동

상황 #10 게임 타일: 엄마/아빠/보호자가 네 형제 자매의 일을 너보고 하라고 한다.

	생각	감정	행동
+	내 형제자매가 자기 시험 공부하느라 정말 바쁜가 보다	도움을 줄 수 있고 행복하다	불평없이 그 일을 끝낸다
−	부모님은 날 좋아하지 않아, 그렇지 않다면 내가 이걸 할 필요는 없었을 거야	화가 난다	쿵쿵거리며 방에 가서 문을 쾅 닫고 가족을 무시한다

상황 #11 게임 보드: 학교에서 집에 왔더니 엄마가 너에게 잔소리를 퍼부었다.

+	생각	감정	행동
−	생각	감정	행동

상황 #11 게임 타일: 학교에서 집에 왔더니 엄마가 너에게 잔소리를 퍼부었다.

+	엄마가 그냥 기분이 안좋은가 보다	공감; 유감이다	엄마가 너에게 뭘 하라고 하지 않아도 엄마가 저녁하는 걸 돕고 상을 차린다
−	엄마는 날 사랑하지 않아; 그녀는 항상 날 비난했어	슬프고 화가 난다	엄마에게 소리를 지르고; 방에 들어가 방문을 잠근다

상황 #12 게임 보드: 중학교 졸업식 날입니다, 내년에는 새 고등학교에 다니게 됩니다.

+	생각	감정	행동
−	생각	감정	행동

상황 #12 게임 타일: 중학교 졸업식 날입니다, 내년에는 새 고등학교에 다니게 됩니다.

+	새로운 곳에서의 시작이 기대된다; 새 선생님과 사람들을 만나야지	흥분	새 옷과 학교에서 쓸 것들을 사러 간다
−	고등학교가 싫고 거기서 친구들도 사귀지 않을거야, 졸업하기 싫어	슬프고 우울하다	운다; 고등학교 첫날 가지 않으려고 한다

상황 #13 게임 보드: 새 마을로 막 이사 와서 새 학교의 첫 날이다.

+	생각	감정	행동
–	생각	감정	행동

상황 #13 게임 타일: 새 마을로 막 이사 와서 새 학교의 첫 날이다.

+	새로운 아이들을 만나고 싶어	흥분	웃고 널 만나는 사람들에게 자신을 소개한다
–	난 아무 친구도 사귀지 않을 거야	슬프고 외롭다	학교에서 마주치는 사람들을 무시한다

상황 #14 게임 보드: 제일 친한 친구가 밤새 문자에 답을 보내지 않았다.

+	생각	감정	행동
−	생각	감정	행동

상황 #14 게임 타일: 제일 친한 친구가 밤새 문자에 답을 보내지 않았다.

+	걔가 가족과/숙제하느라 바쁜가 보다	희망, 행복	다음날 학교에서 그 애에게 말을 건다
−	걔는 나한테 화가 나서 더 이상 친구가 되고 싶지 않은 거야	슬프고 상처받았다	다음날 친구를 무시하거나 그 애에게 소리를 지른다

상황 #15 게임 보드: 가게 점원 중 아무도 당신을 도우러 오지 않는다.

+	생각	감정	행동
−	생각	감정	행동

상황 #15 게임 타일: 가게 점원 중 아무도 당신을 도우러 오지 않는다.

+	저 사람들이 정말 바쁜가 보다	행복	도움 없이 구매를 마친다.
−	모든 사람이 항상 날 무시해	화가 나고 우울하다	사려던 것을 사지 않고 그날 종일 가족 모두를 무시한다

상황 #16 게임 보드: 엄마/아빠/보호자가 약속했던 선물을 사주지 않았다.

+	생각	감정	행동
−	생각	감정	행동

상황 #16 게임 타일: 엄마/아빠/보호자가 약속했던 선물을 사주지 않았다.

+	잊어버렸나 보다; 어쨌거나 사줄 돈이 없어	다정하고 차분하다	부모님/보호자에게 차분하게 물어본다
−	엄마/아빠/보호자는 날 사랑하지 않아; 그렇지 않다면 나한테 선물을 사주었을 거야	화가 나고 상처받는다	쿵쿵거리며 방에 가서 문을 쾅 닫고 가족을 무시한다

상황 #17 게임 보드: 누군가에게 데이트하자고 했으나, 상대방이 거절했다.

+	생각	감정	행동
−	생각	감정	행동

상황 #17 게임 타일: 누군가에게 데이트하자고 했으나, 상대방이 거절했다.

+	어쨋거나 저 사람은 나에게 맞는 사람이 아냐; 어쨌든 물어볼 용기가 있었다.	다행이다; 용감하다	친구들과 그 얘기를 하며 웃어 넘긴다
−	아무도 나와 데이트하려고 하지 않을 것이다.	슬프고 상처받았다	친구들을 무시한다; 운다

상황 #18 게임 보드: 코치가 나를 빼고 팀의 모든 사람을 칭찬했다.

	생각	감정	행동
+	생각	감정	행동
−	생각	감정	행동

상황 #18 게임 타일: 코치가 나를 빼고 팀의 모든 사람을 칭찬했다.

	생각	감정	행동
+	난 내가 잘하고 있다는 걸 알고 있으니 날 칭찬해줄 필요가 없다.	자신감있고, 자랑스럽다	다음날 재미있게 연습한다
−	코치는 내가 나쁜 선수라고 생각한다.	상처받았다	팀을 그만둔다

상황 #19 게임 보드: 당신이 팀/게임/모임에 뽑히지 않았다.

+	생각	감정	행동
-	생각	감정	행동

상황 #19 게임 타일: 당신이 팀/게임/모임에 뽑히지 않았다.

+	내년에 더 열심히 하자; 다른 훌륭한 사람들이 많았어	희망을 가지고, 자신감이 있다	다른 걸 노력한다; 내년에 다시 도전한다
-	난 뭐든 못한다.	슬프다	하고 있던 다른 모든 것도 그만둔다

상황 #20 게임 보드: 방과 후 팀이 같이 쇼핑몰에 가는데 친구가 당신을 초대하지 않았다.

+	생각	감정	행동
−	생각	감정	행동

상황 #20 게임 타일: 방과 후 팀이 같이 쇼핑몰에 가는데 친구가 당신을 초대하지 않았다.

+	걔네들은 내가 다른 일정이 있는걸 알아; 어쨌든 내 부모님/보호자가 보내주지 않았을 거야	행복하다, 괜찮다	나중에 친구들에게 안부 전화를 한다
−	내 친구들이 날 더 이상 좋아하지 않아	화가 난다	밤에 친구들에게 전화해서 소리지른다

만약에 내 아이가... 했다면 게임 질문지

집

1. 내 아이가 나에게 좋은 말, 다정한 말을 하는가?
2. 내 아이가 다른 아이와 보드 게임을 하다가도 다투는가?
3. 내 아이가 집안일(예를 들어 방을 치우고, 잠자리를 정돈하고, 설거지를 하고 등) 하기를 거부하는가?
4. 내 아이가 나 혹은 다른 보호자를 때리거나 말대꾸를 하는가?
5. 내가 아이를 가게에 데리고 갔는데 아이가 원하는 것을 갖지 못한다고 분노 발작을 보이는가?
6. 내 아이가 내 허락 없이 내가 없는 곳으로 갔는가?
7. 내 아이가 나나 남의 것을 훔쳤는가?

학교

1. 내 아이가 학교에 가기를 거부하는가?
2. 내 아이가 숙제하기를 거부하는가?
3. 내 아이가 시험/과제에서 좋은 점수를 받았는가?
4. 내 아이가 시험/과제에서 나쁜 점수를 받았는가?
5. 내 아이가 다른 아이를 괴롭히는가(예: 때리거나 놀리기)?
6. 내 아이가 괴롭힘의 피해자인가?
7. 내 아이가 학교의 화재 알람을 울리는가?

성적 행동

1. 내 아이가 나에게 섹스가 무엇인가 묻는가?
2. 내 배우자와 성적 관계를 맺는 중에 내 아이가 나에게 걸어왔는가?
3. 내 아이가 음란물을 보고 있는 걸 발견했는가?
4. 내 아이가 더 어린 아이의 성기를 만지거나 자기의 성적인 부분을 다른 아이에게 보여주는가?
5. 내 아이가 자신의 성폭력 피해를 나에게 밝혔는가?

초등학생, 중학생을 위한 마음교육 정보지

section 1: 신체 접촉과 소중한 부위

무엇이 괜찮은 신체 접촉일까요?

괜찮은 신체접촉(okay touches)이란 우리가 편안함을 느끼는 행위입니다. 악수하고, 하이파이브를 하고, 엄마를 안아주는 것이 괜찮은 신체 접촉의 예입니다. 어떤 괜찮은 신체접촉은 우리가 의사선생님에게 가서 주사를 맞는 것처럼, 아프지만 우리에게 실제로는 좋은 것입니다.

어떤 것이 괜찮지 않은 신체 접촉일까요?

괜찮지 않은 신체접촉(not-okay touches)이란 우리가 불편함을 느끼는 행위입니다. 주먹질, 발차기, 깨무는 것이 괜찮지 않은 접촉의 예입니다. 우리의 소중한 신체부위를 누군가 만지거나 쳐다보는 것 역시 괜찮지 않은 것입니다.

소중한 신체부위라는 게 무엇인가요?

우리의 몸에는 우리를 도우려고 하는 경우 외에는 남이 만져서는 안 되는 부분이 있습니다. 이 부위들은 수영복으로 가려지는 부분입니다. 이 부분 중 일부는 여자 아이와 남자 아이의 경우가 다릅니다. 소중한 신체부위의 이름은 모두가 다를 수 있지만, 우리는 의사들이 부르는 이름을 알아야 합니다. 여자아이의 경우에는 세 곳의 소중한 부위가 있습니다. 여아의 수영복 뒷부분으로 가려지는 가슴과 수영복 아랫부분 중 앞 쪽으로 가리는 질, 그리고 뒷 쪽으로 가려지는 엉덩이입니다. 남자아이들은 두 군데입니다. 남아 수영복 앞부분으로 가리는 페니스와 뒷부분으로 가리는 엉덩이입니다. 남아 여아 모두 엉덩이가 포함됩니다. 소중한 신체부위는 그 외의 다른 신체부위처럼 기능을 갖고 있습니다. 그러므로 그것이 다른 신체 부위와 비교해 우습게 볼 것은 없습니다(예를 들어 손은 물건을 들 때 씁니다).

section 2: 아동 성폭력의 정의와 특징

아동 성폭력이 무엇인가요?

아동 성폭력이란 당신의 소중한 신체부위를 누군가 쳐다보거나 만지거나 또는 자신의 소중한 신체부위를 당신이 보거나 만지게 하는 것입니다.

신체적 아동 학대란 무엇인가요?

신체적 아동 학대란 누군가 당신을 때리거나 당신의 몸에 흔적 그리고/또는 멍을 남기는 경우입니다.

section 3: 생존자 정보

누가 학대를 당할 수 있나요?

아동 학대는 누구에게나 발생할 수 있습니다. 나이나 상황과 무관하게 남자아이와 여자아이 모두에게 일어날 수 있습니다.

학대는 많은 아이들에게 일어납니다. 성학대의 예를 들면, 여자아이 4명 중 1명, 남자아이 7명중 1명이 그들이 18세가 될 때까지 성적으로 학대를 당한다고 합니다(Cohen, Mannarino, & Deblinger, 2006; Sapp &

Vandeven, 2005). 신체 학대는 5명중 1명이 그들이 18세가 되기 전에 경험하게 됩니다(Briere & Elliott, 2003; Finkelhor, Turner, & Hamby, 2013).

아이들이 학대를 경험한 뒤 어떻게 느끼나요?

아이들은 학대를 겪고 다양한 감정을 느끼게 됩니다. 그들은 슬프고, 수치스럽고, 무섭고, 걱정되고, 또는 혼란스러울 수 있습니다. 모두가 다 다르기 때문에 아이가 어떻게 느끼든 괜찮습니다.

왜 아이들은 학대에 대해 말하기를 두려워 하나요?

성폭력에 대해 말하는 것은 어렵습니다. 때때로 아이들은 일어난 일에 대해 창피하고 당황스러워할 수 있습니다. 아이들은 또 만약 그들이 그 일에 대해 말하면 가해자가 자신을 해칠까봐, 아니면 아무도 자신을 믿어주지 않을까봐 두려워하기도 합니다. 때로 아이들은 자신이 문제에 휘말리거나, 일어난 일이 자신의 잘못이라고 생각하기도 합니다.

section 4: 가해자에 대한 정보

아동이 학대를 겪었을 때 누구의 잘못일까요?

아동이 학대를 겪는다면, 이는 언제나 가해자의 잘못이며 절대로 아이의 잘못이 될 수 없습니다. 많은 아이들이 일어난 일에 대해 자신을 비난하기 때문에 이를 이해하는 것이 매우 중요합니다.

아이를 학대하는 사람들은 어떤 사람인가요?

누구라도 아이를 학대할 수 있습니다. 하지만 대다수의 사람들은 아이들을 잘 대하고 학대하지 않습니다. 아이를 성적으로 학대하는 대다수의 사람들은 남성이지만, 여성 가해자도 존재합니다. 게다가 3명 중 1명의 아이는 자신보다 나이가 많은 아이나 10대에게 성적으로 학대를 당합니다. 아동을 신체적으로 학대하는 사람의 대다수는 부모나 아동의 양육을 담당하고 있는 가족입니다. 대다수의 경우에서 아이들은 아는 사람에 의해 학대를 겪습니다. 아동을 학대하는 사람은 심각한 문제가 있는 것이며 도움이 필요합니다. 학대는 절대로 사랑의 방식이 될 수 없습니다.

section5: 개인의 안전과 치료

당신이나 당신이 아는 누군가를 타인이 학대하거나 학대하려고 한다면 어떻게 해야 할까요?

당신이나 당신이 아는 누군가가 성적으로 학대를 겪었다면, 부모님이나 믿을 수 있는 어른에게 알려야 합니다. 누군가 나를 학대하려고 한다면 "싫어요"라고 소리치고 도망가서 즉시 어른에게 이를 말해야 합니다. 만약 그 어른이 날 믿어주지 않거나 도와주지 않는다면, 적절한 도움을 받을 때까지 다른 어른에게 계속 알려야 합니다.

무엇이 일어났는지 말하는 것이 왜 중요한가요?

힘들겠지만 무엇이 일어났는지 말하는 것이 기분을 나아지게 할 수 있습니다. 당신은 당신이 학대에 대해 말할 수 있고, 그래도 괜찮다는 것을 알게 될 것입니다. 학대에 대해 말하는 것은 또 다른 사람들이 당신을 도울 수 있게 해 줍니다.

치료가 뭔가요? 어떻게 날 도울 수 있나요?

치료는 어려움을 겪는 아이들과 대화하는 것이 직업인 어른을 만나는 것입니다. 치료 중 당신은 당신의 느낌을 이야기하고 학대에 대해 배우고 어떻게 안전하게 지낼지 배우게 됩니다. 좋은 소식은, 당신이 많은 놀이를 하고 즐거운 시간 역시 가질 것이라는 겁니다.

중학생을 위한 건강한 성 정보지

소중한 신체 부위가 무엇이며 몸의 다른 부위와 어떻게 비슷한가요? 어떻게 다른가요?

소중한 신체부위는 수영복으로 가려지는 부분으로, 다른 사람들이 만지거나 봐서는 안될 곳입니다. 감각이 있고 사용목적이 있다는 점에서는 다른 신체 부위와 똑같습니다. 소중한 신체부위가 특별한 점은 용변(페니스, 질, 엉덩이), 수유(가슴), 그리고 생식(페니스, 질)에 있어서 우리를 돕는 곳이라는 겁니다.

사춘기란 무엇인가요?

남자아이나 여자아이의 몸이 아기를 만들 수 있도록 변하는 정상적인 발달 단계입니다.

남자 아이는 사춘기 동안 어떻게 변하나요?

남자아이들은 얼굴, 겨드랑이, 페니스 주변에 털이 자랍니다. 목소리가 변하고 깊어집니다. 남자아이들은 더 땀을 더 흘리게 되기도 하여 체취가 나게 됩니다. 피부가 더 지성으로 변하면서 여드름이 나기도 합니다.

여자아이는 사춘기 동안 어떻게 변하나요?

여자아이들은 겨드랑이와 질 주변으로 털이 자랍니다. 가슴이 커지면서 생리를 시작하게 됩니다. 여자아이들 역시 땀을 더 흘리게 되면서 체취가 날 수 있습니다. 또한 피부가 지성으로 변하면서 여드름이 나기도 합니다.

언제 사춘기가 시작되나요?

사람마다 다르지만 보통 만 8세에서 15세 사이에 언제든 시작될 수 있습니다.

사춘기를 겪는 아이들은 때때로 아직 사춘기를 겪고 있지 않은 아이들과 무엇이 다를 수 있습니까?

사춘기의 아이들은 때때로 데오도란트가 필요하고, 여성 위생용품, 브래지어를 쓰고 더 자주 씻어야 합니다.

성 행동이란 무엇입니까?

위생 혹은 안전의 이유 외에 소중한 부위를 만지거나 보는 것입니다. 때로는 키스하는 것도 성 행동에 들어갈 수 있습니다.

당신이 성 행동을 할 준비가 되어있다는 것을 어떻게 압니까?

성 행동을 해보고 싶다는 생각을 하게 되었다면, 믿을만한 어른과 이를 이야기해보아야 합니다.

성 행동의 결과에는 어떤 것들이 있습니까?

성 행동의 결과 중 하나는 성병(sexually transmitted disease, STD)입니다. 어떤 성행동은 임신으로 이어질 수도 있습니다.

어떻게 여성은 임신을 하게 되나요?

남성과 성관계를 하면 임신이 가능합니다.

여성이 임신한 것은 어떻게 알 수 있나요?

임신진단테스터기로 확인이 가능합니다.

임신 예방법에는 어떤 것들이 있나요?

임신은 보통 콘돔 그리고/또는 피임약을 먹어서 예방할 수 있습니다. 그러나 임신을 확실히 막을 수 있는 유일한 방법은 금욕이나 성관계를 하지 않는 것입니다.[1]

성병이 무엇인가요?

성병은 감염된 사람의 성기나 체액에 접촉하여 옮는 바이러스성 질환입니다.

어떻게 성병에 걸리게 되나요?

성병은 보호장치가 없는 성 행동을 통해 걸릴 수 있습니다.

내 소중한 신체부위를 만지는 건 괜찮나요? 그렇다면 언제가 괜찮은 건가요?

내가 소중한 신체부위를 만지는 것은 괜찮지만, 사적으로 보호된 장소에서만 괜찮습니다.

---

1) 여기서 치료자가 진행할 때, 그러니 무조건 성행동을 하지말라는 식의 언급보다는 성행동은 내가 아이를 낳고 양육할 일말의 가능성이 있다고 해도 충분히 책임을 질 수 있을 때 하는 것이 나와 미래의 아이를 위하는 것이라는 메세지를 주는 것입니다(역자).

보호자를 위한 마음교육 정보지

section 1: 아동 성폭력의 특징

무엇이 아동 성폭력인가요?

아동성폭력이란 성인, 또는 더 나이 든 아이가 아동의 소중한 신체부위(질, 가슴, 페니스, 엉덩이)를 만지거나 쳐다보는 것을 포함합니다. 추가적으로 아동성폭력은 가해자가 아동에게 자신의 소중한 신체부위(질, 가슴, 페니스, 엉덩이)를 만지거나 쳐다보도록 요구하는 것도 해당됩니다. 아동성폭력은 가해자와 피해자 간의 힘과 조절력의 차이를 포함합니다. 예를 들어, 성폭력 가해자는 연령, 지능, 재정적 자원, 그리고/또는 그들이 보호자 역할이라는 점에서 더 큰 힘과 조절력을 갖고 있습니다. 성폭력 가해자들은 피해자의 신뢰 그리고/또는 학대의 허용을 위해 보상, 뇌물, 속임수, 또는 힘을 사용할 수도 있습니다.

신체적 아동학대가 무엇인가요?

신체적 아동학대는 타인이 아이를 때리거나 아이의 몸에 자국 그리고/또는 멍을 남기는 것입니다. 손이나 벨트, 철사 옷걸이, 전선 연결선 따위의 물체를 이용해서 때리기도 합니다. 신체적 아동학대는 주로 보호자 역할 또는 아이를 알고 있는 누군가에 의해서 보통 가해지며 과도한 신체적 벌을 포함하기도 합니다. 보통 화가 났거나 불만을 가졌을 때 가해자는 아이들을 신체적으로 학대하며 효과적인 비폭력적 행동 관리법에 친숙하지 않은 사람입니다. 신체적 학대는 힘의 불균형을 항상 포함하고 있습니다.

얼마나 많은 아이들이 학대를 겪나요?

학대는 많은 아이들에게 일어납니다. 성폭력의 예를 들면, 여자아이 4명 중 1명, 남자아이 7명 중 1명이 그들이 18세가 될 때까지 성적으로 학대를 당한다고 합니다(Cohen, Mannarino, & Deblinger, 2006; Sapp & Vandeven, 2005). 신체 학대는 5명 중 1명이 그들이 18세가 되기 전에 경험하게 됩니다(Briere & Elliott, 2003; Finkelhor, Turner, & Hamby, 2013).

아동을 성적으로 학대하는 사람들은 어떤 사람들인가요?

"위험한 낯선 사람"에 대해서 경고하지만, 우리는 성폭력 가해자의 90%가 피해자와 아는 사이인 것을 알고 있습니다. 종종 가해자들은 친척, 또는 가족의 친구입니다. 놀랍게도 성폭력 가해자의 30% 정도가 미성년자, 즉 만 18세 이하입니다. 성폭력 가해자들은 충동적인 문제가 있으며 많은 피해자들을 공격하기도 합니다. 많은 성폭력 가해자가 자신도 성폭력을 당한 경험이 있지만, 그렇다고 그들의 행동에 변명이 될 수는 없습니다.

Section 2: 생존자 정보

누가 성적으로 학대를 당하나요?

모든 연령, 성별, 인종, 문화, 사회경제적 상태의 아이들이 성적 학대를 당합니다.

아이들은 성폭력에 어떻게 반응하나요?

성폭력은 각각의 아이들에게 다르게 영향을 줍니다. 그러나 보통 많은 행동적, 감정적 문제가 피해자화와 관련이 됩니다. 성적으로 학대를 겪은 아이들은 수치심, 우울, 불안, 자기 비난, 미래에 또 피해를 입을 것이라는 공포를 경험하기도 합니다. 또한 규칙을 어기거나 반항, 성적으로 부적절한 행동을 보이기도 합니다. 또한 친구나 가족으로부터 멀어져 위축되기도 합니다.

왜 아이들은 이에 대해서 말하기를 꺼릴까요?

성폭력 이후, 아이들은 수많은 이유로 인해 무슨 일이 일어났는지 말하기를 종종 꺼립니다. 일어난 일에 대해 수치심을 느끼거나 학대로 인해 문제에 휩싸이게 될 까봐 두려워하기도 합니다. 그들 스스로를 비난하거나 죄책감을 느끼기도 합니다. 때때로 가해자가 보호자거나 친척이라면, 아이가 가해자를 보호하려할 수도 있습니다. 유사하게 아이들은 그들이 학대에 대해 말할 경우 가족에게 부정적인 역할을 끼치거나, 가해자가 자신을 해칠까봐 두려워하기도 합니다.

Section 3: 보호자의 역할

아동 성폭력에 보호자들은 어떤 영향을 받나요?

성폭력을 겪은 아이들의 보호자들은 분노, 슬픔, 수치심, 죄책감, 타인에 대한 배신감을 포함한 다양한 감정을 흔히 느낍니다. 또 보호자들은 과예민성, 아이들에 대한 과보호감을 갖고 악몽, 침입적인 생각과 같은 외상 증상을 겪기도 합니다. 당신이 어떤 느낌을 경험하든 간에, 이것이 불쾌한 상황에 대한 정상적인 반응이라는 것을 이해하는 것이 중요합니다. 당신의 감정이 얼마나 고통스럽던 간에, 이것이 단지 일시적이며 치료 과정을 통해 어떻게 치유가 되고 앞으로 나아갈지 배울 것이라는 것을 아는 것이 도움이 됩니다.

아이가 성폭력을 겪었다면 보호자는 무엇을 해야 할까요?

당신의 아이가 성폭력을 겪었다면, 당신은 적합한 공적 기관(예를 들어 경찰, 아동 보호 기관)에 가해를 신고해야 합니다. 또한 아이를 지지해주고 아이가 일어난 일에 대해 자신을 비난 하지 않도록 강조하는 것이 중요합니다. 당신 아이의 삶에서 가장 중요한 어른 중 하나인 이상 당신은 아이와 신뢰, 연민과 이해를 쌓아야 합니다.

보호자가 치료 과정에서 아이를 어떻게 도와줄 수 있을까요?

꾸준히 치료에 참여하는 것이 그들의 인생에서 힘든 시기를 헤쳐나가도록 아이를 돕는 데 매우 중요합니다. 우리는 적어도 한명의 보호자가 치료에 밀접하게 관여하고 치료과정에 자주 협조해준다면 치료가 가장 효과가 있다는 것을 알고 있습니다.

다시 아이가 학대를 당하지 않도록 보호하려면 보호자가 무엇을 할 수 있을까요?

미래의 학대 사건을 예방하는 최고의 방법은 당신의 아이가 치료를 받고, 자신을 어떻게 안전하게 유지할지 교육과 훈련을 받도록 하는 것입니다. 또 당신은 당신도 잘 알고 있는, 아이가 믿을 수 있는 다른 어른에게 개방적이고 정직하도록 격려해주어야 합니다.

Section 4: 아동의 복지와 법적 과정

아동 보호 기관은 어떤 역할을 하나요?

아동 보호 기관은 아동의 안전을 보장하는 데 책임을 지고 있는 조직입니다. 이 책임에는 아이들이 적절한 환경에 살도록 하고, 기본적인 필요(예컨대 음식, 옷 등)를 충족하는 것이 포함되며 교육과 의료, 정신건강 서비스가 제공되어야하며 그들에게 해로운 것이 주어지지 않도록 하는 것입니다. 이 기관은 가족이 자신의 아이들의 필요를 충족시키는 데 어려움이 있는 경우 그 가족에게 서비스 그리고/또는 지지를 제공하기도 합니다.

법적 과정은 무엇입니까?

성폭력의 조사에 따라, 당신의 아이는 검사실 그리고/또는 법정에서 증언을 하도록 요청을 받을 수 있습니다. 또 당신도 진술을 요청받게 되기도 합니다. 아동의 진술 동안 아동은 안전하고 편안하며 따뜻한 분위기를 조성하는 것이 직업인 아동 전문가와의 인터뷰를 녹화하게 되기도 합니다. 이 아동의 진술에 따라 검사와 형사는 증거를 모아 기소된 가해자에 맞서 기소를 시도하게 됩니다. 불행히도 많은 경우에서(예를 들어 아동이 공개하기 몇 달 전에 폭력이 있었다면) 폭력의 혐의를 확정할 만한 물리적 증거가 없습니다. 게다가 성폭력은 닫힌 문 뒤에서 일어나고 범죄의 목격자가 없을 수 있습니다. 이런 경우 기소가 어렵기 때문에, 검사실의 전문가들은 각 사례를 법적 과정을 진행할 만한 것인지 개인적인 판단에 근거하여 평가하게 됩니다.

Section 5: 치료의 과정

의료적 평가의 목적이 무엇입니까?

의료적 평가는 폭력의 물리적 증거를 확인하고 아동의 건강과 복지를 확인하기 위해, 그리고 다른 의료적 필요성 여부를 확인하기 위해 시행합니다. 의료적 평가에 따라 필요한 경우 아이들은 추가적인 의료 서비스를 받게 됩니다.

심리학적 평가의 목적이 무엇입니까?

심리학적 평가는 아동의 심리학적, 행동적, 정서적 기능을 평가하기 위해 시행됩니다. 또한 심리학적 평가는 아동의 정신건강 상 요구되는 것을 평가하여 도움이 될 서비스를 추천할 것입니다.

심리치료란 무엇이며 그것이 어떻게 내 아이를 도울 수 있습니까?

성폭력을 겪은 아동의 심리치료는 치료자와 개별적, 또는 폭력을 겪은 다른 아이들과 그룹으로 진행될 수 있는 과정입니다. 세팅과 무관하게, 심리치료는 아동에게 그들의 감정에 대해 말하고 학대와 어떻게 안전하게 지낼 수 있는지를 배우고 따뜻하고 치유적인 분위기에서 그들의 학대경험을 이야기하고 다룰 기회를 줍니다. 심리치료에의 참여는 미래의 피해자화 위험을 낮출 뿐 아니라, 심리학적, 행동적, 그리고 정서적 기능을 향상시킵니다.

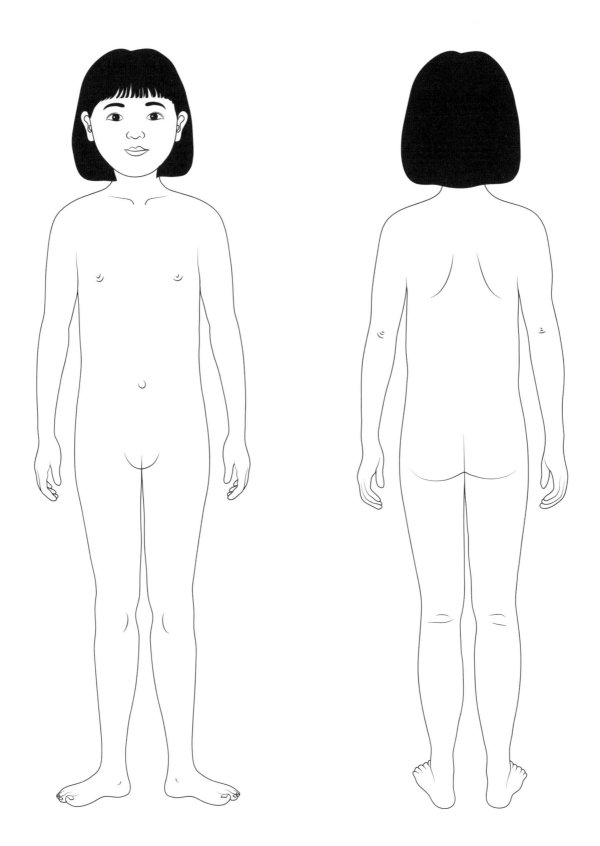

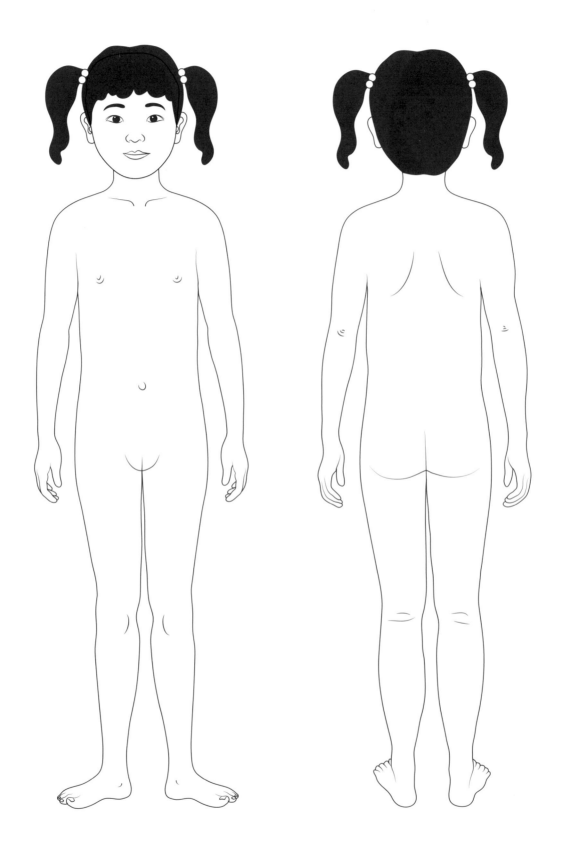

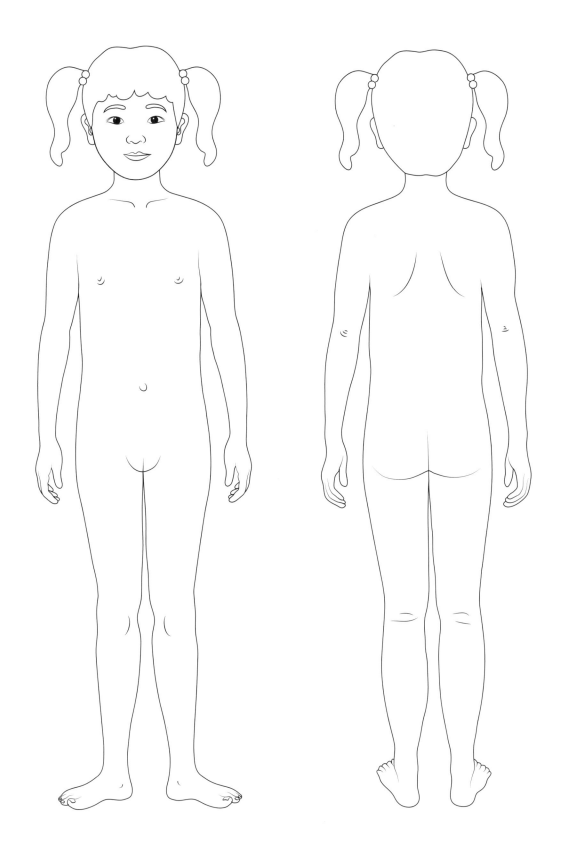

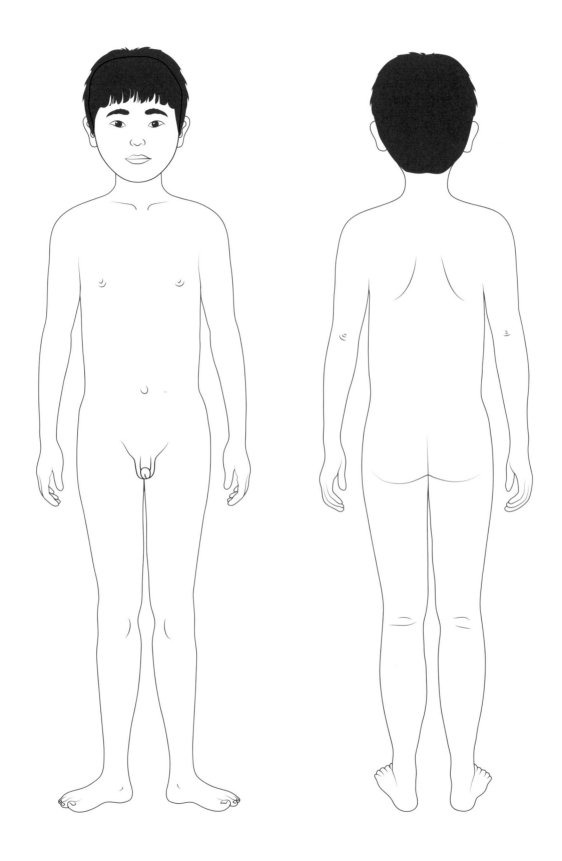

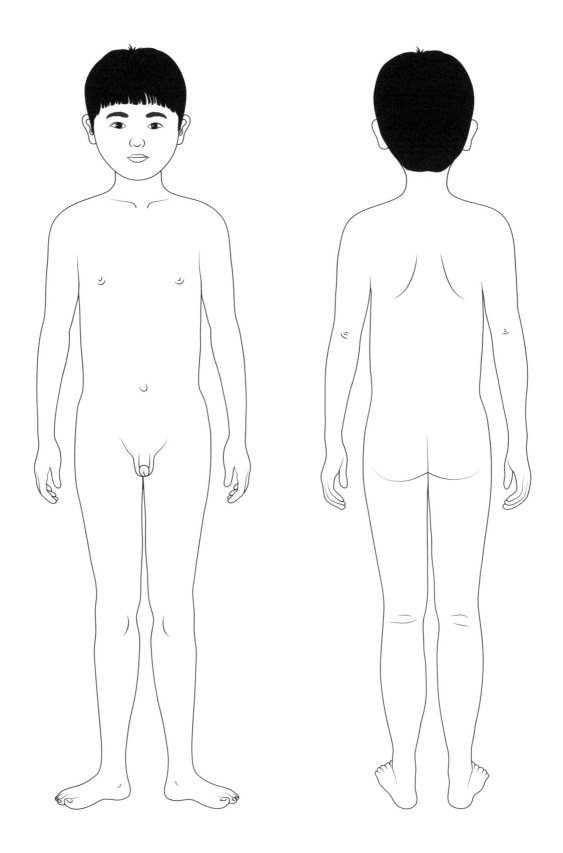

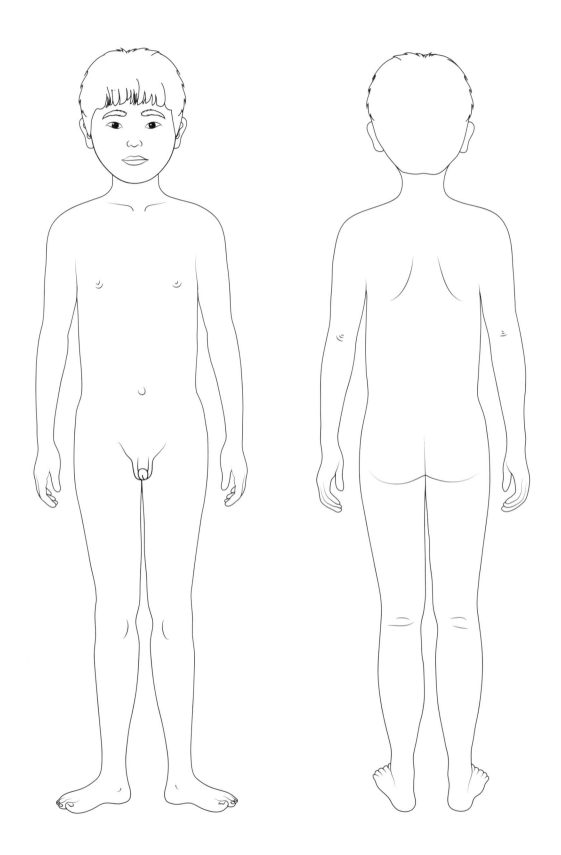

괜찮아

안 괜찮아

괜찮아 안 괜찮아(OK and NOT Ok) 신체접촉 질문지

괜찮은 신체접촉 시나리오의 예:

- 엄마가 자신의 아이를 안아준다.

- 친구와 악수를 한다.

- 어른이 네 머리를 쓰다듬어 준다.

- 할머니에게 볼에 뽀뽀를 해드린다.

- 의사가 검사를 하면서 네 소중한 신체부위를 만진다.

안 괜찮은 신체접촉 시나리오의 예:

- 엄마가 자신의 아이를 허리띠로 때린다.

- 가족의 친구가 너의 소중한 신체부위를 만지려고 한다.

- 네 삼촌이 너에게 자신의 성기를 만지라고 한다.

- 학교의 누군가가 너의 엉덩이를 잡았다.

- 낯선 사람이 널 꼭 껴안으려고 한다.

성폭력이 무엇인가요?

각각의 성폭력 유형 이름을
말할 수 있나요?

모든 소중한 신체부위를 의사들이
쓰는 이름으로 말할 수 있나요?

당신이 성적으로 학대를 겪었다면
어떻게 느낄까요?

성폭력을 겪은 아이는
나쁘거나 불결한가요?

성폭력에서 비난받아야 할
사람은 누구인가요?
아이의 잘못인가요, 그런 행동을
한 사람인가요?

아이가 성 학대를 겪었을 때
아이의 잘못인 경우가 있나요?

누군가 성폭력을 겪었다는 것을
당신은 어떻게 말할 수 있을까요?

당신이 어른에게 성폭력을
겪은 유일한 사람일 수 있나요?

얼마나 많은 아이들이
성폭력을 겪나요?
많을까요, 많지 않을까요?

성폭력이 기분이 좋을 수 있을까요?
만약 그렇다면 괜찮은 일이라고 할 수
있을까요?

어떤 형태의 성폭력이 다른 형태보다
더 나쁜가요?

학대알기 게임카드: 초등학생

성폭력질문(1 또는 4)

학대알기 게임카드: 초등학생

성폭력질문(1 또는 4)

학대알기 게임카드: 초등학생

성폭력질문(1 또는 4)

학대알기 게임카드: 초등학생

성폭력질문(1 또는 4)

학대알기 게임카드: 초등학생

성폭력질문(1 또는 4)

학대알기 게임카드: 초등학생

성폭력질문(1 또는 4)

학대알기 게임카드: 초등학생

성폭력질문(1 또는 4)

학대알기 게임카드: 초등학생

성폭력질문(1 또는 4)

학대알기 게임카드: 초등학생

성폭력질문(1 또는 4)

학대알기 게임카드: 초등학생

성폭력질문(1 또는 4)

학대알기 게임카드: 초등학생

성폭력질문(1 또는 4)

학대알기 게임카드: 초등학생

성폭력질문(1 또는 4)

성폭력을 겪은 아동이 괜찮을까요?

안 괜찮았는데 널 만지도록
허용한 사람이 있었나요?

누가 아이를 성폭력하나요?
왜죠?

여성이 남성을 성적으로
학대할 수 있나요?

네가 다치거나 도움이 필요할 때
의사가 네 소중한 신체 부위를
보는 것은 괜찮은 건가요?

도움이 필요할 때 엄마나 아빠가
자신의 어린 아이의 소중한 신체 부위를
만지는 것은 괜찮은 건가요?

학대알기 게임카드: 초등학생

성폭력질문(1 또는 4)

학대알기 게임카드: 초등학생

성폭력질문(1 또는 4)

학대알기 게임카드: 초등학생

성폭력질문(1 또는 4)

학대알기 게임카드: 초등학생

성폭력질문(1 또는 4)

학대알기 게임카드: 초등학생

성폭력질문(1 또는 4)

학대알기 게임카드: 초등학생

성폭력질문(1 또는 4)

네가 아는 사람이 성폭력을 겪었다면
네가 무엇을 해야할까요?

신체 접촉에 대해 네가 혼란스럽다면
어떻게 해야할까요?

가해자가 말하지 말라고 했다면 어떻게
해야할까요?

넌 항상 어른의 말을 잘 듣나요?

네가 성폭력을 겪었다면 이를 말할 수
있는 세 사람이 누구일까요?

네가 성폭력을 겪었다면 무엇을
해야할까요?

네가 학대를 겪었다고 말하면
널 도와줄 사람이 누구일까요?

누군가에게 네가 성폭력을 겪었다고
말했는데 그 사람이 널 믿어주지
않는다면 어떻게 해야할까요?

누군가 널 성적으로 학대하려고 하면
네가 무엇을 할 수 있을까요?

아이들을 성적으로 학대한
사람들에게는 무슨 일이 일어날까요?

학대알기 게임카드: 초등학생

개인안전기술 질문(2 또는 5)

학대알기 게임카드: 초등학생

개인안전기술 질문(2 또는 5)

학대알기 게임카드: 초등학생

개인안전기술 질문(2 또는 5)

학대알기 게임카드: 초등학생

개인안전기술 질문(2 또는 5)

학대알기 게임카드: 초등학생

개인안전기술 질문(2 또는 5)

학대알기 게임카드: 초등학생

개인안전기술 질문(2 또는 5)

학대알기 게임카드: 초등학생

개인안전기술 질문(2 또는 5)

학대알기 게임카드: 초등학생

개인안전기술 질문(2 또는 5)

학대알기 게임카드: 초등학생

개인안전기술 질문(2 또는 5)

학대알기 게임카드: 초등학생

개인안전기술 질문(2 또는 5)

신체적 학대란 무엇인가요?

각각의 신체적 학대 유형 이름을
말할 수 있나요?

누군가 "나쁜 행동"을 했거나 "잘못
행동"해서 몸에 자국을 만든다면
괜찮나요?

아이를 신체적으로 학대해도 되는
사람이 누구인가요?

성인이 아동을 신체적으로 학대했다면
누구의 잘못인가요?

얼마나 많은 아이들이 신체적인
학대를 겪나요?

부모가 아이를 때릴 때 써도 되는
물건은 무엇인가요?

왜 사람들은 아이들을 신체적으로
학대하나요?

신체적 학대가 사랑을 표현하는
하나의 방법이 될 수 있나요?

얼마나 많은 아이들이 신체적인 학대를
겪나요? 많나요, 적나요?

학대알기 게임카드: 초등학생

신체학대질문(3 또는 6)

학대알기 게임카드: 초등학생

신체학대질문(3 또는 6)

학대알기 게임카드: 초등학생

신체학대질문(3 또는 6)

학대알기 게임카드: 초등학생

신체학대질문(3 또는 6)

학대알기 게임카드: 초등학생

신체학대질문(3 또는 6)

학대알기 게임카드: 초등학생

신체학대질문(3 또는 6)

학대알기 게임카드: 초등학생

신체학대질문(3 또는 6)

학대알기 게임카드: 초등학생

신체학대질문(3 또는 6)

학대알기 게임카드: 초등학생

신체학대질문(3 또는 6)

학대알기 게임카드: 초등학생

신체학대질문(3 또는 6)

성폭력이 뭔지 아니?

너는 성폭력을 종류별로
이름댈 수 있니?

소중한 부분의 이름을 의사 선생님이
쓰는 명칭으로 모두 말할 수 있니?

만약에 네가 성적으로 학대받았다면,
기분이 어떨 것 같니?

성폭력을 겪은 아이는 나쁘거나
불결할까?

성폭력에 대해서 비난받아야 할
사람은 누구일까?
아이의 잘못일까, 아니면 그것을
행한 사람일까?

아이들이 아이의 잘못으로 성폭력을
당하는 경우도 있을까?

누군가가 성폭력을 당했다는 것을
너는 어떻게 말할 수 있을까?

어른들에 의해서만 성폭력을
당할 수 있을까?

얼마나 많은 아이들이
성폭력을 당할까?
많을까, 아니면 적을까?

성폭력이 기분이 좋을 수 있을까?
만약 그렇다면, 그것은 괜찮은 걸까?

어떤 종류의 성폭력은 다른 것보다
더 나쁠까?

학대알기 게임카드: 중학생

성폭력 질문(1 또는 4)

학대알기 게임카드: 중학생

성폭력 질문(1 또는 4)

학대알기 게임카드: 중학생

성폭력 질문(1 또는 4)

학대알기 게임카드: 중학생

성폭력 질문(1 또는 4)

학대알기 게임카드: 중학생

성폭력 질문(1 또는 4)

학대알기 게임카드: 중학생

성폭력 질문(1 또는 4)

학대알기 게임카드: 중학생

성폭력 질문(1 또는 4)

학대알기 게임카드: 중학생

성폭력 질문(1 또는 4)

학대알기 게임카드: 중학생

성폭력 질문(1 또는 4)

학대알기 게임카드: 중학생

성폭력 질문(1 또는 4)

학대알기 게임카드: 중학생

성폭력 질문(1 또는 4)

학대알기 게임카드: 중학생

성폭력 질문(1 또는 4)

성폭력을 당한 아이가 괜찮을 수도
있을까?

옳지 않은 방식으로
너를 만진 사람이 있니?

누가 아이를 성폭력 할까?
왜?

여자가 남자를 성적으로
학대할 수 있을까?

만약에 네가 다치거나 도움이 필요할 때
의사선생님이 너의 소중한 부분을 보는
것은 괜찮을까?

아이들이 도움이 필요할 때,
엄마나 아빠가 어린아이의
소중한 부분을 만지는 것은 괜찮을까?

학대알기 게임카드: 중학생

성폭력 질문(1 또는 4)

학대알기 게임카드: 중학생

성폭력 질문(1 또는 4)

학대알기 게임카드: 중학생

성폭력 질문(1 또는 4)

학대알기 게임카드: 중학생

성폭력 질문(1 또는 4)

학대알기 게임카드: 중학생

성폭력 질문(1 또는 4)

학대알기 게임카드: 중학생

성폭력 질문(1 또는 4)

만약에 네가 아는 누군가가 성폭력을 당했다면 너는 무엇을 해야 할까?

만약에 네가 어떤 신체 접촉의 느낌이 혼란스럽다면 너는 무엇을 해야만 할까?

만약에 학대자가 말하지 말라고 한다면 뭘 해야 할까?

어른들의 말을 항상 들어야할까?

네가 성폭력을 당했을 때 이야기할 수 있는 세 사람은 누굴까?

만약에 네가 성폭력을 당했다면 뭘 해야만 할까?

네가 성폭력을 당했다는 것을 네가 말할 수 있고, 너를 도와줄 수 있는 사람이 누구지?

네가 성폭력을 당했다고 누군가에게 말했는데 그사람들이 네 말을 믿어주지 않으면 어쩌지?

만약 누군가가 너를 성폭력하려고 하면 무엇을 할 수 있을까?

아이들을 성폭력 한 사람에게는 무슨 일이 일어나야할까?

학대알기 게임카드: 중학생 개인 안전기술 질문(2 또는 5)	학대알기 게임카드: 중학생 개인 안전기술 질문(2 또는 5)
학대알기 게임카드: 중학생 개인 안전기술 질문(2 또는 5)	학대알기 게임카드: 중학생 개인 안전기술 질문(2 또는 5)
학대알기 게임카드: 중학생 개인 안전기술 질문(2 또는 5)	학대알기 게임카드: 중학생 개인 안전기술 질문(2 또는 5)
학대알기 게임카드: 중학생 개인 안전기술 질문(2 또는 5)	학대알기 게임카드: 중학생 개인 안전기술 질문(2 또는 5)
학대알기 게임카드: 중학생 개인 안전기술 질문(2 또는 5)	학대알기 게임카드: 중학생 개인 안전기술 질문(2 또는 5)

소중한 부분이 어디어디 일까?
그리고 몸의 다른 부분과
어떻게 같을까? 어떻게 다를까?

남자아이들에게 사춘기 동안에
어떤 변화가 나타날까?

여자아이들에게 사춘기 동안
어떤 변화가 나타날까?

언제 사춘기가 시작될까?

사춘기를 아직 겪지 않은 아이들보다
사춘기를 겪는 아이들이 다르게
할 필요가 있는게 무엇일까?

성관계가 무엇일까?

만약 네가 성관계를 할 준비가 되었다면
어떻게 알 수 있을까?

성관계나 성생활에 관한 질문이 있다면
너는 누구에게 물어 볼 수 있지?

성관계의 결과는 어떤게 있을까?

성적인 방식으로 네 자신의 몸을 만지는
것이 괜찮을까?
만약 그렇다면, 언제일까?

학대알기 게임카드: 중학생

건강한 성생활 질문(3 또는 6)

학대알기 게임카드: 중학생

건강한 성생활 질문(3 또는 6)

학대알기 게임카드: 중학생

건강한 성생활 질문(3 또는 6)

학대알기 게임카드: 중학생

건강한 성생활 질문(3 또는 6)

학대알기 게임카드: 중학생

건강한 성생활 질문(3 또는 6)

학대알기 게임카드: 중학생

건강한 성생활 질문(3 또는 6)

학대알기 게임카드: 중학생

건강한 성생활 질문(3 또는 6)

학대알기 게임카드: 중학생

건강한 성생활 질문(3 또는 6)

학대알기 게임카드: 중학생

건강한 성생활 질문(3 또는 6)

학대알기 게임카드: 중학생

건강한 성생활 질문(3 또는 6)

임신을 막는 방법에는
어떤게 있을까?

성병(STDs)이 무엇일까?

어떻게 성병을
줄일 수 있을까?

성병을 막는 방법은
무엇이 있을까?

여자는 어떻게 임신을 하게 될까?

만약 여자가 임신을 하면
어떻게 알 수 있을까?

학대알기 게임카드: 중학생

건강한 성생활 질문(3 또는 6)

학대알기 게임카드: 중학생

건강한 성생활 질문(3 또는 6)

학대알기 게임카드: 중학생

건강한 성생활 질문(3 또는 6)

학대알기 게임카드: 중학생

건강한 성생활 질문(3 또는 6)

학대알기 게임카드: 중학생

건강한 성생활 질문(3 또는 6)

학대알기 게임카드: 중학생

건강한 성생활 질문(3 또는 6)

정보의 바퀴: 초등학생

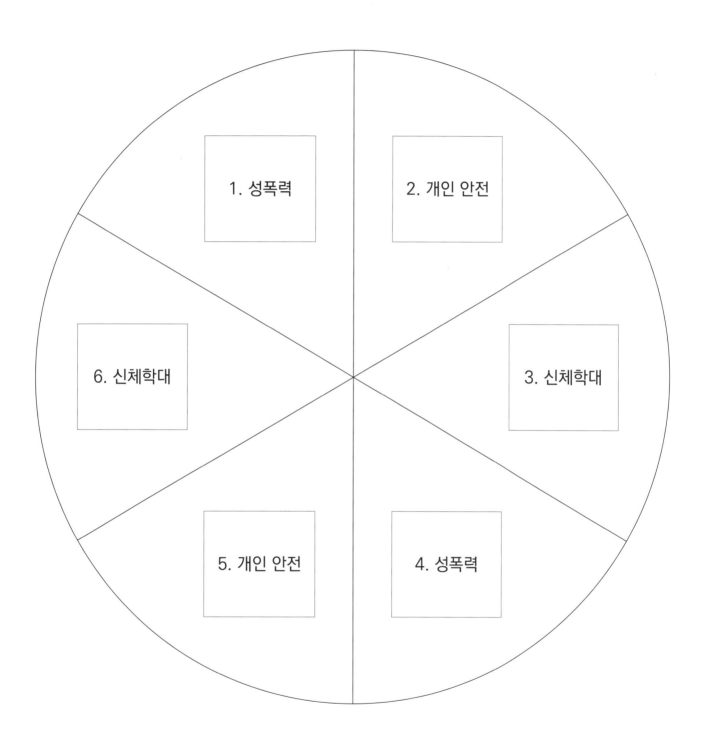

정보의 바퀴: 중학생

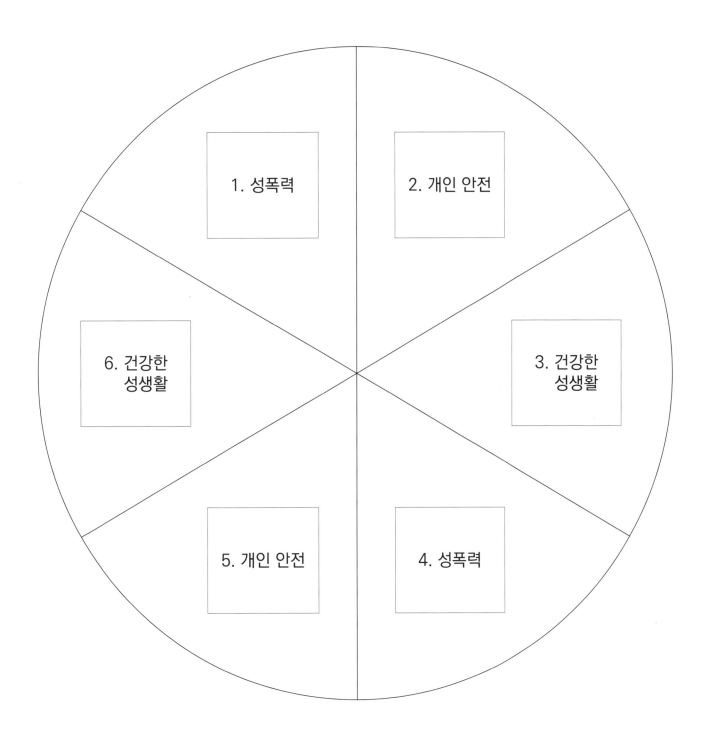

정보의 바퀴: 중학생

십자말풀이 (역자가 일부 변형하였습니다.)

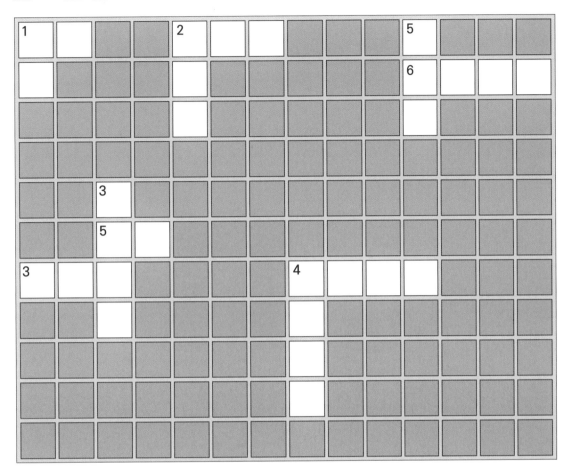

가로

1. 남자 성기 중 가장 돌출되어 나와있는 소중한 부위
2. 다른 사람의 소중한 부위를 허락없이 만지거나 보는 것
3. 개인안전기술의 마지막 단계는?
4. 아동이 보호자에 의해 신체적으로나 정서적, 성적으로 다치는 것을 아울러서 말하는 일반적인 용어는?
5. 성폭력 피해를 겪었을 때, 성병 뿐만 아니라 또 발생 가능한 위험이 있어 병원에서의 확인이 필요한 것은 무엇일까요?
6. 성폭력 피해자와 가족을 도와주는 기관으로 여성가족부의 위탁을 받아 운영하는 곳. OOOO센터.

세로

1. 여자 성기 중 겉으로 드러나 있는 소중한 부위
2. 올바른 성에 대해 가르치는 것을 무엇이라고 합니까?
3. 우리가 지금 하고 있는, 게임을 바탕으로 하는 인지행동치료를 무엇이라고 합니까? OOOO 인지행동치료
4. 학대받은 아동의 발견, 보호, 치료 및 예방을 담당하는 기관. OOOO전문기관
5. 아이가 성폭력을 당하면 누구의 잘못인가요?

십자말풀이 답 열쇠

가로

1. 음경
2. 성폭력
3. 알리기
4. 아동학대
5. 임신
6. 해바라기

세로

1. 음순
2. 성교육
3. 게임 기반
4. 아동보호
5. 가해자

빈 칸 채우기 활동지

글자 _____

1. 성적으로 학대하는 행동의 종류 _____

_____

2. 생식기관 부위 _____

_____

3. 남자아이에서 사춘기의 변화 _____

_____

4. 학대 받는 동안의 느낌 _____

_____

5. 신체적으로 학대하는 행동 _____

_____

6. 사람이 학대를 하는 이유 _____

_____

7. 부적절한 온라인 행동 _____

_____

8. 피임 방법 _____

_____

9. 성병 _____

_____

10. 당신이 도움을 청할 수 있는 사람 _____

_____

11. 여자아이에서 사춘기의 변화 _____

_____

12. 안전하게 지내기 위해 네가 할 수 있는 것 _____

_____

13. 혼란스러운 접촉 _____

_____

14. 아이를 학대할 수 있는 사람 _____

_____

15. 학대 이후의 느낌 _____

_____

무슨 내용의 이야기이지?

신체 학대 시나리오: 여자아이

어느날 (여아이름 1)_____은 학교로 걸어가고 있었다. 시원한 산들바람이 불어오고 태양이 밝게 빛나고 있었다. (여아이름 1)_____는 그날 저녁때 친구와 함께 놀 것을 기대하고 있었다. 그녀는 학교에서 할 게 많았지만 즐거운 날일거라고 생각했다. (여아이름 1)_____이 선생님으로부터 성적표를 받기 전까지는 모든게 순조로운것처럼 보였다. 그녀가 정말 열심히 노력했다고 생각했지만, (여아이름 1)_____은 수학에서 F를 받은 것으로 나왔다. 갑자기 그녀는 (부정적 감정 1)_____과 (부정적 감정 2)_____ 느꼈다. 과거에, 그녀의 아버지는 그녀가 집에 나쁜 성적을 받아오면 허리띠로 때린다고 겁을 줬다. 학교에서 집으로 걸어오는 길에 하늘은 어둡고 구름이 가득했다. (여아이름 1)_____는 (부정적 감정 3)_____을 느꼈다. 그리고 그녀의 아버지가 (신체학대행동 1)_____ 할 거라고 생각했다. 그녀는 저녁때까지 아래층에 내려가지 않았다. 저녁식사 후에, 그녀의 아버지가 직장에서 돌아와서 그녀의 성적표를 보기를 원했다. 처음에 (여아이름 1)_____는 아버지에게 보여주지 않으려고 했지만, 그녀의 아버지는 억지로 보여달라고 했다. 그녀는 아버지에게 성적표를 보여주었고, 그녀의 아버지는 화가 나서 그녀에게 말했다 "(신체학대행동 3)_____겠구나". 그러고 나서 그는 그의 허리띠를 풀러서 (신체학대행동 3)_____했다. (여아이름 1)_____은 정말 (부정적 감정 4)_____와 (부정적 감정 5)_____을 느꼈다. 이 일로, (여아이름 1)_____의 아버지는 그녀의 등과 다리 전체에 상처와 멍을 남겼다. 다음날, 그녀의 선생님이 그녀가 (부정적 감정 6)_____해 보이는 것을 보았다. 그녀는 (여아이름 1)_____에게 말하면서, 무슨 안 좋은일이 있는 건 아닌지 물었다. 처음에 그녀는 뭘해야할지 몰랐지만, 일어난 일에 대해서 선생님에게 말해야겠다고 결심했다. 그녀의 선생님은 그녀에게 말해줘서 고맙고, (소녀이름 1)_____이 꼭 안전하게 지낼 수 있도록 해줄 것이라고 말했다. (여아이름 1)_____은 그녀가 말했기 때문에 (긍정적 감정 1)_____과 (긍정적 감정 2)_____을 느꼈다. 그녀가 말한 후에, (여아이름 1)_____에게 (여아이름 1)_____라는 이름의 친절한 사회복지사가 방문하였다. 그녀는 (여아이름 1)_____에게 그녀와 아버지를 데리고 가서 필요한 도움을 줄거라고 말했다. (여아이름 1)_____은 너처럼 치료를 받으러 갔고, 이 일이 그녀의 잘못이 아니라는 것과 안전하게 지낼 수 있는 법을 배웠다. (여아이름 1)_____의 아버지는 그가 필요로 하는 도움을 받았고, 그들은 다시 행복한 가족이 되었다.

무슨 내용의 이야기지?

성폭력 시나리오: 여자아이

어느 여름날, (여아이름 1)_____은 공원에서 놀다가 집에 돌아왔다. 그녀는 (긍정적 감정 1)_____느꼈고 집에 가서 비디오 게임을 할 기대를 하고 있었다. (여아이름 1)_____이 집에 갔을 때, 부모님은 집에 안계시고, (남자이름 1)_____삼촌만 집에 있다는 것을 알았다. (남자이름 1)_____ 삼촌은 (여아이름 1)_____을 책임지고 돌봐주기로 되어 있었다. 그녀의 삼촌은 (여아이름 1)_____와 재미있는 게임을 함께 하고 놀아줄거라고 말했다. 처음에 그들은 (게임 1)_____을 했다. 그리고 나서 (게임 2)_____을 함께 했다. 마지막으로 (영화 1)_____를 함께 보기로 결정했다. (여아이름 1)_____과 (남자이름 1)_____삼촌이 영화를 보는 동안, 그들은 긴 의자에 앉아있었다. (남자이름 1)_____ 삼촌은 (여아이름 1)_____의 옆에 앉았다가 그녀 가까이로 다가와 앉았다. 그리고 나서 (남자이름 1)_____ 삼촌은 "우리는 또다른 게임하자"라고 말했다. (여아이름 1)_____은 "물론이죠, 무슨게임이죠?"라고 말했다. (남자이름 1)_____삼촌은 "이 게임을 하기 위해서, 먼저 우리는 옷을 다 벗어야 해"라고 말했다. (여아이름 1)_____은 뭘 생각해야 할지 몰랐다. 그녀는 (부정적 감정 1)_____과 (부정적 감정 2)_____를 느꼈다. 결국, 그녀는 그녀 삼촌의 말을 들어야 한다고 생각했다. (남자이름 1)_____삼촌은 그녀에게 눈을 감으라고 말했다. (여아이름 1)_____은 그녀의 눈을 감았고, 그녀의 삼촌은 (성학대 행동)_____했다. (여아이름 1)_____은 (부정적 감정 3)_____과 (부정적 감정 4)_____를 느꼈다. 그 뒤, (남자이름 1)_____삼촌은 그녀에게 부모님에게 이야기 하지 말라고 하고, 그렇지 않으면 곤경에 처할거라고 했다. (여아이름 1)_____은 (부정적 감정 6)_____을 느꼈지만 무슨일이 있었는지 어머니에게 이야기 하기로 결심했다. (여아이름 1)_____의 어머니는 그녀가 말해줘서 고맙고, 엄마가 삼촌에게 이야기하겠다고 했다. 그리고, (여아이름 1)_____이 안전하게 지낼 수 있도록 해주겠다고 했다. (여아이름 1)_____은 엄마에게 말하고나서 (긍정적 감정 2)_____와 (긍정적 감정 3)_____을 느꼈다. 그리고 나서, (여아이름 1)_____은 치료를 받았고, 그녀의 잘못이 아니라는 것과 안전하게 지낼 수 있는 다른 방법들을 배웠다. (여아이름 1)_____은 치료를 받아서 매우 기뻤고, 그녀 삼촌은 두 번 다시 그녀에게 상처주지 않았다.

무슨 내용의 이야기지?

신체 학대 시나리오: 남자아이

어느날 (남아이름 1)_____은 학교로 걸어가고 있었다. 시원한 산들바람이 불어오고 태양이 밝게 빛나고 있었다. (남아이름 1)_____는 그날 저녁때 친구와 함께 놀 것을 기대하고 있었다. 그는 학교에서 할 게 많았지만 즐거운 날일거라고 생각했다. (남아이름 1)_____은 선생님으로부터 성적표를 받기 전까지는 모든게 순조로운것처럼 보였다. 정말 열심히 노력했다고 생각했지만, (남아이름 1)_____은 수학에서 F를 받은 것으로 나왔다. 갑자기 그는 (부정적 감정 1)_____과 (부정적 감정 2)_____ 느꼈다. 과거에, 그의 아버지는 그가 집에 나쁜 성적을 받아오면 허리띠로 때린다고 겁을 줬다. 학교에서 집으로 걸어오는 길에 하늘은 어둡고 구름이 가득했다. (남아이름 1)_____는 (부정적 감정 3)_____을 느꼈다. 그리고 그의 아버지가 (신체학대행동 1)_____할 거라고 생각했다. 그는 저녁때까지 아래층에 내려가지 않았다. 저녁식사 후에, 그의 아버지가 직장에서 돌아와서 그의 성적표를 보기를 원했다. 처음에 (남아이름 1)_____는 아버지에게 보여주지 않으려고 했지만, 그의 아버지는 억지로 보여달라고 했다. 그는 아버지에게 성적표를 보여주었고, 그의 아버지는 화가 나서 그에게 말했다 "(신체학대행동 3)_____겠구나". 그러고 나서 그는 그의 허리띠를 풀러서 (신체학대행동 3)_____했다. (남아이름 1)_____은 정말 (부정적 감정 4)_____와 (부정적 감정 5)_____을 느꼈다. 이일로, (남아이름 1)_____의 아버지는 그의 등과 다리 전체에 상처와 멍을 남겼다. 다음날, 그의 선생님이 그가 (부정적 감정 6)_____해 보이는 것을 보았다. 그는 (남아이름 1)_____에게 말하면서, 무슨 안 좋은일이 있는 건 아닌지 물었다. 처음에 그는 뭘해야할지 몰랐지만, 일어난 일에 대해서 선생님에게 말해야겠다고 결심했다. 그의 선생님은 그에게 말해줘서 고맙고, (남아이름 1)_____이 꼭 안전하게 지낼 수 있도록 해줄 것이라고 말했다. (남아이름 1)_____은 그가 말했기 때문에 (긍정적 감정 1)_____과 (긍정적 감정 2)_____을 느꼈다. 그가 말한 후에, (남아이름 1)_____에게 (여자이름 1)_____라는 이름의 친절한 사회복지사가 방문하였다. 그는 (남아이름 1)_____에게 그와 아버지를 데리고 가서 필요한 도움을 줄거라고 말했다. (남아이름 1)_____은 너처럼 치료를 받으러 갔고, 이 일이 그의 잘못이 아니라는 것과 안전하게 지낼 수 있는 법을 배웠다. (남아이름 1)_____의 아버지는 그가 필요로 하는 도움을 받았고, 그들은 다시 행복한 가족이 되었다.

무슨 내용의 이야기지?

성폭력 시나리오: 남자아이

어느 여름날, (남아이름 1)_____은 공원에서 놀다가 집에 돌아왔다. 그는 (긍정적 감정 1)_____ 느꼈고 집에 가서 비디오 게임을 할 기대를 하고 있었다. (남아이름 1)_____이 집에 갔을 때, 부모님은 집에 안계시고, (남자이름 1)_____삼촌만 집에 있다는 것을 알았다. (남자이름 1)_____삼촌은 (남아이름 1)_____을 책임지고 돌봐주기로 되어 있었다. 그의 삼촌은 (남아이름 1)_____와 재미있는 게임을 함께 하고 놀아줄거라고 말했다. 처음에 그들은 (게임 1)_____을 했다. 그리고 나서 (게임 2)_____을 함께 했다. 마지막으로 (영화 1)_____를 함께 보기로 결정했다. (남아이름 1)_____과 (남자이름 1)_____삼촌이 영화를 보는 동안, 그들은 긴 의자에 앉아있었다. (남자이름 1)_____삼촌은 (남아이름 1)_____의 옆에 앉았다가 그녀 가까이로 옮겼다. 그러고 나서 (남자이름 1)_____삼촌은 "우리는 또다른 게임하자"라고 말했다. (남아이름 1)_____은 "물론이죠, 무슨 게임이죠?"라고 말했다. (남자이름 1)_____삼촌은 "이 게임을 하기 위해서, 먼저 우리는 옷을 다 벗어야해"라고 말했다. (남아이름 1)_____은 뭘 생각해야 할지 몰랐다. 그는 (부정적 감정 1)_____과 (부정적 감정 2)_____를 느꼈다. 결국, 그는 삼촌의 말을 들어야 한다고 생각했다. (남자이름 1)_____삼촌은 그에게 눈을 감으라고 말했다. (남아이름 1)_____은 그의 눈을 감았고, 그의 삼촌은 (성학대행동)_____했다. (남아이름 1)_____은 (부정적 감정 3)_____과 (부정적 감정 4)_____를 느꼈다. 그 뒤, (남자이름 1)_____삼촌은 그에게 부모님에게 이야기 하지 말라고 하고, 그렇지 않으면 곤경에 처할 거라고 했다. (남아이름 1)_____은 (부정적 감정 6)_____을 느꼈지만 무슨일이 있었는지 어머니에게 이야기 하기로 결심했다. (남아이름 1)_____의 어머니는 그가 말해줘서 고맙고, 엄마가 삼촌에게 이야기하겠다고 했다. 그리고, (남아이름 1)_____이 안전하게 지낼 수 있도록 해주겠다고 했다. (남아이름 1)_____은 엄마에게 말하고나서 (긍정적 감정 2)_____와 (긍정적 감정 3)_____을 느꼈다. 그러고 나서, (남아이름 1)_____은 치료를 받았고, 그의 잘못이 아니라는 것과 안전하게 지낼 수 있는 다른 방법들을 배웠다. (남아이름 1)_____은 치료를 받아서 매우 기뻤고, 그의 삼촌은 두 번 다시 그에게 상처주지 않았다.

네 카드를 보여줘 질문
특성 대본

가족특성

만약 네가 남자형제가 있다면, 네 카드를 보여줘

만약 네가 여자형제가 있다면, 네 카드를 보여줘

만약 네가 강아지가 있다면, 네 카드를 보여줘

만약 네가 고양이가 있다면, 네 카드를 보여줘

만약 네가 너 혼자 쓰는 방이 있다면, 네 카드를 보여줘

만약 네가 다른 사람과 같이 방을 쓴다면, 네 카드를 보여줘

만약 네가 네 방에 텔레비전이 있다면, 네 카드를 보여줘

만약 네가 집에 게임기가 있다면, 네 카드를 보여줘

학교특성

만약 네 학교에 남자 선생님이 있다면, 네 카드를 보여줘

만약 네 학교에 여자 선생님이 있다면, 네 카드를 보여줘

만약 네가 학교에서 운동을 한다면, 네 카드를 보여줘

만약 네가 학교에서 노래를 부른다면, 네 카드를 보여줘

만약 네가 학교에 있을 시간에 학교 밖에 있다면, 네 카드를 보여줘

만약 네가 수학을 잘한다면, 네 카드를 보여줘

만약 네가 읽기를 잘한다면, 네 카드를 보여줘

만약 네 반에 애완동물이 있다면, 네 카드를 보여줘

치료특성

만약 네가 대기실에서 게임을 했다면, 네 카드를 보여줘

만약 네가 대기실에서 장난감을 가지고 놀았다면, 네 카드를 보여줘

만약 네가 치료 중에 상을 받은 적이 있다면, 네 카드를 보여줘

만약 네가 치료에서 어떤 새로운 것을 배웠다면, 네 카드를 보여줘

만약 네가 치료 시간에 대답을 잘했다면, 네 카드를 보여줘

만약 네가 치료자에게 도와달라고 할 수 있을 것 같다면, 네 카드를 보여줘

학대특성

무엇

만약 누군가가 안 괜찮은 느낌의 접촉(또는 너를 불편하게 만드는 접촉)으로 너를 만진 적이 있다면, 네 카드를 보여줘

만약 누군가가 너에게 안 괜찮은 느낌의 접촉(또는 너를 불편하게 만드는 접촉)으로 자신을 만지라고 요구했다면, 네 카드를 보여줘

만약 누군가가 자신의 소중한 부위를 너에게 보여줬다면, 네 카드를 보여줘

만약 누군가가 너에게 너의 소중한 부위를 보여달라고 했다면, 네 카드를 보여줘

누가

만약 너를 불편하게 만들거나 만졌던 사람이 네 가족이라면, 네 카드를 보여줘

만약 너를 불편하게 만들거나 만졌던 사람이 가족 이외의 누군가라면, 네 카드를 보여줘

어디서

만약 옳지 않은 일이 일어났을 때 네가 집 안에 있었다면, 네 카드를 보여줘

만약 옳지 않은 일이 일어났을 때 네가 집 밖에 있었다면, 네 카드를 보여줘

그밖에

만약 네가 일어난 옳지 않은 일에 대해서 누군가에게 이야기를 했다면, 네 카드를 보여줘

만약 네가 일어나 옳지 않은 일에 대해서 기분이 상했다면, 네 카드를 보여줘

내 카드

어느 쪽에 있니? 질문
특성 대본

가족특성

만약 네가 남자형제가 있다면, 앞으로 두 걸음 나가렴.

만약 네가 여자형제가 있다면, 앞으로 두 걸음 나가렴.

만약 네가 강아지가 있다면, 앞으로 한 걸음 나가렴.

만약 네가 고양이가 있다면, 앞으로 한 걸음 나가렴.

만약 네가 너 혼자 쓰는 방이 있다면, 앞으로 한 걸음 나가렴.

만약 네가 다른 사람과 같이 방을 쓴다면, 앞으로 한 걸음 나가렴.

만약 네가 네 방에 텔레비전이 있다면, 앞으로 두 걸음 나가렴.

만약 네가 집에 게임기가 있다면, 앞으로 두 걸음 나가렴.

요약의 말: 집과 가정에서 우리가 얼마나 많은 공통점이 있는지 보자.

학교특성

만약 네 학교에 남자 선생님이 있다면, 앞으로 두 걸음 나가렴.

만약 네 학교에 여자 선생님이 있다면, 앞으로 두 걸음 나가렴.

만약 네가 학교에서 운동을 한다면, 앞으로 한 걸음 나가렴.

만약 네가 학교에서 노래를 부른다면, 앞으로 한 걸음 나가렴.

만약 네가 학교에 있을 시간에 학교 밖에 있다면, 앞으로 한 걸음 나가렴.

만약 네가 수학을 잘한다면, 앞으로 두 걸음 나가렴.

만약 네가 읽기를 잘한다면, 앞으로 두 걸음 나가렴.

만약 네 반에 애완동물이 있다면, 앞으로 한 걸음 나가렴.

요약의 말: 학교에서 우리가 얼마나 많은 공통점이 있는지 보자.

집단특성

만약 네가 대기실에서 게임을 했다면, 앞으로 두 걸음 나가렴.

만약 네가 대기실에서 장난감을 가지고 놀았다면, 앞으로 두 걸음 나가렴.

만약 네가 별 보상을 많이 얻었다면, 앞으로 한 걸음 나가렴.

만약 네가 집단에서 상을 받은 적이 있다면, 앞으로 한 걸음 나가렴.

만약 네가 집단에서 어떤 새로운 것을 배웠다면, 앞으로 두 걸음 나가렴.

만약 네가 집단에서 질문에 대답을 잘했다면, 앞으로 두 걸음 나가렴.

만약 네가 집단 리더에게 도움을 요청할 수 있을 것 같은 느낌이 들었다면, 앞으로 한걸음 나가렴.

만약 네가 타임아웃이 어떨 때 쓰이는 건지 안다면, 앞으로 한 걸음 나가렴.

요약의 말: 집단에서 우리가 얼마나 많은 공통점이 있는지 보자.

학대특성

무엇

만약 누군가가 안 괜찮은 느낌(또는 너를 불편하게 만드는 접촉)으로 너를 만진 적이 있다면, 앞으로 두 걸음 나가렴.

만약 누군가가 너에게 안 괜찮은 느낌(또는 너를 불편하게 만드는 접촉)으로 자신을 만지라고 요구했다면, 앞으로 두 걸음 나가렴.

만약 누군가가 자신의 소중한 부위를 너에게 보여줬다면, 앞으로 두 걸음 나가렴.

만약 누군가가 너에게 너의 소중한 부위를 보여달라고 했다면, 앞으로 두 걸음 나가렴.

요약의 말: 우리에게 일어난 옳지 않는 일에 대해서 우리가 얼마나 많은 공통점을 갖고 있는지 보자.

누가

만약 너를 불편하게 만들거나 만졌던 사람이 네 가족이라면, 앞으로 한 걸음 나가렴.

만약 너를 불편하게 만들거나 만졌던 사람이 가족 이외의 누군가라면, 앞으로 한 걸음 나가렴.

만약 네가 그 사람이 만지거나 너를 불편하게 만들기 전에 알고 있던 사이라면, 앞으로 두 걸음 나가렴

만약 네가 그 사람이 만지거나 너를 불편하게 만들기 전에는 서로 친한 사이라고 느꼈다면, 앞으로 두 걸음 나가렴.

요약의 말: 우리에게 옳지 않은 일을 한 사람에 대해 우리가 얼마나 많은 공통점을 갖고 있는지 보자.

어디서

만약 옳지 않은 일이 일어났을 때 네가 집 안에 있었다면, 앞으로 두 걸음 나가렴.

만약 옳지 않은 일이 일어났을 때 네가 집 밖에 있었다면, 앞으로 두 걸음 나가렴.

만약 옳지 않은 일이 일어난 장소에 네가 이전에 가본적이 있다면, 앞으로 한 걸음 나가렴.

만약 옳지 않을 일이 일어난 장소에 네가 이전에 한번도 가본 적이 없다면, 앞으로 한 걸음 나가렴.

요약의 말: 옳지 않은 일이 일어난 장소에 관해 우리가 갖고 있는 공통점을 전부 보자.

그밖에

만약 네가 일어난 옳지 않은 일에 대해서 누군가에게 이야기를 했다면, 앞으로 한 걸음 나가렴.

만약 네가 일어난 옳지 않은 일에 대해서 기분이 상했다면, 앞으로 한 걸음 나가렴.

만약 네가 옳지 않은 일이 일어난 후에 병원에서 진료를 봤다면, 앞으로 한 걸음 나가렴.

만약 네가 일어난 옳지 않은 일에 관해서 화가 난다면, 앞으로 두 걸음 나가렴.

만약 네가 일어난 옳지 않은 일에 관해서 두렵다면, 앞으로 두 걸음 나가렴.

요약의 말: 일어난 옳지 않은 일에 대해서 우리가 얼마나 많은 것을 공통점으로 갖고 있는지 보자.

그리기

인형/액션피겨를 가지고 놀기

쓰기

학대 시나리오 게임 카드

표현의 형태

학대 시나리오 게임 카드

표현의 형태

학대 시나리오 게임 카드

표현의 형태

학대 전

학대 동안

학대 이후

학대 시나리오 게임 카드
시간 설정

학대 시나리오 게임 카드
시간 설정

학대 시나리오 게임 카드
시간 설정

가해자

보호자

아이의 감정

아이의 생각

아이의 행동

학대 시나리오 게임 카드
학대의 특징

학대 시나리오 게임 카드
학대의 특징

학대 시나리오 게임 카드
학대의 특징

학대 시나리오 게임 카드
학대의 특징

학대 시나리오 게임 카드
학대의 특징

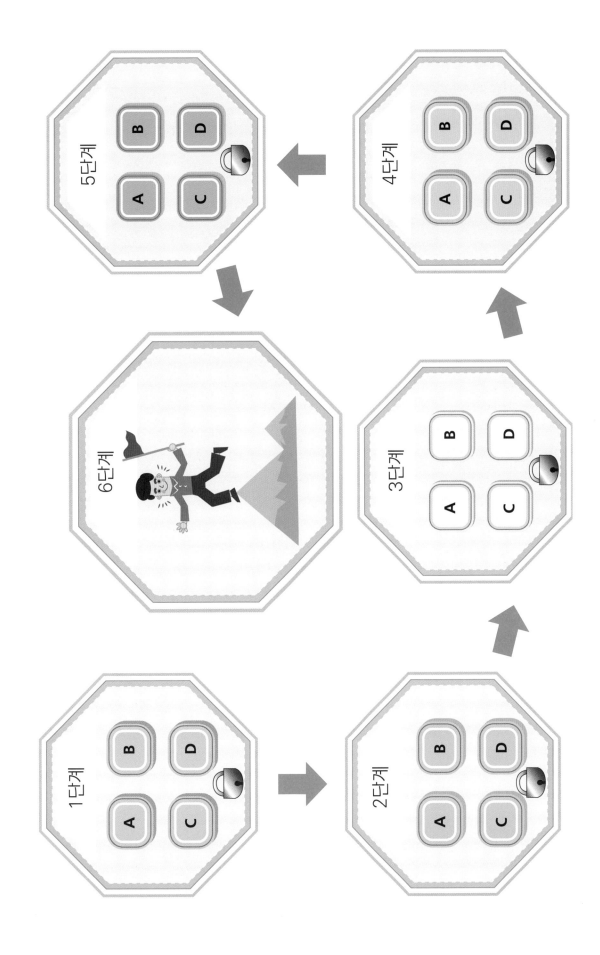

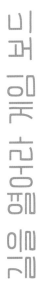

길을 열어라 게임 보드

인형/액션 피겨로 사건 전에 무슨 일이
있었는지 표현해 보세요

이전에 무슨 일이 일어났는지
그림을 그려보세요

이전에 무슨 일이 있었는지
이야기해보세요

도전 카드

이후에 무슨 일이 있었는지
그림을 그려보세요

이후에 무슨 일이 있었는지
이야기해보세요

도전 카드

인형/액션 피겨로 사건 후에 무슨 일이
있었는지 표현해 보세요

길을 열어라 게임 카드: 영유아

단계 1B

길을 열어라 게임 카드: 영유아

단계 1A

길을 열어라 게임 카드: 영유아

단계 1D

길을 열어라 게임 카드: 영유아

단계 1C

길을 열어라 게임 카드: 영유아

단계 2B

길을 열어라 게임 카드: 영유아

단계 2A

길을 열어라 게임 카드: 영유아

단계 2D

길을 열어라 게임 카드: 영유아

단계 2C

그 중에 무슨 일이 있었는지
이야기해보세요

도전 카드

그 중에 무슨 일이 일어났는지
인형/액션피겨를 이용해 보세요

그 중에 무슨 일이 있었는지
그림을 그려보세요

도전 카드

인형/ 액션피겨로 치료 시간에
무슨 일이 일어났는지 표현해 보세요

치료 시간에 무슨 일이 있었는지
그림을 그려보세요

치료 시간에 무슨 일이 있었는지
이야기해보세요

길을 열어라 게임 카드: 영유아

단계 3B

길을 열어라 게임 카드: 영유아

단계 3A

길을 열어라 게임 카드: 영유아

단계 3D

길을 열어라 게임 카드: 영유아

단계 3C

길을 열어라 게임 카드: 영유아

단계 4B

길을 열어라 게임 카드: 영유아

단계 4A

길을 열어라 게임 카드: 영유아

단계 4D

길을 열어라 게임 카드: 영유아

단계 4C

인형/액션 피겨를 이용해서 네 미래에
대한 생각을 표현해 보세요

네 미래에 대한 생각을
그림으로 그려보세요

네 미래에 대한 생각을 말해보세요

도전 카드

길을 열어라 게임 카드: 영유아

단계 5B

길을 열어라 게임 카드: 영유아

단계 5A

길을 열어라 게임 카드: 영유아

단계 5D

길을 열어라 게임 카드: 영유아

단계 5C

이전에 무슨 일이 일어났는지
써보세요

이전에 무슨 일이 일어났는지
그림을 그려보세요

이전에 무슨 일이 있었는지
이야기해보세요

도전 카드

이후에 무슨 일이 있었는지
그림을 그려보세요

이후에 무슨 일이 있었는지
이야기해보세요

도전 카드

이후에 무슨 일이 일어났는지 써보세요

길을 열어라 게임카드: 아동

단계1B

길을 열어라 게임카드: 아동

단계 1A

길을 열어라 게임카드: 아동

단계 1D

길을 열어라 게임카드: 아동

단계 1C

길을 열어라 게임카드: 아동

단계 2B

길을 열어라 게임카드: 아동

단계 2A

길을 열어라 게임카드: 아동

단계 2D

길을 열어라 게임카드: 아동

단계 2C

그 중에 무슨 일이 있었는지
이야기해보세요

도전 카드

그 중에 무슨 일이 일어났는지 써보세요

그 중에 무슨 일이 있었는지
그림을 그려보세요

도전 카드

치료시간에 무슨 일이
일어났는지 써보세요

치료시간에 무슨 일이 있었는지
그림을 그려보세요

치료시간에 무슨 일이 있었는지
이야기해보세요

길을 열어라 게임카드: 아동

단계 3B

길을 열어라 게임카드: 아동

단계 3A

길을 열어라 게임카드: 아동

단계 3D

길을 열어라 게임카드: 아동

단계 3C

길을 열어라 게임카드: 아동

단계 4B

길을 열어라 게임카드: 아동

단계 4A

길을 열어라 게임카드: 아동

단계 4D

길을 열어라 게임카드: 아동

단계 4C

미래에 대한 네 전망을 써보세요

미래에 대한 네 전망을
그림으로 그려보세요

네 미래에 대한 네 전망을
이야기해보세요

도전 카드

길을 열어라 게임 카드: 아동

단계 5B

길을 열어라 게임 카드: 아동

단계 5A

길을 열어라 게임 카드: 아동

단계 5D

길을 열어라 게임 카드: 아동

단계 5C

당신이 알아내기 전에 무슨 일이
일어났는지를 그려보세요

당신이 알아내기 전에 무슨 일이
일어났는지 이야기해보세요

도전 카드

당신이 알아내기 전에 무슨 일이
일어났는지 써보세요

당신이 발견한 이후에 무슨 일이
일어났는지 이야기해보세요.

도전 카드

당신이 알아낸 이후에 무슨 일이
일어났는지 써보세요

당신이 알아낸 이후에 무슨 일이
일어났는지 그려보세요

길을 열어라 게임카드: 보호자

단계 1B

길을 열어라 게임카드: 보호자

단계 1A

길을 열어라 게임카드: 보호자

단계 1D

길을 열어라 게임카: 보호자

단계 1C

길을 열어라 게임카드: 보호자

단계 2B

길을 열어라 게임카드: 보호자

단계 2A

길을 열어라 게임카드: 보호자

단계 2D

길을 열어라 게임카드: 보호자

단계 2C

도전카드	당신이 알게 됐을 때 무슨일이 일어났는지를 써보세요
당신이 알게 됐을 때 무슨 일이 일어났는지를 그려보세요	당신이 알게 됐을 때 무슨 일이 일어났는지를 말하세요.
치료에서 당신이 한 것을 쓰세요	치료에서 당신이 한 것을 그리세요
치료에서 당신이 한 것을 이야기해보세요	도전카드

길을 열어라 게임카드: 보호자

단계 3B

길을 열어라 게임카드: 보호자

단계 3A

길을 열어라 게임카드: 보호자

단계 3D

길을 열어라 게임카드: 보호자

단계 3C

길을 열어라 게임카드: 보호자

단계 4B

길을 열어라 게임카드: 보호자

단계 4A

길을 열어라 게임카드: 보호자

단계 4D

길을 열어라 게임카드: 보호자

단계 4C

아이의 미래에 대한
당신의 생각을 그리세요

아이의 미래에 대한
당신의 생각을 이야기해보세요

도전 카드

아이의 미래에 대한
당신의 생각을 써보세요

길을 열어라 게임 카드: 보호자

단계 5B

길을 열어라 게임 카드: 보호자

단계 5A

길을 열어라 게임 카드: 보호자

단계 5D

길을 열어라 게임 카드: 보호자

단계 5C

컵에 동전을 던져 넣어라.

(참여자는 세 번의 기회를 갖는다)

모자 안으로 탁구공을 던져 넣어라.

(참여자는 세 번의 기회를 갖는다)

종이를 구겨서 공으로 만들어라.
골대로 보이도록 두 개의 물체(예:연필)
를 나란히 놓아라.
참여자는 골 안으로 공을 넣어야한다.

(참여자는 세 번의 기회를 갖는다)

1분 안에 클립을 목걸이로
걸 수 있을 만큼 길게 연결해라.

(어린 아이에게는 필요 시 시간을 더 줄 수 있다)

오자미나 작은 공을 임상가와 떨어뜨리
지 않고 열 번 던져서 주고 받아라.

(참여자는 세 번의 기회를 갖는다)

60초 안에 종이 비행기를 만들어서
날려라

30초 동안 머리 위에 책을 얹고
균형을 잡아라.

(어린 아이에게는 티슈 또는 냅킨을 이용한다)

모든 카드를 빨강과 검정 더미로
2분 안에 나눠라.

길을 열어라 도전 카드

길을 열어라 도전 카드

길을 열어라 도전 카드

길을 열어라 도전 카드

길을 열어라 도전 카드

길을 열어라 도전 카드

길을 열어라 도전 카드

길을 열어라 도전 카드

줄이 쳐진 종이에 네 이름(어린 아이는
원을 그린다)을 써라

1분안에 티슈를 뭉쳐 테이프로
감싸 공으로 만든 뒤,
쓰레기 통에 던져 넣어라.

10초 안에 종이를 구겨서 공을 만들고,
치료자 책상 위로 넘어가도록 불어라

1분 안에 종이에 도형을 그리고 8조각
으로 나누어 찢은뒤,
다시 원래 모양대로 합쳐라.

이 컵의 물을 빨대로
두번째 컵으로 옮겨라.
두번째 컵의 물 높이는 치료자가
컵에 표시한 선을 넘어야 한다

52장의 카드가
공중에 던져질 것이다.
1분 안에 모든 카드를 모아라.

제자리에서 10바퀴를 돌아라.
멈추면 선이 그려진 종이에
똑바로 선을 따라 그려라.

네 신발을 상자 안이나 치료자가
표시한 선을 넘도록 차라.
(참여자는 세 번의 기회를 얻는다)

길을 열어라 도전 카드

길을 열어라 도전 카드

길을 열어라 도전 카드

길을 열어라 도전 카드

길을 열어라 도전 카드

길을 열어라 도전 카드

길을 열어라 도전 카드

길을 열어라 도전 카드

안 괜찮은 신체접촉을 너에게
한 사람이 누구지?

안 괜찮은 신체접촉을 겪었을 때
너는 어디에 있었지?

안 괜찮은 신체접촉에 대해서
너는 어떤 기분이었지?

안 괜찮은 신체접촉에 관해서
너는 누구에게 이야기했지?

안 괜찮은 신체접촉을 너에게
한 사람이 누구지?

안 괜찮은 신체접촉을 네가 당했을 때
너는 어디에 있었지?

안 괜찮은 신체접촉에 대해서
너는 어떤 기분이니?

안 괜찮은 신체접촉에 관해서
너는 누구에게 이야기했지?

너를 표현해봐 카드

너를 표현해봐 카드

너를 표현해봐 카드

너를 표현해봐 카드

너를 표현해봐 카드

너를 표현해봐 카드

너를 표현해봐 카드

너를 표현해봐 카드

아동을 위한 나만의 안전기술 정보지

누가 아이들을 성적으로 학대하는가?

아이들을 성적으로 학대하는 사람의 대부분은 남자이지만, 아이들을 성적으로 학대하는 여자도 있습니다. 때때로 나이든 아이들이나 십대들이 아이들을 성적으로 학대를 합니다. 대부분의 경우 아이들은 가족 구성원, 친구나 심지어 부모처럼 아는 누군가에 의해 성적으로 학대를 당합니다. 아이들을 성적으로 학대하는 사람은 심각한 문제가 있어 도움이 필요한 사람들입니다.

만약 누군가가 내가 불편한 방식으로 나를 만지려고 하거나 자기를 만져달라고 한다면 내가 무엇을 해야만하나?

너는 뭔가가 너를 불편하게 하는지를 결정할 권리를 가지고 있습니다. 만약 누군가가 네가 불편해지는 방식으로 자신을 만지라고 하거나 너를 만지려고 한다면 다른 어른에게 즉각 이야기하는 것이 중요합니다. 예를 들면, 너는 소리치고 - 나가서 - 도움청하기 기술을 사용할 수 있습니다. 먼저 "싫어요!"라고 진짜 크게 소리지르고 나서 상황에서 도망칩니다. 그리고 네가 믿을 수 있는 어른을 찾습니다. 마지막으로 어른에게 무슨일이 있었는지를 말해야 합니다. 만약 소리치고 - 나가서 - 도움청하기 기술을 이용하기에 안전하지 않다면 가능한 한 빨리 상황에서 빠져나오는 것이 중요합니다. 일단 빠져나오면, 도와줄 어른을 찾아서 바로 이야기합니다.

만약 나보다 나이 많은 누군가가 나를 불편하게 한 것에 대한 대가로 나에게 뭔가를 준다고 한다면 내가 무엇을 해야만하나?

만약 네가 불편한 무언가를 하도록 요청을 받거나 혹은 왜 누군가가 너에게 뭔가를 준다고 하는지를 확실치 않으면 너는 네가 믿는 다른 어른에게 즉각 이야기 해야만 합니다. 이 다른 어른은 네가 그것이 옳은지 옳지 않은지를 결정하는 것을 도와 줄 수 있습니다.

만약 누군가가 나를 불편하게 하고 너에게 "비밀로 해야 해"라고 말한다면 어떨까?

만약 누군가가 너를 불편하게 하고, 너에게 "비밀로 해야 해"라고 말한다면, 즉각 네가 믿는 어른에게 이야기하는 것이 중요합니다. 놀라운 일과 비밀에는 차이가 있습니다. 놀라운 일은 많은 사람이 알고 있고, 단지 짧은 기간 동안만 유지하는 즐거운 것에 관한 것입니다. 비밀은 몇 명만 알고 있고, 영원히 간직하는 그리고 네가 말하는게 두려운 것입니다. 놀라운 일(깜짝 파티)은 그 순간까지 지키는 것이지만, 불편한 비밀이라면 바로 이야기하는 것이 중요합니다.

만약 누군가가 나를 불편하게 하고, 내가 그것에 대해 이야기하면 나나 누군가가 다칠거라고 위협을 한다면 어떨까?

아이들을 학대하는 사람은 종종 아이들이 학대에 대해 이야기 하면 아이들이 다치게 되거나 곤경에 처할 거라고 위협을 합니다. 그래도 네가 도움을 받을 수 있도록 네가 믿는 어른에게 이야기하는 것이 중요합니다.

만약 내가 성학대에 대해 어른에게 이야기를 했는데 나를 믿지 않거나 도와주지 않는다면 어떨까?

만약 네가 어른에게 이야기를 하고 그들이 믿지 않거나 도와주지 않는다면, 말할 다른 어른을 찾아갑니다. 너를 믿어주고 도와줄 때까지 계속 이야기합니다.

학대자가 곳곳에 있다는 것과 끊임없는 위험에 처해있다는 것에 두려워해야만 하나?
성학대가 많은 아이들에게 일어나고 잘 알고 믿는 사람에 의해 일어날 수 있지만, 대부분의 어른은
아이들을 학대하지 않고 아이들이 안전하기를 바랍니다. 그런 상황이 일어났을 때 위험한 상황에 대
비할 수 있도록 우리는 안전하게 있는 것을 배웠습니다.

인터넷이나 핸드폰을 쓰거나 텔레비전을 볼 때 어떻게 안전할 수 있을까?
항상 어른들에게 어떤 웹사이트를 방문하는 것이 안전한지에 대해 이야기합니다. 어른의 허락없이
온라인이나 핸드폰으로 개인정보를 절대 공유하지 말아야 합니다. 이것은 네 자신의 사진을 보내는
것과 다른 사람의 사진을 보내는 것 그리고 나쁜 언어로 메시지를 보내는 것을 포함합니다. 네가 알
지 못하는 사람과 소통하지 말아야 합니다. 네가 알지 못하는 누군가가 너에게 연락을 한다면, 즉시
믿는 어른에게 알려야 합니다. 만약 네가 너를 불편하게 하는 것을 인터넷이나 핸드폰 또는 텔레비전
에서 보았다면, 즉각 이것에 대해 어른에게 이야기합니다.

언제 그리고 왜 내가 도움을 요청해야하나?
네가 뭔가에 대해 확신이 없을 때, 네 스스로 뭔가를 마무리하는게 어려울 때, 혹은 안전하지 않다고
느낄 때 믿는 어른에게 도움을 청하는 것이 중요합니다. 도움을 청하는 것은 좋은 일입니다. 모든 사
람은 가끔 도움이 필요하고 믿을만한 어른에게 도움을 요청하는 것은 성숙하고 책임감 있는 행동의
표시입니다.

보호자를 위한 나만의 안전기술 정보지

성적으로 아이들을 학대하는 사람은 누구인가?

성범죄자가 남자일수도 있고, 여자일수도 있지만, 압도적인 다수는 남자입니다. "낯선 이는 위험하다"라는 경고에도 불구하고, 성범죄자의 90%는 학대이전에 피해자를 알고 있는 누군가입니다. 종종 범죄자는 친인척(예: 아버지, 계부, 삼촌 등), 가족의 친구 또는 관리감독역할을 하는 사람(예: 베이비시터, 코치, 선생님)입니다. 성인 범죄자만 있는 것이 아니고, 성범죄자의 30%는 18세 미만의 청소년입니다.

길들이기(grooming)가 무엇인가?

가다듬기는 궁극적으로 성적인 행동에 피해자를 참여시키기 위해서 잠재적인 피해자의 순응과 신뢰를 얻기 위해 고안된 일련의 행동들입니다. 많은 경우에 성범죄자는 피해자의 신뢰와 관심을 얻기 위해 피해자에게 관심, 뇌물, 선물, 특권을 제공함으로써 "길들입니다." 성범죄자는 처음에는 사소한 비성적인 "규칙위반(예: 그들에게 통행금지를 어기고, 담배를 피우고, 술을 마시고, 성인언어를 쓰는 것을 허락한다)"과/또는 비접촉 성적으로 부적절한 행동(음란물 같이 보기, 성적인 방식으로 다른 사람에 관해 이야기하기)에 참여시킴으로써 잠재적인 피해자에게 규제과 경제를 시험할 수도 있습니다. 성범죄자는 때때로 접촉성 성 범죄(예: 소중한 부위를 만지는 것)에 아이들을 참여시키기에 앞서 어른에게 이야기하는지 또는 "비밀을 지키는지"를 보려고 이러한 "사소한" 위반에 끌어들인 뒤 때때로 "규칙 위반"은 가해자가 아이들을 학대에 대해 비밀유지를 하도록 조종하기 위해서 부정행위에 끌어들이는 시도입니다. 만약 아이가 학대를 공개하면 범죄자가 아이의 보호자에게 "규칙 위반"에 대해 알릴거라고 위협하기도 합니다.

누가 성범죄자의 표적이 되나?

어떤 아이라도 성 범죄자의 표적이 될 수 있지만, 일부 아이들이 다른 아이들보다 더 취약하게 만드는 특정 요인들이 있다는 것을 범죄행동을 분석하는 연구로부터 알게 되었습니다. 성범죄자에 의해 자주 표적이 되는 아이들은 보호자에 의해 적절한 관리감독을 받지 못하는 아이들; 다른 사람을 지나치게 믿는 아이들; 자존감이 낮은 아이들; 사회적으로 고립된 아이들; 대인관계, 행동 또는 정서적 어려움이 있는 아이들입니다.

보호자가 아이들의 미래 성학대의 위험을 최소화하기 위해서 무엇을 할 수 있을까?

보호자들은 위험과 안전에 관해 다른 어른과 아이들에게 정직해지고 개방적이 되도록 격려하는 것으로 시작할 수 있습니다. 놀랄만한 일과 비밀을 구별하는 것과 자신과 다른 사람을 안전하게 지켜주는 비밀에 대해 이야기하는 것의 중요성을 강조하는 것이 중요합니다. 개인안전계획은 적절한 행동과 부적절한 행동의 차이와 잠재적으로 위험하거나 혼란스러운 상황에 마주하였을 때 어떻게 대응해야 하는지를 상세히 기술하여서 명확하게 만들어질 수 있습니다. 아이들에게 소리치고 – 나가서 – 도움 청하기 개인 안전 수칙을 가르칠 수 있습니다. 이 절차는 "싫어요" 또는 "그만해요"라고 소리치는 것, 빨리 상황에서 나오는 것, 그리고 도와줄 수 있는 믿는 어른에게 이야기하는 것을 포함합니다. 아이들에게 학대를 공개했을때 즉각적인 도움을 제공받지 못한다면, 도움을 받을때까지 계속해서 이야기하라고 말합니다. 이 절차를 성공적으로 만들기 위해서, 아이들은 다양한 상황에서 도움을 받을 수 있는 어른을 확인하는 기회를 가질 수 있습니다.

보호자들은 사생활과 자신의 몸에 대한 통제권에 대해 각 가족 구성원의 권리를 보호하기 위해 가족 규칙도 설정할 수 있습니다. 보호자는 아이들이 자신의 몸이 자신의 것이고, 스스로 편안하고 불편한 것을 결정할 수 있다는 것을 알려줄 수 있습니다. 보호자가 아이들에게 누군가가 불편하게 할 때 어떻게 반응해야 하는지 아이들에게 알려주는 것이 중요합니다. 또한 보호자는 아이가 누구와 같이 노는지, 어디서 언제 시간을 보내는지 알면서 아이들의 생활에 좀더 적극적인 역할을 할 수 있습니다. 면밀한 지도감독을 통해서, 보호자는 위험한 상황과 사람과 아이들이 접촉하는 것을 최소화할 수 있습니다. 덧붙여서, 보호자는 적절한 경계를 알아야만 하고, 잠재적으로 아이들의 경계를 넘어설 수 있는 누군가를 보았다면 거리낌없이 말해야만 합니다. 보호자는 아이들이 다른 사람과 잠재적 경계 위반을 시작한다면 즉각적으로 개입하는 것이 중요합니다.

만약 자녀가 성학대를 공개하거나 성학대를 경험한 적이 있는 다른 아이에 대해 듣게 되었다면 보호자는 무엇을 할 수 있을까?

자녀가 학대를 공개할 때 아이들에게 지지와 확인을 해주고, 말하는 것이 옳은 일이라는 것을 확신시켜주는 것은 중요합니다. 게다가, 보호자는 아이에게 안전하게 지내도록 도와줄 것이라고 알려주어야 합니다. 이 정보를 알자마자, 보호자는 아이를 안전한 장소로 데리고 가서 적절한 기관(예: 사법당국, 아동보호서비스)과 적절한 보호자에게 알려 즉각적으로 대응해야 합니다. 보호자는 조사를 방해하지 않고, 아이의 안녕에 부정적인 영향을 최소화하기 위해 혐의에 대해서 아이들과 어떻게 이야기해야하는지 잘 아는 권위있는 사람에게 의뢰해야만 합니다.

보호자는 기기(예: 케이블 텔레비전, 인터넷, 핸드폰)로 안전을 확실히 하기 위해 무엇을 할 수 있을까?

장비를 이용하는 것에는 많은 장점이 있지만, 아이들이 그것을 사용하는 것과 관련하여 위험도 있습니다. 이러한 위험은 성인물에 아이들이 잠재적으로 노출되는 것, 개인적 정보와 영상을 공유하는 것과 위험한 사람과 연루되는 것이 있습니다. 이처럼, 보호자가 아이들을 안전하게 보호하기 위해서 아이들에게 다양한 형태의 기기를 이용하는 데 가이드 라인을 만드는 것이 중요합니다. 보호자는 아이들에게 아이들이 기기를 사용하는 것을 모니터링 할 것이라고 알려주고 온라인상 낯선 사람에게 말을 걸고, 부적절한 사진/동영상을 찍어서 보내기 위해 핸드폰과 웹캠을 이용하는 위험한 행동들에 대해서 토론할 수 있습니다. 아이들이 마주칠 수 있는 어떤 잠재적인 위험이라도 보호자에게 알리라고 격려할 수도 있습니다.

케이블 텔레비전의 경우, 보호자들은 서비스제공자에게 연락하여 유료시청, 성인채널을 제한하여, 성인물의 노출을 최소화시킵니다. 보호자들은 아이들과 다양한 온라인 위험을 토론하고 아이들에게 온라인 활동 (예: 채팅방, 웹사이트, 쌍방향게임)의 다양한 형태에 대한 규칙과 규제를 설정함으로써 인터넷과 소셜미디어와 관련된 위험을 최소화 할 수 있습니다. 덧붙여서 컴퓨터 안전의 경우, 가족의 컴퓨터는 보호자가 아이들이 이용하는 것을 쉽게 관찰할 수 있도록 사람들이 많이 다니는 곳에 둘 수 있습니다. 뿐만 아니라, 보호자는 아이들에게 어떤 사이트를 아이들이 방문했는지를 보여주도록 요청하거나 아이들의 온라인 행태를 추적하고 인터넷 접속을 제한하기 위해 다양한 소프트웨어 프로그램을 이용할 수 있습니다. 이러한 소프트웨어 프로그램은 특정한 웹사이트에 접근을 제한하고, 아이들의 인터넷 사용(예: 이메일 내용, 검색기록 등)을 감시하고 보호자에게 잠재적인 위험을 알려줍니다.

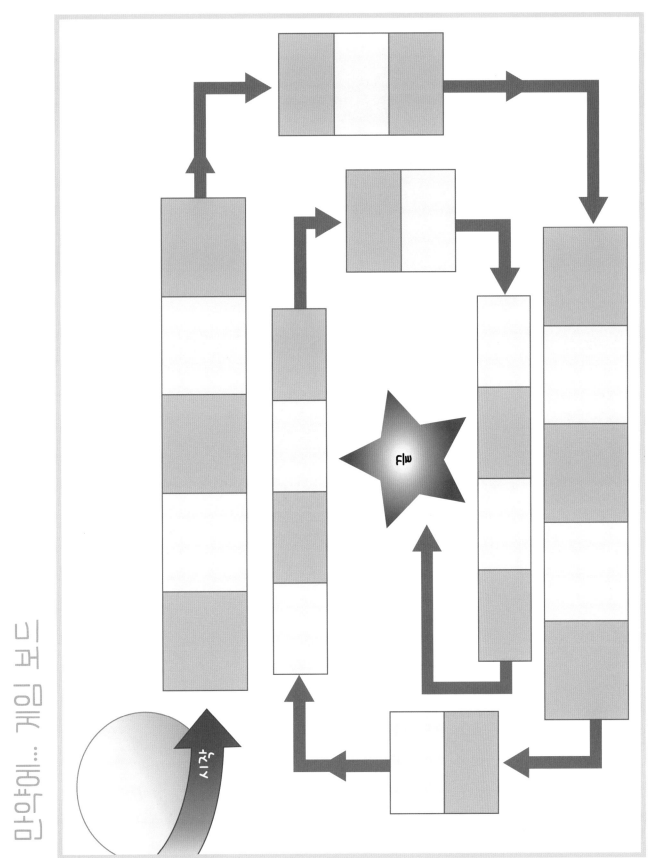

만약에... 게임 보드

만약에... 나만의 안전기술 질문 리스트

1. 친구가 교실 밖으로 나가서 소방 벨을 울리려고 한다면?
2. 학교에서 괴롭히는 친구가 너를 때린다고 위협을 한다면?
3. 삼촌이 네 성기/질을 만지기를 원한다면?
4. 의사가 네 성기/질을 확인하기를 원한다면?
5. 학교에서 선배가 네 엉덩이를 꽉 쥔다면?
6. 오랫동안 못 보던 친척이 너를 무릎 위에 앉히려고 한다면?
7. 네 엄마의 친구가 네 성기/질을 만지려고 한다면?
8. 네가 잘 알지 못하는 어른이 너를 꽉 안으려고 한다면?
9. 너보다 나이많은 사촌이 너의 소중한 부위를 만지게 해주어야 게임을 시켜주겠다고 한다면?
10. 삼촌이 너의 소중한 부위를 보자고 한다면?
11. 친구가 의사 놀이를 하려고 네 옷을 벗으라고 한다면?
12. 친구가 벗은 사람의 사진을 너에게 보여준다면?
13. 너의 학대에 대해서 어른에게 이야기 했는데 너를 믿어주지 않는다면?
14. 누군가가 "안 괜찮은" 방식으로 만져지는 것을 보고 그 사람이 다른 사람에게 이야기하지 말라고 한다면?
15. 너와 함께 사는 어른이 서로 싸우는 것을 봤다면?
16. 네가 모르는 누군가가 너에게 차에 타라고 한다면?
17. 무엇인지 모르는 것을 너에게 먹거나 마시라고 한다면?
18. 누군가가 네가 자신의 소중한 부위를 만지면 너에게 뭔가를 사줄거라고 이야기 한다면?
19. 학교에서 누군가가 너에게 나쁜 말을 한다면?
20. 누군가가 네가 편하다고 느끼지 않는 볼 뽀뽀를 하려고 한다면?
21. 네 방에서 연기가 나오는 것을 보았다면?
22. 네가 길을 걸어 내려가고 있는데 소란스러운 십대가 무리지어 있다면?
23. 엄마의 친구가 옷을 입지 않은 너의 사진을 찍고 싶어 한다면?
24. 네가 인터넷을 하는 중에 누군가가 부적절한 성적인 메시지를 너에게 보낸다면?
25. 동네의 십대들이 자신들과 어울리자면서, 나중에 같이 담배를 피우자고 한다면?
26. 친구가 학교 끝나고 자기 집에서 같이 놀자고 한다. 하지만 너는 그의 부모님이 집에 안 계신다는 것을 알고 있다면?
27. 네 코치가 "만약 너가 나의 성기를 빨아준다면 다음번 게임에서 너에게 경기시간을 더 줄게"라고 말했다면?
28. 너의 할아버지가 너에게 마사지를 해주고 싶어 하신다. 하지만 너는 불편하게 느낀다면?
29. 네가 네 모임의 리더와 따로 만났다. 그가 너를 집에 데려다주면서 네 다리에 자신의 손을 대서 네가 불편하게 느낀다면?
30. 샤워 중에, 너의 베이비시터가 문을 열고, 자기의 일이니 너를 확인해야만 한다고 말한다면?

안전 상식 질문과 답안지

아이들은 성적으로 학대하는 사람은 누구인가?

1. 남자일수도 있고 여자일수도 있지만 대다수는 남자입니다.
2. 성범죄자의 90%는 학대 이전에 그들의 피해자를 알고있는 누군가입니다.
   a. 종종 친인척(예: 아버지, 계부, 삼촌 등), 가족의 친구 또는 관리감독 역할을 하는 사람(예: 베이비시터, 코치, 선생님)
3. 성범죄자의 30%는 청소년(18세 미만)입니다.

길들이기가 무엇인가?

1. 길들이기는 결국 성적인 행동에 피해자를 참여시키기 위해서 잠재적인 피해자의 순응과 신뢰를 얻기 위해 고안된 일련의 행동들입니다.
2. 성범죄자는 그들의 신뢰와 애정을 얻기 위해 관심, 뇌물, 선물, 특권을 제공할 수도 있습니다.
3. 처음에는 사소한 비성적인 "규칙위반"으로 잠재적인 피해자에게 규제과 경계를 시험해볼 수도 있습니다.
   a. (예: 그들에게 통행금지를 어기고, 담배를 피우고, 술을 마시고, 성인언어를 쓰는 것을 허락합니다)
   b. 비접촉 성적으로 부적절한 행동에 참여할 수도 있습니다(음란물 같이 보기, 성적인 방식으로 다른 사람에 관해 이야기하기).
4. 성범죄자는 접촉성 성 범죄(예: 소중한 부위를 만지는 것) 에 아이들을 참여시키기에 앞서 어른에게 이야기하는지 또는 "비밀을 지키는지"를 보려고 "사소한" 위반을 할 수도 있습니다.
5. 때때로 "규칙 위반"은 학대에 대해 아이들이 비밀을 지키도록 조종하려는 시도입니다. 범죄자는 피해자가 학대를 폭로한다면 아이의 보호자에게 그동안 했던 "규칙 위반"을 알릴 거라고 위협할 수도 있습니다.

누가 성범죄자의 표적이 되나?

일부 아이들이 다른 아이들보다 더 취약하게 되는 특정요인들이 있습니다. 예를 들면,
1. 보호자의 적절한 관리감독을 받지 못하는 아이들
2. 다른 사람을 쉽게 믿는 아이들
3. 자존감이 낮은 아이들
4. 사회적으로 고립된 아이들
5. 대인관계, 행동 또는 정서적 어려움이 있는 아이들

보호자가 아이들의 잠재적인 성폭력 위험을 최소화하기 위해서 무엇을 할 수 있을까?

1. 위험과 안전을 고려해서, 다른 어른들과 아이들과 정직하고 개방적으로 지냅니다.
2. (좋은 목적으로) 잠시 말을 안 하고 깜짝 놀라게 해주는 것과 비밀을 구별시킵니다.
3. 자신과 남을 안전하게 하기 위해 비밀을 공개하는 것의 중요성을 강조합니다.
4. 적절한 행동과 부적절한 행동의 차이와, 잠재적으로 위험하거나 혼란스러운 상황에 처했을 때 어떻게 대응해야 할 지 자세히 쓴 개인 안전 계획을 만듭니다.

5. 아이들에게 소리치고 – 나가서 – 도움청하기(Yell-Go-Tell) 개인안전수칙을 가르칠 수 있습니다.
   a. 이 절차는 "싫어요" 또는 "그만해요"라고 소리치는 것, 빨리 상황에서 나오는 것, 그리고 도와줄 수 있고, 믿을 수 있는 어른에게 이야기하는 것을 포함합니다.
6. 아이들에게 학대를 공개했을때 즉각적인 도움을 받지 못한다면, 도움을 받을 때까지 계속해서 이야기 하라고 말합니다.
7. 아이들은 다양한 상황에서 도움을 받을수 있는 어른을 확인하는 기회를 제공받을 수 있습니다.
8. 보호자는 사생활과 자신의 몸에 대한 통제권에 대해 각 가족 구성원의 권리를 보호하기 위해 가족 규칙을 설정할 수 있습니다.
9. 보호자는 아이들이 자신의 몸이 자신의 것이고, 스스로 편안하고 불편한 것을 결정할 수 있다는 것을 알려줄 수 있습니다.
10. 보호자는 아이들에게 누군가가 불편하게 할 때 어떻게 반응해야하는지 아이들에게 알려 줄 수 있습니다.
11. 또한 보호자는 아이가 누구와 같이 노는지, 어디서 언제 시간을 보내는지 알면서 아이들의 생활에 좀더 적극적인 역할을 할 수 있습니다. 면밀한 지도감독은 위험한 상황과 사람과 아이들이 접촉하는 것을 최소화할 수 있습니다.
12. 보호자는 적절한 경계를 알아야만 하고, 잠재적으로 아이들의 경계를 넘을 수 있는 누군가를 보았다면 거리낌없이 말해야 합니다.
13. 보호자는 아이들이 다른 사람과 잠재적인 경계위반을 보인다면 즉각적으로 개입해야만 합니다.

만약 자녀가 성학대를 공개하거나 성학대를 경험한 적이 있는 다른 아이에 대해 듣게 되었다면 보호자는 무엇을 할 수 있을까?

자녀가 학대를 공개할 때 아이들에게 지지와 확인을 해주고, 말하는 것이 옳은 일이라는 것을 확신시켜주는 것은 중요합니다. 게다가, 보호자는 아이에게 안전하게 지내도록 도와줄 것이라고 알려주어야 합니다. 이 정보를 알자마자, 보호자는 아이를 안전한 장소로 데리고 가서 적절한 기관(예: 사법당국, 아동보호서비스)과 적절한 보호자에게 알리는 즉각적으로 대응해야 합니다. 보호자는 조사를 방해하지 않고, 아이의 안녕에 부정적인 영향을 최소화하기 위해 혐의에 대해서 아이들과 어떻게 이야기해야하는지 잘 아는 권위있는 사람에게 의뢰해야만 합니다.

보호자는 장비(예: 케이블 텔레비전, 인터넷, 핸드폰)로 안전을 확실히 하기 위해 무엇을 할 수 있을까?

장비를 이용하는 것에는 많은 장점이 있지만, 아이들이 그것을 사용하는 것과 관련하여 위험도 있습니다. 이러한 위험은 성인물에 아이들이 잠재적으로 노출되는 것, 개인적 정보와 영상을 공유하는 것과 위험한 사람과 연루되는 것이 있습니다. 이처럼, 보호자가 아이들을 안전하게 보호하기 위해서 아이들에게 다양한 형태의 기기를 이용하는 데 가이드 라인을 만드는 것이 중요합니다. 보호자는 아이들에게 아이들이 기기를 사용하는 것을 모니터링 할 것이라고 알려주고 온라인상 낯선 사람에게 말을 걸고, 부적절한 사진/동영상을 찍어서 보내기 위해 핸드폰과 웹캠을 이용하는 위험한 행동들에 대해서 토론할 수 있습니다. 아이들이 마주칠 수 있는 어떤 잠재적인 위험이라도 보호자에게 알리라고 격려할 수도 있습니다.

케이블 텔레비전의 경우, 보호자들은 서비스제공자에게 연락하여 유료시청, 성인채널을 제한하여, 성인물의 노출을 최소화시킵니다. 보호자들은 아이들과 다양한 온라인 위험을 토론하고 아이들에게 온라인 활동 (예: 채팅방, 웹사이트, 쌍방향게임)의 다양한 형태에 대한 규칙과 규제를 설정함으로써 인터넷과 소셜미디어와 관련된 위험을 최소화 할 수 있습니다. 덧붙여서 컴퓨터 안전의 경우, 가족의 컴퓨터는 보호자가 아이들이 이용하는 것을 쉽게 관찰할 수 있도록 사람들이 많이 다니는 곳에 둘 수 있습니다. 뿐만 아니라, 보호자는 아이들에게 어떤 사이트를 아이들이 방문했는지를 보여주도록 요청하거나 아이들의 온라인 행태를 추적하고 인터넷 접속을 제한하기 위해 다양한 소프트웨어 프로그램을 이용할 수 있습니다. 이러한 소프트웨어 프로그램은 특정한 웹사이트에 접근을 제한하고, 아이들의 인터넷 사용(예: 이메일 내용, 검색기록 등)을 감시하고 보호자에게 잠재적인 위험을 알려줍니다.

3점

네 자신을 소개하는 방법이
무엇이지?
이것을 어떻게 하는지 보여라

4점

네가 하고 싶은 3가지를 말해라

4점

개인적인 공간이 무엇이지?

4점

어떻게 우리가 개인적 공간을
테스트해볼 수 있는지 보여라

2점

네가 화날 때 네가 어떻게 보이는지
보여라

3점

네가 무서우면 어떻게 보이는지
보여라

5점

네가 슬펐을 때를 이야기해줘

4점

네가 정말 기뻤을 때를 이야기해줘

치료 검토 게임 카드: 초등학생

자기 자신 소개하기

치료 검토 게임 카드: 초등학생

자기 자신 소개하기

치료 검토 게임 카드: 초등학생

개인적 공간

치료 검토 게임 카드: 초등학생

개인적 공간

치료 검토 게임 카드: 초등학생

정서적 표현

치료 검토 게임 카드: 초등학생

정서적 표현

치료 검토 게임 카드: 초등학생

기분과 경험을 연결 짓기

치료 검토 게임 카드: 초등학생

기분과 경험을 연결 짓기

4점

네가 화날 때 할 수 있는 것으로 배운 것이
무엇이지?

5점

네 자신을 차분하기 하기 위해
할 수 있는 것 세 가지를 대라

5점

네가 편하게 느끼기 위해서
할 수 있는 것으로 배운 것이 무엇이지?

3점

네가 편안하게 느끼기 위해
할 수 있는 것을 행동으로 보여라

4점

소중한 부위에 대해 의사선생님이
쓰는 명칭이 무엇이지?

4점

아동성폭력이 무엇이지?

3점

아동이 성적으로 폭력을 당한 경우
누구의 잘못이지?

3점

아동성폭력은 많은 아이들에게서
일어나나?

치료 검토 게임 카드: 초등학생

힘든 정서에 대한 대처

치료 검토 게임 카드: 초등학생

힘든 정서에 대한 대처

치료 검토 게임 카드: 초등학생

이완과 자기 통제

치료 검토 게임 카드: 초등학생

이완과 자기 통제

치료 검토 게임 카드: 초등학생

아동학대 마음 교육

치료 검토 게임 카드: 초등학생

아동학대 마음 교육

치료 검토 게임 카드: 초등학생

아동학대 마음 교육

치료 검토 게임 카드: 초등학생

아동학대 마음 교육

4점

괜찮은 신체접촉과 안 괜찮은
신체접촉의 차이는 무엇이지?

4점

신체적 학대는 무엇이지?

5점

만약 누군가가 너를 성적으로
학대하려고 한다면
너는 무엇을 해야하지?

4점

소리치고- 나가서 -도움청하기를
행동으로 보여라

4점

만약 누군가가 너를 성적으로 학대했다면
그것을 말할 수 있는 세 명을 말해봐

4점

만약 네가 성적으로 학대당했다는 것을
누군가에게 말했는데 그들이 너를 믿지
않는다면 어떻게 해야하지?

5점

만약 네가 알고 있는 누군가가
성적으로 학대를 당했다면
너는 어떻게 해야하지?

4점

만약 너를 학대하는 사람이 네게 그것을
비밀로 하라고 말한다면
너는 어떻게 해야하지?

치료 검토 게임 카드: 초등학생

아동학대 마음 교육

치료 검토 게임 카드: 초등학생

아동학대 마음 교육

치료 검토 게임 카드: 초등학생

개인 안전 기술

치료 검토 게임 카드: 초등학생

개인 안전 기술

치료 검토 게임 카드: 초등학생

개인 안전 기술

치료 검토 게임 카드: 초등학생

개인 안전 기술

치료 검토 게임 카드: 초등학생

개인 안전 기술

치료 검토 게임 카드: 초등학생

개인 안전 기술

2점	2점
개인적인 공간이 무엇이지?	경계위반의 세가지 예를 말해라
2점	2점
부적절한 신체언어(body language)의 예를 들어라	부적절한 옷차림의 예를 들어라
2점	3점
네가 화날 때 네가 어떻게 보이는지 보여라	네가 무서우면 어떻게 보이는지 보여라
5점	4점
네가 슬펐을 때를 이야기해줘	네가 정말 기뻤을 때를 이야기해줘

치료 검토 게임 카드: 중학생

적절한 경계

치료 검토 게임 카드: 중학생

적절한 경계

치료 검토 게임 카드: 중학생

적절한 경계

치료 검토 게임 카드: 중학생

적절한 경계

치료 검토 게임 카드: 중학생

정서적 표현

치료 검토 게임 카드: 중학생

정서적 표현

치료 검토 게임 카드: 중학생

기분과 경험 연결짓기

치료 검토 게임 카드: 중학생

기분과 경험 연결짓기

5점

너의 부정적인 생각을 멈추기 위해
네가 할 수 있는게 무엇이지?

4점

자신을 차분하게 하기 위해
네가 할 수 있는 세 가지를 말해라

5점

네가 편하게 느끼기 위해서
할 수 있는 것으로 배운 것이 무엇이지?

3점

네가 편안하게 느끼기 위해
할 수 있는 것을 행동으로 보여라

4점

소중한 부위에 대해 의사선생님이
쓰는 명칭이 무엇이지?

4점

아동성폭력이 무엇이지?

3점

아동이 성적으로 폭력을 당한 경우
누구의 잘못이지?

3점

아동성폭력은 많은 아이들에게서
일어나나?

치료 검토 게임 카드: 중학생

힘든 정서에 대한 대처

치료 검토 게임 카드: 중학생

힘든 정서에 대한 대처

치료 검토 게임 카드: 중학생

이완과 자기 통제

치료 검토 게임 카드: 중학생

이완과 자기 통제

치료 검토 게임 카드: 중학생

아동 학대 마음 교육

치료 검토 게임 카드: 중학생

아동 학대 마음 교육

치료 검토 게임 카드: 중학생

아동 학대 마음 교육

치료 검토 게임 카드: 중학생

아동 학대 마음 교육

4점

사춘기동안 일어나는 세가지 변화를
말해라

4점

보호없는 성관계의 부정적인 결과는
무엇이지?

4점

만약 누군가가 너를 성적으로
학대하려고 한다면
너는 무엇을 해야만 하지?

3점

만약 너를 혼란스럽게 하는 방식으로
누군가가 너를 만진다면
너는 무엇을 해야 하지?

4점

만약 누군가가 너를 성적으로 학대했다면
그것을 말할 수 있는 세 명을 말해봐

4점

만약 네가 성적으로 학대당했다는 것을
누군가에게 말했는데 그들이 너를 믿지
않는다면 어떻게 해야하지?

5점

만약 네가 알고 있는 누군가가
성적으로 학대를 당했다면
너는 어떻게 해야하지?

4점

만약 너를 학대하는 사람이 네게 그것을
비밀로 하라고 말한다면
너는 어떻게 해야하지?

치료 검토 게임 카드: 중학생

건강한 성생활

치료 검토 게임 카드: 중학생

건강한 성생활

치료 검토 게임 카드: 중학생

개인 안전 기술

치료 검토 게임 카드: 중학생

개인 안전 기술

치료 검토 게임 카드: 중학생

개인 안전 기술

치료 검토 게임 카드: 중학생

개인 안전 기술

치료 검토 게임 카드: 중학생

개인 안전 기술

치료 검토 게임 카드: 중학생

개인 안전 기술

참고문헌

1. Abidin, R, R. (2012). Parenting stress index: Professional manual (4th ed.). Odessa, FL: Psychological Assessment Resources.

2. Abramowitz, J. S" Taylor, S., & McKay, D. (2009). Obsessive-compulsive disorder. The Lancet, 374, 491-499. doi:10.1016/S0140-6736(09)60240-3

3. Achenbach, T. M., & Rescorla, L, A. (2001). Manual for the ASEBA school-age forms & profiles. Burlington, VT: University of Vermont, Research Center for Children, Youth, & Families.

4. American Psychological Association, (2005), Report of the 2005 presidential taskforce on evidence-based practice. Washington, DC: Author.

5. Anda, R. (2002). The wide-ranging health effects of adverse childhood experiences. Paper presented at the 18th Annual Meeting of the International Society for Traumatic Stress Studies, Baltimore, MD.

6. Barlow, D. H., Moscovitch, D. Av & Micco, J. A. (2004). Psychotherapeutic interventions for phobias: A review. In M, Maj, H. S. Akiskal, J. J. Lopez-lbor, & A. Okasha (Eds.)/ Phobias (pp. 179-210). Chichester, England: John Wiley & Sons.

7. Beck, J. S., Beck, A. T„ & Jolly, J. B, (2001). Beck youth inventories manual San Antonio, TX: Psychological Corporation.

8. Beidas, R. S., Benjamin, C L., Puleo, C M., Edmunds, J. M., & Kendall, P. C. (2010). Flexible applications of the coping cat program for anxious youth. Cognitive and Behavioral Practice, 27,142-153. doi:10.1016/j.cbpra.2009.11.00

9. Berliner, L. (2011). Child sexual abuse: Definitions, prevalence and consequences. In J. E. B. Meyers (Ed.), The APSAC handbook on child maltreatment (3rd ed., pp. 215-232). Los Angeles, CA: Sage.

10. Berliner, L., & Elliott, D. M. (1996). Sexual abuse of children. In J. Briere, L. Berliner, J. A. Bulkley, C Jenny, & T. Reid (Eds.), The APSAC handbook on child maltreatment (pp. 51-71). London, UK: Sage Publications.

11. Berliner, L., & Elliott, D, M. (2002). Sexual abuse of children. In J, E. B. Myers (Ed.), The APSAC handbook on child maltreatment (pp. 55-78). Thousand Oaks, CA: Sage.

12. Bernard-Bonnin, A. C., Hebert, M., Daignault, I. V., & Allard-Dansereau, C (2008). Disclosure of sexual abuse and personal and familial factors as predictors of post-traumatic stress disorder

symptoms in school-aged girls. Pediatrics and Child Health, 13, 479-486.

13. Bolger, K. E., & Patterson, C J. (2001), Pathways from child maltreatment to internalizing problems: Perceptions of control as mediators and moderators. Development and Psychopathology, 13, 913-940.

14. Boyd-Webb, N, (Ed.). (2007). Play therapy with children in crisis: Individual, group, and family treatment. New York, NY: Guilford Press.

15. Briere, J. (1996). Trauma symptom checklist for children (TSCC): Professional manual. Odessa, FL: Psychological Assessment Resources.

16. Briere, J. (2005). Trauma symptom checklist for young children (TSCYC): Professional manual. Odessa, FL: Psychological Assessment Resources.

17. Briere, J., & Elliott, D, M. (2003). Prevalence and psychological sequelae of self-reported childhood physical and sexual abuse in a general population sample of men and women. Child Abuse & Neglect, 11,1205-1522.

18. Briggs, K., Runyon, M., & Deblinger, E. (2011). The use of play in trauma-focused cognitive behavioral therapy. In S. Russ & L. Nice (Eds.), Play in clinical practice: Evidence-based approaches (pp. 168-194). New York, NY: Guilford Press.

19. Broman-Fulks, J. J., Ruggiero, K. J., Hanson, R. F., Smith, D. W., Resnick, H. S., Kilpatrick, D. G., & Saunders, B. E. (2007). Sexual assault disclosure in relation to adolescent mental health: Results from the National Survey of Adolescents. Journal of Clinical and Child Adolescent Psychology, 36, 260-266.

20. Buckland, R., & Murphy, J. (2001). Jumping over it: Group therapy with young girls. In J. Murphy (Ed.), Art therapy with young survivors of sexual abuse: Lost for words (pp. 143-166). New York, NY: Brunner-Routledge.

21. Cahill, S. P., Rothbaum, B. O., Resick, P. A., & Follette, V. M. (2009). Cognitive-behavioral therapy for adults. In E. B. Foa, T. M. Keane, M. J. Friedman, & J. A, Cohen (Eds.), Effective treatments for PTSD (2nd ed., pp. 139-222). New York, NY: Guilford Press.

22. Calhoun, L. G., & Tedeschi, R. G. (2006). The foundations of posttraumatic growth: An expanded framework. In L. G., Calhoun & R. G. Tedeschi (Eds.), Handbook of posttraumatic growth: Research and practice (pp. 1-23). Mahwah, NJ: Lawrence Erlbaum.

23. Castonguay, L. G., & Beutler, L, E. (Eds.). (2006). Principles of therapeutic change that work. New York, NY: Oxford University Press.

24. Cavett, A. M. (2010). Structured play-based interventions for engaging children and adolescents in therapy. West Conshohocken, PA: Infinity.

25. Chartier, M., Walker, J., & Naimark, B. (2007), Childhood abuse, adult health, and health care utilization: Results from a representative community sample. American Journal of Epidemiology, 165(9), 1031-1038.

26. Cheron, D. M., Ehrenreich, J. T., & Pincus, D. B. (2009). Assessment of parental experiential avoidance in a clinical sample of children with anxiety disorders. Child Psychiatry and Human Development, 40, 383-403.

27. Christopherson, E. R., & Mortweet, S. L. (2005). Treatments that work with children: Empirically supported strategies for managing childhood problems. Washington, DC: American Psychological Association Press.

28. Clarke, A. T. (2006). Coping with interpersonal stress and psychosocial health among children and adolescents: A meta-analysis. Journal of Youth and Adolescence, 35, 11-24. doi:10.1007/sl0964-005-9001-x

29. Cloitre, M., Chase Stovall-McClough, K., Miranda, R., & Chemtob, M. (2004). Therapeutic alliance, negative mood regulation, and treatment outcome in child abuse-related posttraumatic stress disorder. Journal of Consulting and Clinical Psychology, 72(3), 411-416. doi:10.1037/022-006X.72.3.411

30. Cohen, J. A., Deblinger, E., Mannarino, A. P., & Steer, R. A. (2004). A multisite, randomized controlled trial for children with sexual abuse-related PTSD symptoms. Journal of the American Academy of Child and Adolescent Psychiatry, 43,393-402. doi:10.1097/01. chi.0000111364.94169.f9

31. Cohen, J. A., Mannarino, A. P., & Deblinger, E. (2006). Treating trauma and traumatic grief in children and adolescents. New York, NY: Guilford Press.

32. Cohen, J. A., Mannarino, A. P., Deblinger, E, & Berliner, L. (2009). Cognitive-behavioral therapy for children and adolescents. In E. B. Foa, T. M. Keane, M. J. Friedman, & J. A Cohen (Eds.)/ Effective treatments for PTSD (2nd ed., pp. 223-244). New York, NY: Guilford Press.

33. Cook, A., Spinazzola, J., Ford, J., Lanktree, C., Blaustein, M., Cloitre, M., . . . van der Kolk, B. (2005). Complex trauma in children and adolescents. Psychiatric Annals, 35(5), 390-398.

34. Cordery, H., Corstorphine, Ev Hinrichsen, H., Lawson, Rv Mountford, Vv & Russell, K. (2007). Cognitive behavioral therapy for eating disorders: A comprehensive treatment guide. Cambridge, UK: Cambridge University Press.

35. Courtois, C A., & Ford, J. D. (Eds.). (2009). Treating complex traumatic stress disorders: An evidence- based guide. New York, NY: Guilford Press.

36. Cuijpers, P., Munoz, R. F., Clarke, G. N., & Lewinsohn, P. M. (2009). Psychoeducational treatment and prevention of depression: The "coping with depression" course thirty years later. Clinical Psychology Review, 29,449-458. doi:10.1016/j.cpr.2009,04.005

37. Davis, M. K., & Gidycz, C. A. (2000). Child sexual abuse prevention programs: A meta-analysis. Journal of Clinical Child Psychology, 29,257-265.

38. Deblinger, E., Mannarino, A. P, Cohen, J. A., Runyon, M. K., & Steer, R. A. (2011). Trauma-focused cognitive-behavioral therapy for children: Impact of the trauma narrative and treatment length. Depression and Anxiety, 28,67-75. doi:10.1002/da.20744

39. Deblinger, E., & Runyon, M. K. (2005). Understanding and treating feelings of shame in children who have experienced maltreatment. Child Maltreatment, 10, 364-376. doi:101177/1077559505279306

40. Diener, E., Emmons, R. A., Larsen, R. J., & Griffin, S. (1985). The satisfaction with life scale. Journal of Personality Assessment, 49,71-75.

41. Dong, M., Anda, R. F., Felitti, V. J., Dube, S. R., Williamson, D. F., Thompson, T. J., . . . Giles, W. H. (2004). The interrelatedness of multiple forms of childhood abuse, neglect, and household dysfunction. Child Abuse & Neglect, 28, 771-784. doi:10.1016/j. chiabu.2004.01.00

42. Dowell, K. A., & Ogles, B. M. (2010). The effects of parent participation on child psychotherapy outcome: A meta-analytic review. Journal of Clinical Child and Adolescent Psychology, 39, 151-162. doi:10.1080/15374410903532585

43. Drewes, A. A. (2009). Blending play therapy with cognitive behavioral therapy: Evidence-based and other effective treatments and techniques. New York, NY: John Wiley & Sons.

44. Drewes, A. A., & Cavett, A. M. (2012). Play applications and skills components. In J. A. Cohen, A. P. Mannarino, & E. Deblinger (Eds.)/ Tmumchfocuscd CBT for children and adolescents: Treatment applications (pp. 105-123). New York, NY: Guilford Press.

45. Duckworth, A. L., Steen, T. A., & Seligman, M. E. P. (2005). Positive psychology in clinical practice. Annual Review of Clinical Psychology, 2, 629-651. doi:10.1146/annurev. clinpsy.1.102803.144154

46. Durlak, J. A., Weissberg, R. P., & Pachan, M. (2010). A meta-analysis of after-school programs that seek to promote personal and social skills in children and adolescents. American Journal of Community Psychology, 45,294-309. doi:10.1007/sl0464-010-9300-6

47. Edwards, V. J., Holden, G. W., Felitti, V. J., & Anda, R. F. (2003). Relationship between multiple forms of childhood maltreatment and adult mental health in community respondents: Results from the Adverse Childhood Experiences Study. American Journal of Psychiatry, 160, 1453-1460. doi:10.1176/appi.ajp.l60.8.1453

48. Feiring, C., Taska, L., & Lewis, M. (2002). Adjustment following sexual abuse discovery: The role of shame and attributional style. Developmental Psychology, 3S(1), 79-92. doi:10.1037/012-1649.38.1.79

49. Felitti, V. J., Anda, R. F., Nordenberg, D., Williamson, D, R, Spitz, A. M., Edwards, V.,... Marks, J. S. (1998). Relationship of childhood abuse and household dysfunction to many of the leading causes of death in adults: The Adverse Childhood Experiences (ACES) Study. American Journal of Preventive Medicine, 14, 245-258. doi:10.1016/ S0749-3797(98)00017-8

50. Felitti, V. J., Anda, R. F, Nordenberg, D., Williamson, D. F., Spitz, A. M., Edwards, V., . . . Marks, J. S. (2001). Relationship of childhood abuse and household dysfunction to many of the leading causes of death in adults. In K, Franey, R. Geffner, & R. Falconer (Eds.), The cost of child maltreatment: Who pays? We all do (pp. 53-69). San Diego, CA: Family Violence and Sexual Assault Institute.

51. Finkelhor, D. (2007). Prevention of sexual abuse through educational programs directed toward children. Pediatrics, 120, 640-645. doi:10.1542/peds.2007-0754

52. Finkelhor, D, (2008). Childhood victimization: Violence, crime, and abuse in the lives of young people. New York, NY: Oxford University Press.

53. Finkelhor, D., Ormrod, R., & Chaffin, M. (2009). Juveniles who commit sex offenses against minors. Juvenile Justice Bulletin, Retrieved from www.ojp.usdoj.gov/ojjdp

54. Finkelhor, D., Ormrod, R., & Turner, H. A. (2009). Lifetime assessment of polyvictimization in a national sample of children and youth. Child Abuse and Neglect, 33,403-411.

55. Finkelhor, D., Turner, H., Ormrod, R., & Hamby, S. L. (2009). Violence, abuse, and crime exposure in a national sample of children and youth. Pediatrics, 124, 1411-1423.

56. Finkelhor, D., Turner, H, A., Shattuck, A., & Hamby, S. L. (2013). Violence, crime, and abuse exposure in a national sample of children and youth: An update. Journal of the American Medical Association Pediatrics, 167,614_621. doi:10.1001/jamapediatrics.2013.42

57. Foa, E. B. (2000), Psychosocial treatment of posttraumatic stress disorder. Journal of Clinical Psychiatry, 61,43-48.

58. Fontes, L. A., & Plummer, C A, (2012). Cultural issues in child sexual abuse intervention and prevention. In P. Goodyear-Brown (Ed.), Handbook of child sexual abuse: Identification, assessment, and treatment (pp. 487-508). Hoboken, NJ: John Wiley & Sons.

59. Friedrich, W. N. (1993). Sexual victimization and sexual behavior in children: A review of recent literature. Child Abuse and Neglect, 17, 59-66.

60. Friedrich, W. N. (1997). Child sexual behavior inventory; Professional manual. Odessa, FL: Psychological Assessment Resources.

61. Friedrich, W. N. (2007), Children with sexual behavior problems: Family-based, attachment-focused therapy. New York, NY: Norton.

62. Friedrich, W. N., Davis, W., Fehrer, E., & Wright, J, (2003). Sexual behavior problems in preteen children: Developmental, ecological, and behavioral correlates. Annals of the New York Academy of Sciences, 989, 95-104,

63. Fristad, M. A., Verducci, J. S., Walters, K., & Young, M. E. (2009). Impact of multifamily psychoeducational psychotherapy in treating children aged 8 to 12 years with mood disorders. Archives of General Psychiatry, 66,1013—1021. doi:10.1001/ archgenpsychiatry .2009.112

64. Gelso, C.]., & Woodhouse, S. S, (2002). The termination of psychotherapy: What research tells us about the process of ending treatment. In G. S. Tryon (Ed.), Counseling based on process research: Applying what we know. Boston, MA: Allyn & Bacon.

65. Ginns-Gruenberg, D., & Zacks, A, (2012). Effectively incorporating bibliotherapy into treatment for child sexual abuse. In P. Goodyear-Brown (Ed,), Handbook of child sexual abuse: Identification, assessment, and treatment (pp. 377-398). Hoboken, NJ: John Wiley & Sons.

66. Goleman, IX (2006). Emotional intelligence: Why it can matter more than IQ. New York, NY: Random House.

67. Goodyear-Brown, P., Fath, A., & Myers, L. (2012), Child sexual abuse: The scope of the problem. In P. Goodyear-Brown (Ed,), Handbook of child sexual abuse: Identification, assessment, and treatment (pp. 3-28). New York, NY: John Wiley & Sons.

68. Greenberg, L. S., & Angus, L. E. (2004). The contributions of emotion processes to narrative change in psychotherapy: A dialectical constructivist approach. In L. E. Angus & J. McLeodl (Eds.), The handbook ofnarmtive and psychotherapy: Practice, theory and research (pp. 331-349). New York, NY: Sage.

69. Greenberg, L. S., & Pascual-Leone, A. (2006). Emotion in psychotherapy: A practice-friendly research review. Journal of Clinical Psychology, 62, 611-630. doi:10,1002/jclp.20252

70. Harmesdottir, D. K., & Ollendick, T. H. (2007). The role of emotion regulation in the treatment of anxiety disorders, Clinical Child and Family Psychology Review, 10,275—293, doi:10.1007/ S1057-007-0024-6

71. Hanson, R, F., Self-Brown, S., Fricker-Elhai, A., Kilpatrick, D. G., Saunders, B. E., & Resnick, H. S. (2006). The relationship between family environment and violence exposure among youth: Findings from the National Survey of Adolescents. Child Maltreatment, 11, 3-15.

72. Hays, P. A. (2006), Introduction: Developing culturally responsive cognitive-behavioral therapies. In P. A. Hays, & G. Y. Iwamasa (Eds.)/ Culturally responsive cognitive-behavioral therapy: assessment, practice, and supervision (pp. 3-19). Washington, DC: American Psychological Association.

73. Heimberg, R. G. (2002). Cognitive-behavioral therapy for social anxiety disorder: Current status and future directions. Biological Psychiatry, 51,101—108. doi:10.1016/ S0006-3223(01)01183-0

74. Hiller, A., Springer, C., Misurell, J, R., Kranzler, A., & Rizvi, S. (in press). Predictors of group treatment outcomes for child sexual abuse: An investigation of the role of demographic and abuse characteristics. Child Abuse Review.

75. Hoch, A. L. (2009). Trauma focused cognitive behavioral therapy for children. In A. Rubin & D. W. Springer (Eds.), Treatment of traumatized adults and children (pp. 179-253). Hoboken, NJ: John Wiley & Sons.

76. Hoyer, J., Beesdo, K., Gloster, A. T., Range, J., Hofler, M., & Becker, E. S. (2009). Worry exposure versus applied relaxation in the treatment of generalized anxiety disorder. Psychotherapy and Psychosomatics, 78, 106-115. doi:10.1159/000201936

77. Hussey, J. M., Chang, J. J., & Kotch, J. B. (2006). Child maltreatment in the United States: Prevalence, risk factors, and adolescent health consequences. Pediatrics, 118, 933-942.

78. Jain, S., Shapiro, S. L., Swanick, S., Roesch, S. C, Mills, P. J., Bell, I., & Schwartz, G. E, R. (2007). A randomized controlled trial of mindfulness mediation versus relaxation training: Effects on distress, positive states of mind, rumination, and distraction. Annals of Behavioral Medicine, 33, 11-21. doi:10.1207/sl5324796abm3301_2

79. Johnson, M. J., & Young, A, (2007). Cognitive-behavioral group treatment for child sexual abuse. In R, W. Christener, J. L. Stewart, & A, Freeman (Eds.), Handbook of cognitive-behavioral group therapy with children and adolescents (pp. 273-291). New York, NY: Routledge.

80. Johnson, T. C. (2004). Helping children with sexual behavior problems: A guidebook for parents and substitute caregivers (2nd ed.). South Pasadena, CA: Author.

81. Joyce, A. S., Piper, W. E., Ogrodniczik, J. S., & Klein, R. H. (2007). Termination in psychotherapy: A psychodynamic model of process and outcomes. Washington DC: American Psychological Association.

82. Kamphaus, R. W., & Reynolds, C. R. (2006). Parmting wktimship questionnaire (PRQ) manual. Minneapolis, MN: Pearson Assessments.

83. Kazdin, A. E,, Maricano, P. L., & Whitley, M. K. (2005). The therapeutic alliance in cognitive-behavioral treatment of children referred for oppositional, aggressive, and antisocial behavior. Journal of Consulting and Clinical Psychology, 73(4), 726-730. doi:10.1037/022X.73.4.726

84. Kendall, P. C', Robin, J. A., Hedtke, K, A., Suveg, C, Flartnery-Schroeder, E., & Gosch, E. (2005). Considering CBT with anxious youth? Think exposures. Cognitive and Behavioral Practice, 22, 136-148. doi:10,1016/81077-7229(05)80048-3

85. Kendall-Tackett, K. (2012). The long-term health effects of child sexual abuse. In P. Goodyear-Brown (Ed.), Handbook of child sexual abuse: Identification, assessment, and treatment (pp. 49-67). New York, NY: John Wiley & Sons.

86. Kendall-Tackett, K. A., Williams, L. M., & Finkelhor, D. (1993). The impact of sexual abuse on children: A review of and synthesis of recent empirical studies. Psychological Bulletin, 223, 164490.

87. King, N. J., Heyne, D., Tonge, B. J., Mullen, P., Myerson, N., Rollings, S., & Ollendick, T. H. (2003). Sexually abused children suffering from post-traumatic stress disorder: Assessment and

treatment strategies. Cognitive Behaviour Therapy, 32(1), 2-12.

88. Kirsch, L. G., Fanniff, A. M., & Becker, J. V. (2011). Treatment of adolescent and adult sex offenders. In J. E. B. Meyers (Ed.), The APSAC handbook on child maltreatment (3rd ed., pp. 289-305). Los Angeles, CA: Sage.

89. Knell, S. M., & Dasari, M. (2009). CBPT: Implementing and integrating CBPT into clinical practice. In A. A. Drewes (Ed.), Blending play therapy with cognitive behavioral therapy: Evidence-based cmd other effective treatments and techniques (pp. 321-352). New York, NY: John Wiley & Sons.

90. Kolb, D. A., Boyatzis, R. E., Mainemelis, C. (2001). Experiential learning theory: Previous research and new directions. In R. J. Sternberg & L. F. Zhang (Eds.)/ Perspectives on cognitive, learning; and thinking styles (pp, 227-247). Mahwah, NJ: Lawrence Erlbaum.

91. Lalor, K., & McElvaney, R, (2010). Child sexual abuse, links to later sexual exploitation/high-risk sexual behavior, and prevention/treatment programs. Trauma, Violence, & Abuse, 11, 159-177. doi:1524838010378299

92. Liotta, L., Springer, C, Misurell, J. R., Block-Lerner, J., & Brandwein, D. (in press). Group treatment for child sexual abuse: Treatment referrals and outcomes. Journal of Child Sexual Abuse.

93. Lowenstein, L. (Ed.). (2008). Assessment and treatment acHvitiesfor children, adolescents, and families: Practitioners share their most effective techniques. Toronto, Canada: Champion Press.

94. Lukens, E. P., & McFarlane, W. R. (2006). Psychoeducation as evidence-based practice: Considerations for practice, research, and policy. Brief Treatment and Crisis Intervention, 4, 205-225. doi:10.1093/brief-treatment/mnn019

95. Malchiodi, C. A., Steele, W., & Kuban, C. (2008). Resilience and posttraumatic growth in traumatized children. In C A. Malchiodi (Ed.), Creative interventions with traumatized children (pp. 285-301). New York, NY: Guilford Press.

96. Many, M. M. (2009). Termination as a therapeutic intervention when treating children who have experienced multiple loses. Infant Mental Health Journal, 30(1), 23-39. doi:10.1002/imhj.20201

97. McElheran, M., Briscoe-Smith, A., Khaylis, A., Westrup, D., Hayward, C., & Gore-Felton, C. (2012). A conceptual model of post-traumatic growth among children and adolescents in the aftermath of sexual abuse. Counseling Psychology Quarterly, 25, 73—82. doi:10.1080/09515070.2 012.665225

98. McGrath, R., Cumirdng, G., Burchard, B., Zeoli, S., & Ellerby, L. (2010). Current practices and emerging trends in sexual abuser management: The Safer Society 2009 North American Survey. Brandon, VT: Safer Society Press.

99. McRoberts, C., Burlingame, G. M„ & Hoag, M. J. (1998). Comparative efficacy of individual and group psychotherapy: A meta-analytic perspective. Group Dynamics: Theory, Research and Practice, 2,101 -117. doi:10.1037//1089-2699.2.2101

100. Meichenbaum, D. (2004). Stress inoculation training. In W. T. O'Donohue, J. E. Fisher, & S, C Hayes (Eds.), Cognitive behavior therapy: Appling empirically support techniques in your practice (pp. 407-410). Hoboken, NJ: John Wiley & Sons.

101. Meyers, J. E. B. (Ed.). (2011). The APSAC handbook on child maltreatment (3rd ed). Thousand

Oaks, CA: Sage.

102. Mikton, C., & Butchart, A. (2009). Child maltreatment prevention: A systematic review of reviews. Bulletin of the World Health Organization, 87,353-361.

103. Misurell, J. R., & Springer, C. (2013). Developing culturally responsive evidence-based practice: A game-based group program for child sexual abuse (CSA). Journal of Child and Family Studies, 22(1), 137-139. doi:10.1007/sl0826-011-9560-2

104. Misurell, J., Springer, C., Acosta, L., Liotta, L., & Kranzler, A. (2014). Game-based cognitive-behavioral therapy individual model (GB-CBT-IM) for child sexual abuse: A preliminary outcome study. Psychological Trauma: Theory, Research, Pmctice, and Policy, 6(3), 250-258. doi:10.1037/a0033411

105. Misurell, J. R., Springer, C., & Tryon, W. (2011). Game-based cognitive-behavioral therapy (GB-CBT) group program for children who have experienced sexual abuse: A preliminary investigation. Journal of Child Sexual Abuse, 20(1), 14-36.

106. Mitte, K. (2005). A meta-analysis of the efficacy of psycho- and pharmacotherapy in panic disorder with and without agoraphobia. Journal of Affective Disorders, 88,27-45. doi:10.1016/j.jad.2005.05.003

107. Molner, B. E., Buka, S. L., & Kessler, R. C (2001). Child sexual abuse and subsequent psychopathology: Results from the National Comorbidity Survey. American Journal of Public Health, 92(5), 753-760.

108. Montoya, A., Colom, F., & Ferrin, M. (2011). Is psychoeducation for parents and teachers of children and adolescents with ADHD efficacious? A systematic literature review. European Psychiatry, 26, 166-175. doi:10.1016/j.europsy.2010.10.00

109. Nathan, P. E., & Gorman, J. M. (Eds.). (2002). A guide to treatments that work. New York, NY: Oxford University Press.

110. Organista, K. C (2006). Cognitive-behavioral therapy with Latinos and Latinas. In P. A. Hays, & G. Y, Iwamasa (Eds.), Culturally responsive cognitive-behavioral therapy: Assessment, practice, and supervision (pp. 73-96). Washington, DC: American Psychological Association.

111. Penza-Clyve, S., & Zeman, J. (2002). Initial validation of the Emotion Expression Scale for Children (EESC). Journal of Clinical Child and Adolescent Psychology, 31, 540-547.

112. Putnam, F. W. (2003). Ten-year research update review: Child sexual abuse. Journal of the American Academy of Child and Adolescent Psychiatry, 42, 269-278. doi:10.1097/01.CHL0000037029.04952.72

113. Reddy, L. (2012). Group play interventions for children: Strategies for teaching prosocial skills. Washington DC: American Psychological Association.

114. Reddy, L. A., Files-Hall, T. M., & Schaefer, C. E. (Eds.). (2005). Empirically based play interventions for children. Washington DC: American Psychological Association.

115. Reeker, J., Ensing, D., & Elliott, R. (1997). A meta-analytic investigation of group treatment outcomes for sexually abused children. Child Abuse & Neglect, 2, 669-680.

116. Reyes, C. J., & Asbrand, J. (2005). A longitudinal study assessing play therapy with sexually abused children. International Journal of Play Therapy, 14, 25-47.

117. Reynolds, C R., & Kamphaus, R. W. (2004). BASC-2: Behavior assessment system for children, second edition manual. Circle Pines, MN: American Guidance Service.

118. Rispens, J., Aleman, A., & Goudena, P. (1997). Prevention of child sexual victimization: A meta-analysis of school programs. Child Abuse & Neglect, 21, 975-987.

119. Rosqvist, J. (2005). Exposure treatments for anxiety disorders: A practitioner's guide to concepts, methods, and evidence-based practice. New York, NY: Routledge.

120. Rubin, A. (2012). Trauma-focused cognitive behavioral therapy for children. In A. Rubin (Ed.), Clinician's guide to evidence-based pmdice: Programs and interventions for maltreated children and families at risk (pp. 123-140). Hoboken, NJ: John Wiley & Sons.

121. Ruggiero, K. J., McLeer, S. V., & Dixon, J. F. (2000). Sexual characteristics associated with survivor pathology. Child Abuse & Neglect, 24,951-964.

122. Russ, S. W., & Niec, L. N. (Eds.). (2011). Play in clinical practice: Evidence-based approaches. New York, NY: Guilford Press.

123. Sapp, M. V., & Vandeven, A. M. (2005). Update on childhood sexual abuse. Current Opinion in Pediatrics, 17,258-264.

124. Saunders, B. E. (2012). Determining best practice for treating sexually victimized children. In Goodyear-Brown (Ed.), Handbook of child sexual abuse: Identification, assessment, and treatment (pp. 173-198). New York, NY: John Wiley & Sons.

125. Saunders, B. E., Berliner, L., & Hanson, R. F. (Eds.). (2004). Child physical and sexual abuse: Guidelines for treatment (Revised Report: April 26, 2004). Charleston, SC: National Crime Victims Research and Treatment Center.

126. Seligman, M. E. P., Steen, T., Park, N., & Peterson, C. (2005). Positive psychology progress: Empirical validation of interventions. American Psychologist, 60(5), 410-421.

127. Silovsky, J. F., & Bonner, B. L. (2003). Sexual behavior problems. In T. H. Ollendick & C. S. Shroeder (Eds.), Encyclopedia of clinical child and pediatric psychology (pp. 589-591). New York, NY: Kluwer Press.

128. Silovsky, J. F., Swisher, L. M., Widdifield Jr., J., & Burris, L. (2012). Clinical considerations when children have problematic sexual behavior. In P. Goodyear-Brown (Ed.), Handbook of child sexual abuse: Identification, assessment and treatment (pp. 401-428). Hoboken, NJ: John Wiley& Sons.

129. Springer, C, & Misurell, J. R. (2010). Game-based cognitive behavioral therapy (GB-CBT): An innovati ve group treatment program for children who have been sexually abused. Journal of Child & Adolescent Trauma, 3,163-180.

130. Springer, C., & Misurell, J. R. (2012). Game-based cognitive-behavioral therapy individual model (GB-CBT-IM) for child sexual abuse. International Journal of Play Therapy, 22(4), 188-201. doi:10.1037/a0030197

131. Springer, C, & Misurell, J. R. (in press). Game-based cognitive-behavioral therapy for child sexual abuse. In A. Drewes & C. Schaefer (Eds.), School age play therapy. Washington DC: American Psychological Association.

132. Springer, C., Misurell, J. R., Acosta, L., Liotta, L., & Hiller, A. (2014). Game-based cognitive-behavioral therapy individual model: A three-month follow-up investigation. Manuscript submitted for publication.

133. Springer, C., Misurell, J. R., & Hiller, A. (2012). Game-based cognitive-behavioral therapy (GB-CBT) group program for children who have experienced sexual abuse: A three-month follow-

up investigation. Journal of Child Sexual Abuse, 21, 646-664. doi:10.1080/10538712.201 2.722592

134. Springer, C" Misurell, J. R., Kranzler, A., Liotta, Lv & Gillham, J. (2014). Resilince interventions for youth. In A. C. Parks & S. Schueller (Eds.), The Wiley-Blackwell handbook of positive psychology interventions. Hoboken, NJ: Wiley-Blackwell.

135. St. Amand, A., Bard, D., & Silovsky, J. F. (2008). Meta-analysis of treatment for child sexual behavior problems: Practice elements and outcomes. Child Maltreatment, 23(2), 145-166.

136. Stallard, P. (2005). A clinician's guide to think good-feel good: Using CBT with children and young people, Hoboken, NJ: John Wiley & Sons.

137. Stapleton, J. A., Taylor, S., & Asmundson, G. J. G. (2006). Effects of three PTSD treatments on anger and guilt: Exposure therapy, eye movement desensitization and reprocessing, and relaxation training. Journal of Traumatic Stress, 29, 19-28. doi:10.1002/jts.20095

138. Steele, W., & Malchiodi, C A. (2008). Interventions for parents of traumatized children. In C. A. Malchiodi (Ed.), Creative interventions with traumatized children (pp. 264-281). New York, NY: Guilford Press.

139. Steinberg, A. M., Brymer, Mv Decker, K., & Pynoos, R. S. (2004). The UCLA PTSD reaction index. Current Psychiatry Reports, 6,96-100. Suveg, C., & Zeman, J. (2004). Emotion regulation in children with anxiety disorders. Journal of Clinical Child & Adolescent Psychology, 33, 750-759. doi:10.1207/sl5374424jccp3304_10

140. Tedeschi, R. G., & Calhoun, L. G. (1996). The Posttraumatic Growth Inventory: Measuring the positive legacy of trauma. Journal of Traumatic Stress, 3,455-471.

141. Thompson, S. J., Bender, K., Lantry, J., & Flynn, P. ML (2007). Treatment engagement: Building therapeutic alliance in home-based treatment with adolescents and their families. Contemporary Family Therapy, 29(1-2), 39—55, doi:10.1007/sl0591-007-9030-6

142. Torrey, C, & Kendall, P. C (2005). Therapist alliance-building behavior within a cognitive-143. behavioral treatment for anxiety in youth. Journal of Consulting and Clinical Psychology, 73(3), 498-505. doi:10.1037/0022-006X.73.3.498

143. Tutty, L. M. (1992). The ability of elementary school children to learn child sexual abuse prevention concepts. Child Abuse and Neglect, 26(3), 369-384.

144. Tutty, L. M. (1994). Developmental issues in young children's learning of sexual abuse prevention concepts. Child Abuse and Neglect, 18(2), 179-192.

145. Tutty, L. M. (1997). Child sexual abuse prevention programs: Evaluating who do you tell. Child Abuse and Neglect, 22(9), 869-881.

146. U.S. Department of Health and Human Services, Administration on Children, Youth and Families. (2013). Child maltwatment 2022. Washington, DC: U.S. Government Printing Office.

147. Van Dernoot Lipsky, L. (2009). Trauma stewardship: An everyday guide to caring for self while caring for others. San Francisco, CA: Berrett-Koehler.

148. Westmacott, R., Hunsley, J., Best, M., Rumstein-McKean, O., & Schindler, D. (2010). Client and therapist views of contextual factors related to termination from psychotherapy: A comparison between unilateral and mutual terminators. Psychotherapy Research, 20, 423-435. doi:10.1080/10503301003645796

149. Whelton, W. J. (2004). Emotion processes in psychotherapy: Evidence across therapeutic

modalities. Clinical Psychology & Psychotherapy, 22, 58-71. doi:10.1002/cpp.392

150. Wurtele, S. K. (1990). Teaching personal safety skills to four-year-old children. Behavior Therapy, 21, 32-45.

151. Wurtele, S. K., Gillispie, E. L., Currier, L. L., & Franklin, C F. (1992). A comparison of teachers vs. parents as instructors of a personal safety program for preschoolers. Child Abuse and Neglect, 26(1), 127-137.

152. Wurtele, S. K., Hughes, J., & Owens, J. S. (1998). An examination of the reliability of the "What If" Situations Test: A brief report. Journal of Child Sexual Abuse, 7, 41-52.

153. Wurtele, S. K., Kast, L. C, & Melzer, A. M. (1992). Sexual abuse prevention education for young children: A comparison of teachers and parents as instructors. Child Abuse and Neglect, 26(6), 865-876.

154. Wurtele, S. K., & Kenny, M. C (2012). Preventing childhood sexual abuse: An ecological approach. In P. Goodyear-Brown (Ed.), Handbook of child sexual abuse: Identification, assessment and treatment (pp. 531-565). Hoboken, NJ: John Wiley & Sons.

155. Wurtele, S. K., & Owens, J. S. (1997). Teaching personal safety skills to young children: An investigation of age and gender across five studies. Child Abuse and Neglect, 22(8), 805-814.

156. Zins, J. E., Bloodworth, M. R., Weissberg, R. P., & Walberg, H. J. (2007). The scientific base linking social and emotional learning to school success. Journal of Educational and Psychological Consultation, 17, 191-210. doi:10.1080/10474410701413145

찾아보기

454